完美怀孕

每日一页

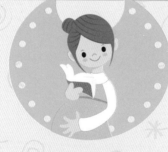

付娟娟/编著

U0278298

 中国人口出版社
China Population Publishing House
全国百佳出版单位

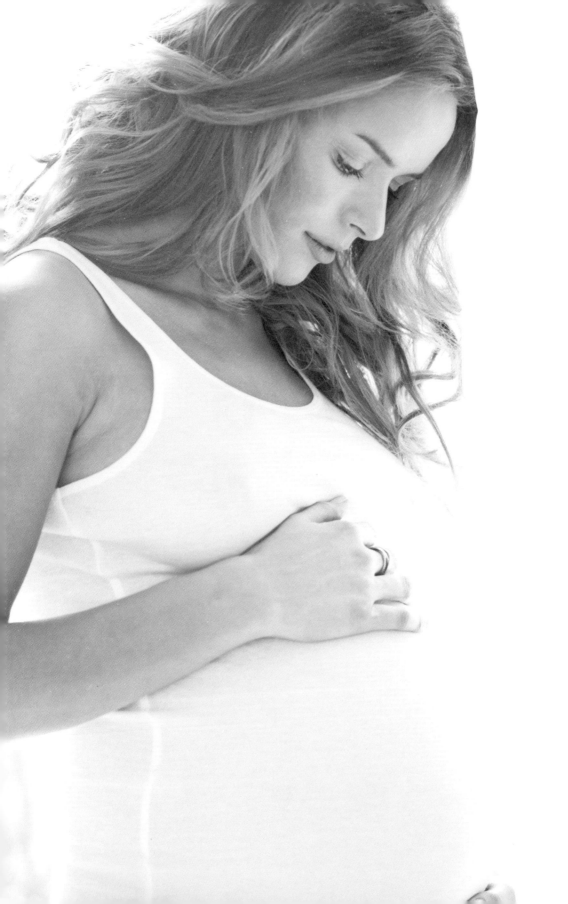

前 言

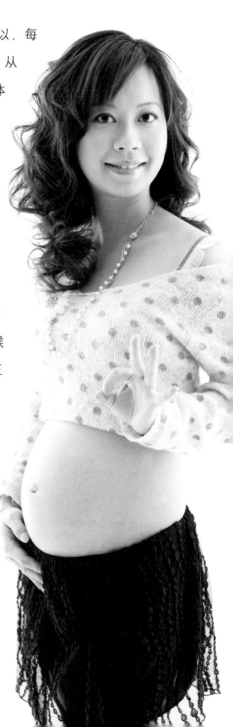

都说怀孕生过孩子的女人才是完整的女人，所以，每个女人应该都会渴望拥有一个属于自己的可爱宝宝。从怀孕到生产的280天，看起来似乎很漫长，如果用心体会，却又如此短暂。从第一次产检、第一次听到胎心音、第一次感受胎动到第一次在B超里看到宝宝……许多奇妙而珍贵的时刻，都是准妈妈此生难以忘记的美妙体验。

与怀孕的幸福感相伴而来的，是初次怀孕的准妈妈对孕期各种问题的困惑，以及对胎宝宝是否健康的担忧。比如，孕期不同阶段的营养侧重点有什么不同？如何调节孕期多变的情绪？在运动方面有什么需要注意的？平时的生活起居应该如何安排？什么时候进行产检？产检都会检查什么？胎宝宝的发育是否正常？如何给胎宝宝进行胎教？……

本书按照时间顺序进行编排，选取了准妈妈在每个阶段会遇到的典型问题进行解答，从如何轻松"好孕"、如何实现"优生优育"到每周胎宝宝发育情况介绍、准妈妈的饮食要点、运动须知、情绪调节、产检介绍、可能遇到的疾病的防治、胎教的侧重点、生产情况介绍……本书涵盖内容全面而实用，一天一页，娓娓道来，就如同一个长辈好友的贴心嘱咐，帮助准妈妈健康愉快地度过孕期。

目录

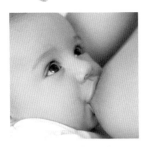
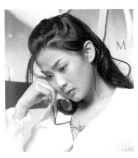
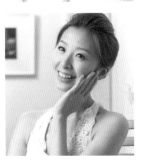
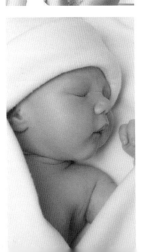

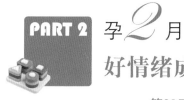

PART 2 孕2月

好情绪成就快乐宝宝

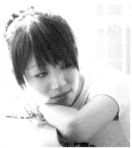

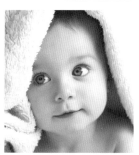

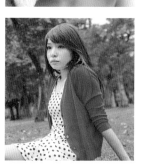

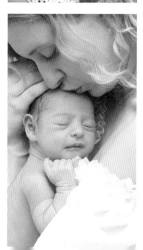

目录

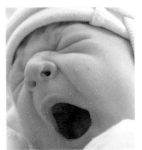
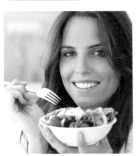
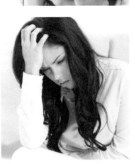
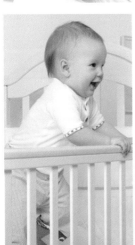

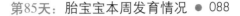

PART 4 孕 *4* 月

胎宝宝开始像个小人儿了

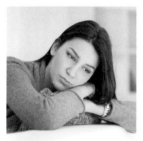

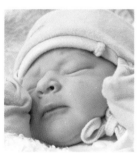

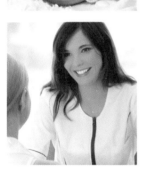

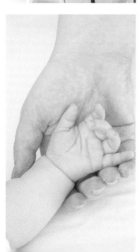

目录

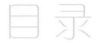

PART 5 孕**5**月

胎动，宝宝与妈妈的甜蜜沟通

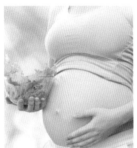

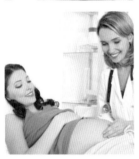

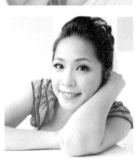

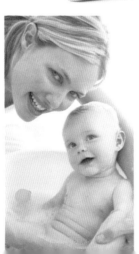

PART 6 孕 *6* 月

跟胎宝宝的初次相见

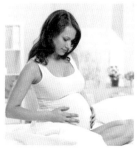

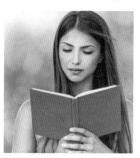

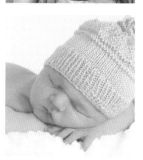

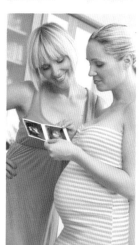

目录

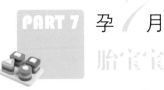

PART 7 孕 **7** 月

胎宝宝进入快速生长期

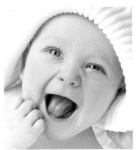

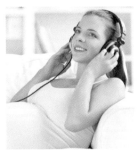

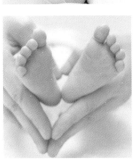

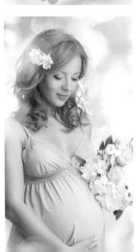

PART 8 孕 *8* 月

胎宝宝越来越顽皮

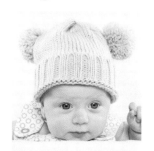

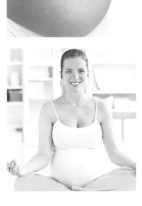

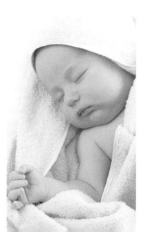

目录

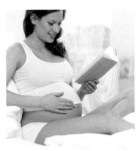
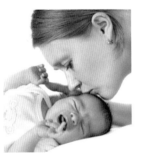
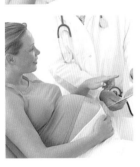
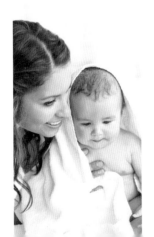

PART 10 孕 *10* 月

期待与宝宝的美妙约会

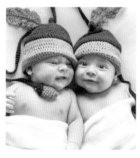

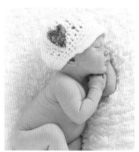
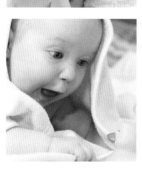
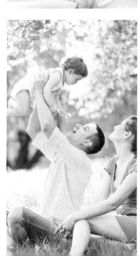

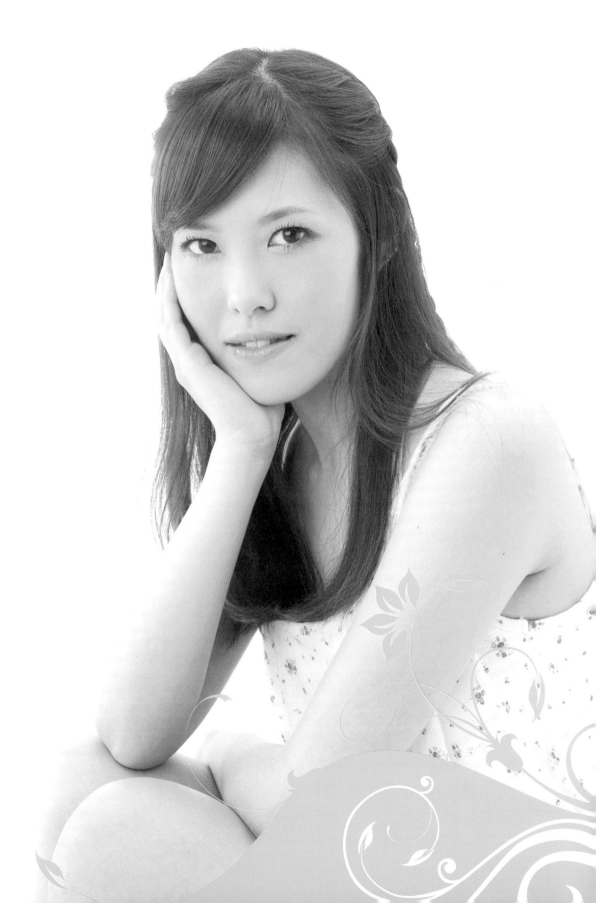

PART 1

孕 *1* 月

小天使悄悄光顾

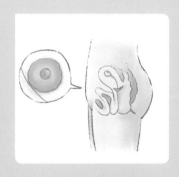

当试纸上的两条红线越来越清晰，你是惊喜、是意外、是激动还是措手不及？不管你反应如何，从现在开始，收敛起风风火火的形象，做一个温和从容的准妈妈吧。

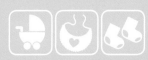

第 1 天

时刻准备着，即将成为准妈妈

百年大计，"造人"为本！接下来的这半个月要好好计划一下了，记住生理时间，调整自己的身心状态，为孕期精心准备。

末次月经第一天

关于孕期的第一天，医学上有两个说法，一个是受孕时间，一个是怀孕的时间，怀孕时间是从末次月经第一天算起，而受孕的时间是从精卵结合开始计算。因为一般人都很难确定受孕时间，所以医学上通常用一个方法，就是将末次月经的第一天当作孕期第一天。到医院检查时，医生会询问末次月经什么时候来的，然后以此为基础算出孕周，推算预产期，所以准妈妈一定要记住这个日期。

完成为人母的角色过渡

在孕前做好心理准备，不仅能更快地完成为人母的角色转变，也有利于准妈妈在孕期保持一份轻松、平和的心态，避免容易导致心理失调的因素。特别提醒准爸爸要更加体贴，提升妻子的幸福指数，这样生下来的宝宝会更健康、更聪明。

将身心调整为孕期模式

怀孕后，身体姿态和容貌会发生变化，难免会使准妈妈产生不安；由于激素分泌异常，心理活动更是复杂多变；在工作、生活中会遇到许多难以预料的困难，会让准妈妈措手不及……因此，要提前了解孕育知识，做好面对这些变化的心理准备。

在接下来的一段时间，不管有没有怀孕，准父母都不要擅自用药，以免影响精、卵的质量。如果发生感冒、发烧的病症，应在告知医生怀孕计划后，遵医嘱治疗。

为了保证准爸爸"小蝌蚪"的质量，性生活也得节制一点，尤其是排卵期之前的那3天时间，不如暂时"休战"，等到排卵日来了，再甜蜜"造人"。

为孕期精打细算

孕产期的医疗花费、因休产假带来的收入减少、宝宝出生后的各项开销……一切都需要精打细算。建议准妈妈和准爸爸一起列一个细致的开销单。各项目的花费可以参考其他妈妈的经验，并根据自己的承受能力列出。一份详细的孕育账单，会让准妈妈真正有备无患。

第 2 天
培养优质的卵细胞

每一个准妈妈都希望将来的宝宝健康，而先天的条件在很大程度上决定了宝宝未来的健康状况。所以，从决定怀孕时起，准妈妈就要为培养身体健康的宝宝做准备了，其中第一步就是培养优质的卵细胞。

有益卵细胞的食物

黑豆：可补充雌激素，调节内分泌。可以在经期结束后连吃6天黑豆，每天吃50颗左右。或者直接饮用黑豆浆。

枸杞、红枣：可以促进卵泡的发育。可以直接用枸杞、红枣来泡茶或者煮汤。每天的食用量是枸杞10粒，红枣3～5个。

身体健康也没有不良习惯的准妈妈，不妨每周吃1次海产品，1次动物肝脏，1～2次牛肉及豆类，并丰富每天进食的果蔬种类，以此保证身体的营养需求，进而优化卵细胞的质量。

保持良好的生活习惯

1 保持规律的饮食和作息习惯。不良的饮食和作息习惯会导致卵细胞质量和受孕能力双双下降。

2 戒烟酒。烟酒的毒性可以直接作用于卵细胞，为孕育后代埋下"地雷"。尤其是抽烟，更会伤害身体的内分泌系统，影响卵巢的功能。

3 健康的性生活。性生活要讲究卫生，避免感染妇科疾病；禁止经期性生活，因为经期性生活会引发盆腔感染、子宫内膜异位等，降低卵细胞活力。

4 保持健康的体重。体重与孕力有关，体重过低会造成脑下垂体分泌促滤泡素及促黄体素不足，使卵泡减少，以致引发慢性不排卵及不孕症；体重过重则会造成体内雄性激素增加，导致多囊性卵巢综合征及多毛症，造成不排卵及不孕症。

5 避免人工流产。人工流产后，妊娠突然中断，体内激素水平骤然下降，从而影响卵细胞的生存内环境，影响卵细胞的质量和活力。

6 保持良好的情绪。精神过度紧张、经常性焦虑、压力过大以及过度疲劳等都会抑制排卵。

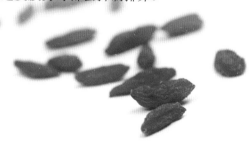

第 3 天
远离对怀孕不利的环境

有些准妈妈工作的环境中长期含有大量的化学物质，也有的准妈妈长期与抽烟的同事共处一屋，这些化学物质和二手烟会对生殖机能产生影响，也会影响到胎宝宝的发育。因此，处在这样有大量化学物质环境中的准妈妈应申请调离工作岗位，被二手烟包围的准妈妈也要大胆跟同事沟通。

不利于胎宝宝健康的工作环境

1 铅、汞、镉、农药、氯乙烯等化学物质有导致流产、死胎、畸形、婴儿智力低下的可能，如果工作中经常要接触这些物质，最好申请暂时调离。

2 二硫化碳、二甲苯、苯、汽油等有机物，可使流产率增高，在加油站、橡胶工厂、干洗店工作的准妈妈需要调离。

3 高温环境、剧烈的振动、巨大的噪声都有可能导致胎儿畸形或流产，如果工作环境中有这样的因素，也要申请调离。一般工厂的生产车间存在这样的不利因素，要尽早离开。

4 严重的电磁辐射、电离辐射可导致早产、胎儿畸形，即使穿着防辐射服都可能无济于事，最好及时调

离岗位。存在这些不利因素的工作有医院和工厂的放射室、电磁研究实验室、电子产品生产车间等。

5 风疹病毒、流感病毒、巨细胞病毒，一旦感染，也可能导致流产或畸形，传染科室的医生、护士要早早调换工作岗位。

日常生活中应远离二手烟

被动吸烟同样会损害准妈妈和胎宝宝的健康。间接吸烟对肺小气道功能的损害，仅次于直接吸烟者。所以，怀孕之后，也要避免待在烟雾缭绕的吸烟者身边。准爸爸最好在室外抽完烟再回家。如果准妈妈办公室有同事抽烟，可以跟他们进行沟通，或者通过QQ和短信的方式提醒，相信大部分人对准妈妈都是友善的。

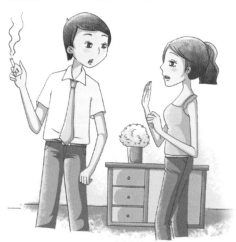

第 *4* 天

准爸爸如何 "养精蓄锐"

优生优育不是准妈妈一个人的事，准爸爸也要积极投身进来，因为精子质量的优劣，对胎宝宝有着不可低估的影响。在打算生育之前，准爸爸最好做一个全面的体检，排除疾病嫌疑，看看精子状况，以免发生问题再采取亡羊补牢的行动。

精子的生成周期是90天，所以最少在准备怀孕的3个月之前，准爸爸就应该坚持健康的生活习惯来保证精子的质量。

不要让精囊处于高温环境中

高温有杀精作用，因此要让精囊远离高温，备育男性不要经常光顾桑拿房、蒸汽浴室等，不要经常将手机放在裤兜里或将笔记本放在膝盖上使用，最好不穿紧身裤，不长时间骑自行车、长时间开车等。

另外，备育男性如果太胖也需要减肥，因为肥胖会使腹股沟温度较高，威胁到精子的生成和存活。

保持良好的生活习惯

生育前要保持良好的身体状态，经常参加锻炼。此外熬夜会降低人体免疫能力，应注意合理休息。

避免进食"杀精"的食物，如芹菜、木耳、棉籽油等，会减低精子的活力与数量，大豆制品含有的雌性激素也会降低精子质量。

备育男性吸烟和饮酒对生殖系统有毒害作用，易使精子数量、活力不正常。

化学物质对精子的危害较明显，要避免摄入。不要经常吃海鲜和烛光晚餐，海鲜中残留有汞，而蜡烛特别是带香味的蜡烛燃烧，会释放出铅、汞等化学物质，进入体内都会妨碍精子的生成。

不要随便吃药

很多药物对准爸爸的生殖功能会产生不良影响，常见的有抗组织胺药、抗癌药、咖啡因、吗啡、类固醇、利尿药物等。所以准爸爸不可滥用药物，不得不使用药物的时候，应该咨询大夫。

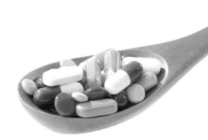

第5天

补充叶酸，预防神经管畸形

从备孕时起，医生就会叮嘱准妈妈要补充叶酸，那么，准妈妈为什么需要补充叶酸呢？叶酸应该从什么时候开始补，补到什么时候为止呢？

叶酸的作用

叶酸能够协助合成DNA、维持大脑正常功能等，也是脊髓液的重要组成部分，对处于器官系统分化高峰期的孕早期胎宝宝来说非常重要。

如果缺乏叶酸，可能会造成宝宝的神经管畸形，还可使眼、口唇、腭、胃肠道、心血管、肾、骨骼等器官畸形，或者引起早期的自然流产，所以准妈妈补充叶酸是很重要的。

何时开始补充叶酸

胎宝宝的神经管是在孕期前几周发育的，在那个阶段，准妈妈可能甚至都不知道自己怀孕了。所以，准妈妈最好提前补充叶酸，一般建议在孕前3个月就开始补充，一直坚持到孕后3个月。

怎样补充叶酸效果最好

1 每日补充叶酸量。人体对叶酸的需求量并不是很高，备孕女性和准妈妈每天补充0.4毫克就足够了。此时补充叶酸最适合的是斯利安叶酸片，每片含叶酸0.4毫克，1天1片即可。

2 不要使用治疗用的叶酸片。如果自行购买叶酸，最好购买斯利安。治疗用叶酸片含量太高，服用超量，也会损害胎宝宝神经，并引起锌缺乏等。

3 有些复合维生素中也含有叶酸，准妈妈在服用时需要看清楚成分，最好不要两者同吃，以免引起过量。

4 让准爸爸适量补充叶酸。在准备怀孕时，让准爸爸一起补叶酸是最好的。根据研究，如果男性体内的叶酸水平过低，精液的浓度会降低，精子活动能力会减弱，如果严重缺乏时，染色体还会出现断裂，从而增加畸形儿的概率。

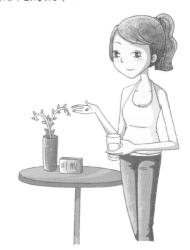

第6天

可以通过饮食补充叶酸吗

叶酸是一种水溶性B族维生素，本质上就是一种维生素，在许多食物中都存在，准妈妈应多吃这些食物。

富含叶酸的食物有哪些

含有叶酸的食物比较多，主要存在于蔬菜水果中，另外，一些肉类和谷物中叶酸含量也不少。以下列举的就是一些富含叶酸的食物，准妈妈可以适当多吃一些。

1 绿色蔬菜。莴苣、菠菜、番茄、胡萝卜、青菜、龙须菜、花椰菜、小白菜、油菜、蘑菇、扁豆、豆荚等。

2 新鲜水果。橘子、香蕉、樱桃、草莓、柠檬、桃子、李、杏、杨梅、海棠、酸枣、石榴、葡萄、猕猴桃、草莓、梨、胡桃等。

3 动物性食品。肝脏、肾脏、禽肉、禽蛋等。

4 谷物。大麦、米糠、小麦胚芽、糙米等。

5 油脂类，如核桃油。

饮食补充叶酸注意事项

虽然含有叶酸的食物很多，但是叶酸非常不稳定，很容易受阳光、温度的影响而发生氧化，这就使得叶酸在烹调、储存的时候特别容易流失，如果通过饮食补充叶酸，一定要注意方式方法。

1 水果、蔬菜尽量吃新鲜的，需保存的时候要遮光、密封，吃的时候能生吃就生吃，烹调成熟后及时食用，以免流失更多。

2 叶酸在体内存在的时间不长，需要不停补充才能维持需要的水平，饮食补充叶酸的时候要经常性地吃这些叶酸含量丰富的食物。

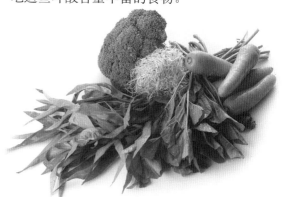

坚持服用叶酸片

准妈妈在通过饮食补充叶酸的时候，最好同时服用斯利安，因为饮食中能获取的叶酸本身并不多，而且生物利用率较低，容易不足。

除非准妈妈经过营养测定，体内的叶酸水平足够供应胎宝宝的发育需要，才可以不服用斯利安叶酸片。

第7天
一起去做孕前检查吧

在准备要宝宝前，夫妻双方最好到医院进行孕前检查，孕前检查可以避免不必要的流产和宫外孕等并发症的出现，排除疾病对准妈妈及胎宝宝产生不良影响，此外，孕前检查对于孕育一个健康的宝宝也非常重要。

备孕女性孕前检查的一般项目

1 生殖系统。筛查滴虫、霉菌、支原体、衣原体感染引起的阴道炎等炎症以及淋病、梅毒等性传播疾病。

2 脱畸全套。检查是否有风疹、弓形虫、巨细胞病毒感染。

3 尿常规检查。检查肾脏有无疾患，是否能承担孕期的巨大负担。

4 口腔检查。检查牙齿，预防在孕期发生牙周炎等疾病，避免拔牙。

5 肝功能检查。检查乙肝全套，避免胎宝宝感染肝炎或发生早产。

备孕女性孕前检查的特殊项目

1 激素六项检查。月经不调、长时间不孕的妈妈需要做这个检查。

2 ABO溶血症检查。备孕女性为O型血，备育男性为A或B型血或者备孕女性之前有过不明原因的流产要做这个检查，避免宝宝发生溶血。

3 染色体异常检查。如果家族中有遗传病史要做这个检查，避免遗传给胎宝宝。

备育男性的检查项目

1 精液检查。精液检查是备育男性孕前检查最重要的项目。备育男性应保证检查前3～5天不同房。通过检查可以获知精子的状况。如果精子的活力不够，就应从营养上补充；如果精子过少，则要反省一下有无不良习惯，戒掉烟酒、不穿过紧的内裤等；如果是无精症，则要分析原因，决定是否采用现代的助孕技术。

2 染色体异常检查。如果家族中有遗传病史，备育男性也需要做该项检查。

3 生殖系统检查。生殖系统是否健全是孕育宝宝的前提，除了排除生殖系统不健全因素外，还要考虑传染病，特别是梅毒、艾滋病等，虽然这些病的病毒对精子的影响现在还不明确，但是这些病毒可能通过备育男性传给备孕女性，导致胎宝宝畸形。

4 肝功能检查。

第 **8** 天
避开暂时不宜怀孕的情况

在身心状态相对最佳的时期受孕，不仅性生活会比较和谐，形成的受精卵也会比较优良，宝宝自然更优秀。备孕父母不要把备孕当作一项任务而背负着沉重的思想压力，要注意避开不宜受孕的时期。

工作或旅途劳累期

工作过于忙碌时，人体容易处于亚健康状态，尤其是备育男性，处于这种状态下精子质量往往也不高。

旅游途中往往生活起居没有规律，饮食失调，饥饱无常，营养偏缺不匀，睡眠不足，使大脑皮质经常处于兴奋状态。加上过度疲劳和旅途颠簸，可影响孕卵生长或引起子宫收缩，易导致流产或先兆流产。

新婚蜜月期

不要在新婚时马上受孕。刚办完婚礼的备孕父母，在蜜月期身体一般处于过度疲劳状态，加之新婚蜜月期一般性生活会比较频繁，影响到精子的质量与卵细胞的状态。因此，建议备孕父母新婚之后过一段时间再实施怀孕计划。

流产后休整期内

流产会使女性的全身各系统发生急剧变化，身体和生殖器官都会产生一定的损伤，需要一段时间的休养才能恢复。流产后若很快再次怀孕，既不利于健康，也很容易引发自然流产。因此，流产后至少休养半年再受孕较好。如果上次流产是因孕卵异常或患病所致（如葡萄胎、宫外孕等），建议延长再次怀孕的时间，两次妊娠相隔越远，再次发生异常情况的机会就越少，并且再次受孕前一定要经医生检查认为一切正常后才可进行。

情绪低谷期

情绪与健康息息相关，还可影响卵细胞和精子的质量。同时不良的情绪刺激可影响母体激素分泌，使胎宝宝不安、躁动而影响其生长发育，甚至流产。因此，正处于情绪低谷期的备孕父母，应调整好情绪后再怀孕。

吃避孕药或取避孕环后

避孕药有抑制排卵的作用，并干扰子宫内膜生长发育，避孕环对输卵管的通畅可能有影响，最好停服避孕药半年后、取环3个月后再怀孕。

第 *9~10* 天

流过产的准妈妈要注意什么

有过流产史特别是多次流产形成自然流产的备孕女性千万不要急着怀孕，最好待半年以后再考虑怀孕的事。在这半年里，还要注意调养，让身体和子宫都得到恢复，从而避免再次流产的发生。在再次怀孕前最好检查确定到底是什么原因引起了流产，并接受相关的治疗，在怀孕后也要尽量远离那些可能引起流产的因素。

重视孕前检查

有过流产史的备孕女性，孕前检查最主要的是要做遗传学检查，夫妻双方都要检查染色体是否有变异，另外做溶血检查，包括ABO血型检查和Rh血型检查，还要做生殖系统检查，备孕女性有妇科炎症、备育男性有菌精症等，都要治疗，痊愈后再怀

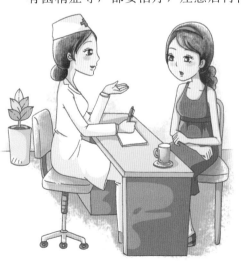

孕。另外，备孕女性最好检查子宫内口，如果有松弛现象可以先做内口缝扎术。

孕前坚持调养

人流对身体损伤很大，人流后要注意营养饮食，休息好，避免负重，避免工作太劳累，还有注意个人卫生，一般能把身体调理好。

怀孕后坚持保健治疗

怀孕后，要加强和医生的联系，多监测怀孕情况。如果黄体功能不全，要坚持治疗，使用药物的时间要超过上次流产的妊娠时间，上次流产如果发生在孕3月，那么这次怀孕坚持用药时间必须长于孕3月。如果是甲状腺功能低下，在孕前孕后都要坚持用药，保证甲状腺功能正常。

保证良好的生活环境

在日常生活中，也要多加小心。首先要多注意休息，不要太劳累，不要做剧烈运动，并且要避免房事，尤其在容易发生流产的孕早期，在上次流产的妊娠期内更要避免。其次，情绪要稳定，生活规律，避免接触有毒物质和放射性物质的照射，用电脑的时间每周不要超过20小时。

第 *11* 天
如何提高受孕概率

许多夫妻孕前检查一切正常，备孕了很长时间却一直不能怀孕，常常苦恼不已。实际上，受孕与其他任何科学一样，也是有规律可言的。

什么时间最容易受孕

受孕的过程就是精卵结合的过程。女性一般每个月只能排出一个成熟的卵细胞，排出的卵细胞一般只能存活2~3天，而精子进入子宫后也只能存活1~2天。所以，从理论上来说，每个月能够受孕的时间也不过一两天而已。把握这个规律非常重要，算准了排卵日，就可以让备孕的夫妻合理安排时间，既能提高受孕概率，又可避免性交过于频繁导致疲劳和丈夫精子质量下降。

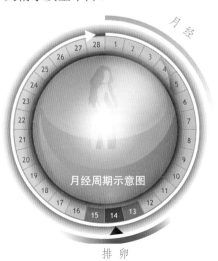

月经周期示意图

排卵

提高受孕概率的性爱方式

在阴道里两个小时，大部分精子都会死亡，而后仅仅会有一小部分精子脱险并继续向前进。经过道道关卡，最终能够到达输卵管受精部位的精子也就所剩无几了。因此，想要提高受孕概率就必须减少精子游走的距离，尽量让精子在更接近宫颈的地方排出。

具体的方法有：做爱时采取男上女下的姿势，这样阴茎可以插入更深。另外，在做爱之后，备孕女性不要马上起身，尽量保持平卧的姿势在床上躺30分钟，还可以在臀下垫一个枕头，让更多的精子能通过宫颈进入子宫，这样受孕的概率就会大大提高。

保持良好的心态

当"造人"变成一种任务时，尤其是长时间未能受孕时，夫妻双方对性生活难免兴致低落，这种心态是不利于怀孕的。许多妈妈都有这样的体验：全心全意准备时总也怀不上，放松了心态反而很快就怀上了。所以，不要把备孕变得很紧张，尽可能以平常心对待。

第 *12* 天

找准排卵期

标准的排卵期是在下次月经来潮前的14天，但是能够如此标准的很少，不同的备孕女性排卵期都不一样，还要借助自己的感觉和一定的手段来判断。

基础体温法

基础体温指的是人体在经过6~8个小时的睡眠后，在没有进行任何活动，包括情绪波动都没有出现的时候的体温，是人一天中的最低体温。

测量基础体温，需要在测量前一晚将体温计水银柱甩到35℃以下，放在床头，第二天早上醒来后，立刻将体温计放入舌下静待3~5分钟，将所得的数值标到体温表上即可。

连续测量3个月，就可以发现在月经期和其后7天左右温度较低，之后有一天的基础体温特别低，然后温度开始上升。基础体温特别低的这一天前后两天为排卵期。在这段时间内做爱，受孕概率特别高。

观察身体的变化

排卵时身体还有一些很明显的变化，虽然每个人个体不同，但归结起来，大概有以下几种：

1 食欲下降。研究表明女性在排卵期的饭量，是一个月经周期中最低的。

2 性欲高涨。总体来说，女性在排卵期的性欲会特别旺盛。

3 肛门坠胀或一侧下腹痛。成熟的卵细胞从卵巢表面排出要冲破包裹卵细胞表面的一层薄薄的滤泡，滤泡内的少量液体就会流入盆腔的最低部位，女性会感到肛门有轻度下坠感，同时也有一侧下腹轻痛。

4 阴道分泌物增多。随着排卵期的临近，阴道分泌物逐渐增多，呈稀薄乳白色；至排卵期分泌物量明显增多，并呈水样透明清亮，女性会感到阴部潮湿滑溜，用手纸擦时会有鸡蛋清样的丝状黏液。

测排卵法

1 医院专业检测。如果自己始终找不到准确的排卵期，还可以到医院做排卵监测，做3个月就可以准确判断排卵期了。

2 排卵试纸法。用排卵试纸，也能比较准确地测出排卵期。

如果将以上各种方法综合起来灵活使用，找准排卵期是很简单的事。

第13天
放松心情更容易怀孕

优生优育专家认为，一对有正常性生活的健康的夫妇不做任何避孕的措施，两年内没有成功受孕是正常的事，备孕父母不必为此太过忧虑。

压力太大会降低受孕概率

作为忙碌的现代人，几乎所有的事情都是有计划的，许多人甚至把规划都做到了若干年以后，期望一切都按部就班照原计划进行。就连怀孕生子也是他们繁杂的计划的一部分，希望能在自己预定的时间完成，一旦不成功，压力就会增加。

事实上，压力大恰恰是迟迟不怀孕的主要原因之一，过度的精神紧张会导致备孕女性排卵紊乱，出现排卵障碍或不排卵的情形，还会导致备育男性阳痿，一到排卵期就紧张，根本无法过性生活，反而更不利于怀孕。现实生活中就有很多备育父母长期备孕不成功，反而在打算放弃的时候突然怀孕了，主要是因为压力减轻了。因此，建议存在这种压力的准父母放松心情，这样怀孕才能更容易。

备孕要顺其自然

备孕是一件不能急切的事，不管方法有多科学，都不能保证一次成功。因此备孕父母最少给自己一年的时间，一次两次没有成功，是很正常的。在医学上，备孕两年以上都没有怀孕才能算作不孕，需要治疗。

保持规律生活

在备孕的时候，尽量保持规律的生活，即使任务没有完成，也要自觉地消除紧张状态，找到自我放松的方法，可以做运动、看电影、听音乐、旅游等等，将备孕当作宝宝来之前最后的二人时光来享受，宝宝说不定就会不期而至。

保持正常的性爱频率，如果每周都能有两次性生活的话，一年内实现自然而然怀孕应该不成问题，完全不用太紧张。

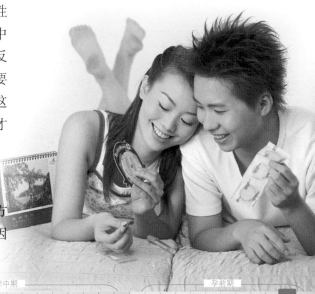

第14天

改变不良的生活习惯

怀孕后，胎宝宝的身体发育和准妈妈的身体状况密切相关，而且随着孕期的延长，准妈妈的身体负担也会加重，所以如果有不良的生活习惯，要尽早改一改。

改变不良饮食习惯

胎宝宝从在准妈妈的子宫里安顿下来，就依赖准妈妈给他及时、平衡、丰富地供应营养，所以，饮食习惯要先调整。

1 摄入营养要全面。偏食的准妈妈要努力改变偏食习惯，保证每天的饮食里都包含蛋白质、脂肪、碳水化合物、维生素、矿物质。

2 三餐无定时的准妈妈要保证定时定点吃饭，不要忍饥挨饿，也不要暴饮暴食。不管多忙，准妈妈都要把吃饭放在第一位，到饭点就吃饭，其他事最好往后推。此外，身边还应常备小食品，饿了就吃。

3 口味较重的准妈妈要尽量让饮食清淡一些，让身体的负担小一些，避免孕中后期太辛苦，或患上妊娠综合征，危及胎宝宝的健康。

4 爱抽烟、喝酒、喝茶、喝咖啡、吃垃圾食品的准妈妈，在怀孕期间一定要戒掉这些食物，为了胎宝宝的健康，暂时的忍耐是必须的，也是值得的。

改变不良作息习惯

作息习惯不规律，尤其是经常熬夜加班、昼伏夜出的准妈妈，要尽快调整，坚持早睡早起，并保证充足睡眠。因为作息习惯如果不良，身体很难得到充分休息，休息不足，营养吸收和免疫功能都不佳，会影响到胎宝宝的健康成长，甚至引起流产的严重后果。

停止使用化妆品

许多化妆品都是含铅的，专家提醒：美白效果越好的化妆品含铅量越高，如果准妈妈体内含铅量多，必然造成胎宝宝患各种疾病，如多动、智力低下、贫血等。所以，准妈妈们最好少用这些含铅化妆品。

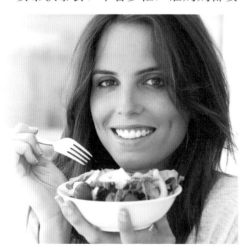

第15天
胎宝宝本周发育情况

受精卵形成后，开始急速增殖、分裂，大约3天后就已经分裂出12~16个细胞，这时的受精卵已经改了名称，叫作胚胎。因为此时的胚胎形状像一个桑葚，所以也叫作桑葚胚。胚胎在分裂的同时沿着输卵管向宫腔的方向移动。

开始着床

移动到了宫腔以后，胚胎变成胚泡，此时已经拥有100多个细胞，并开始准备着床。着床指的是胚泡植入子宫内膜的过程。着床后，胎宝宝就在子宫内安定了下来，并开始吸收母体的营养以供自己发育。这个过程大约需要6天的时间。

胎盘开始形成

着床完成后，胚胎会分泌出人类绒毛膜促性腺激素（HCG）。这种激素主要作用是促进胎盘形成，所以，胎盘在这个阶段已经开始形成了。胎盘对胎宝宝来说非常重要，不但是他和母体之间最牢靠的连接，还是他后期发育从母体吸收营养、氧气的唯一渠道，所以HCG这种激素是非常重要的。胎盘要在孕3月即将结束的时候才能最后形成，在胎盘形成之前的胎宝宝都比较危险，准妈妈要做好预防流产的工作。

HCG这种激素不仅能促进胎盘的形成，还能阻止月经来潮，对胎宝宝是一种保护，同时也就是这种激素使孕检结果呈阳性，告诉准妈妈怀孕了。

无法顺利着床的情况

着床的过程可能会发生意外，如果准妈妈的输卵管通而不畅，受精卵形成之后，随着分裂、增大，无法通过不够通畅的输卵管，从而到达子宫腔内，最终胚泡不得不在输卵管着床，就会形成宫外孕。

通常来说，宫外孕是小概率事件，尤其是身体健康且没有做过流产手术的准妈妈一般不会发生宫外孕，所以，准妈妈不用过于紧张。此外，宫外孕也不会毫无知觉，它有一些症状，如小腹剧痛，严重的甚至引起休克等。

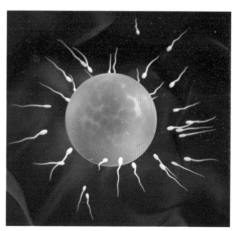

第16天

把自己当孕妇对待

准妈妈如果已经怀孕，非经医学手段，此时还不能自己测试出来，也一般不会有特别明显的征兆。因此，不管有没有怀孕，此时准妈妈都应该把自己当成一个孕妇，小心谨慎，严格遵守孕妇的行为规范。

远离辐射

孕期应尽量避免辐射，不要长时间操作电脑；减少玩手机，不要把手机贴身放；工作时离复印、打印、传真等设备稍远一些；停止用电吹风吹头发，使用微波炉时不要站在旁边等。

日常生活注意事项

1 衣着。怀孕后身体会变得更"娇气"，穿衣服也不能像以前那样随意了。选购衣服的原则就是宽松、柔软、舒适。绝对不能穿紧身衣，内衣最好也选纯棉的。妆最好也不要化了，做一个美丽的素颜准妈妈吧。

2 饮食。一日三餐要按时定量吃，尤其是必须吃早餐。太甜的、太辣的、太凉的等一切对身体有刺激的食物，都要暂时远离。

3 睡眠。改掉一切不规律的作息，调整体内的生物钟，不要熬夜，每天定时上床睡觉。如果准妈妈是一个"网虫"，那就更应该注意了，"黑白颠倒"的生活对胎宝宝有百害而无一利。

4 行动。让自己的行为缓慢和稳当一点，不要想跑就跑，想跳就跳。脱下高跟鞋，换上舒适的平底鞋。

5 情绪。过度兴奋、悲伤、愤怒、压抑都是孕期的大忌，所以要尽量让自己少思少虑，心态平静。

不要随便吃药

从计划怀孕时起，准妈妈就不要随便吃药，如果必须吃，也一定要在问过医生的情况下才能吃。

如果在还不知道怀孕的情况下服用了某种药物，也不用过分担心。因为只是偶尔服用一两次，剂量也不是很大的话，一般不会对胎宝宝产生明显的影响。但是，如果用药时间较长，用药量也比较大，则应该找医生询问是否需要终止妊娠。

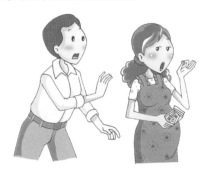

第17天

饮食要注意营养均衡

无论是准妈妈的身体还是胎宝宝的成长都需要均衡的营养，从怀孕起，准妈妈就要建立起这个观念。尽量安排好每天的饮食生活，养成均衡、良好的饮食习惯，不偏食、挑食，尽量将食物烹调得美味可口，增进食欲。

营养不均衡的原因

1 偏食。准妈妈营养不均衡，可能是比较偏食，喜欢的就多吃，不喜欢的就不吃，自然营养不均衡，也可能是准妈妈根本就不重视这个问题造成的。

2 食物过于精细。食用过于精细的食物，会丢失很多食物中的微量元素、维生素和植物纤维，人体缺少这些人体必需的物质，会带来很多疾病。

怎样做到营养均衡

要做到营养均衡，其实并不难，只要看看餐桌上摆的食物，是不是能够提供足够的营养素，数数每天吃的食物达到足够多的种类即可。

首先看餐桌。看看是否有供给主要能量的谷物类食物，是否有供给优质蛋白质的鱼、肉、蛋类食品，是否有可以提供矿物质、维生素的蔬菜，饭后是否能吃到水果，等等。

其次看自己对饮食的态度。准妈妈要认真检讨一下自己的口味偏好，是否特别中意某几种食物，而反感另外几种食物，如果是这样就要鼓励自己尝试一下那些自己特别不喜欢的食物。事实上，人们不喜欢某些食物并不完全是口味上的偏好导致的，更多的是心理因素导致的，当准妈妈从心理上接受了这种食物，口味上也就不会那么排斥了。

此外，许多食物的营养成分是相近的，如果实在无法改变对某种食物的排斥，也可以找出该种食物的代替品，比如不喜欢吃油菜、菠菜，可以多吃芹菜、韭菜、莜麦菜等来代替。

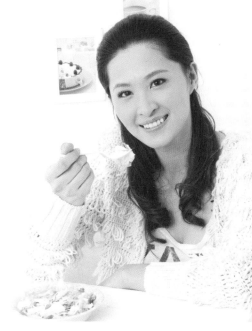

第18天

还能继续性生活吗

　　孕早期不能进行性生活，对准妈妈来说，也许影响不是很大，因为准妈妈在孕期性欲可能会下降。此外，早孕的不适以及对胎宝宝的关注也会让准妈妈的注意力发生转移。但准爸爸会显得不适应，这时准妈妈要及时对他进行安抚，多关心一下他或说一些温暖贴心的悄悄话，让他感觉到即使没有性爱，两个人依然能够很甜蜜。

孕早期不宜性生活

　　孕早期（1～3个月），胚胎和胎盘正处在发育形成时期，胎盘尚未发育完善，如果此时进行性生活，容易引起子宫收缩，加上精液中含有的前列腺素对产道的刺激，使子宫发生强烈收缩，很容易导致流产。因此，在孕早期，准爸妈都需要克制一下，暂停甜蜜性爱。

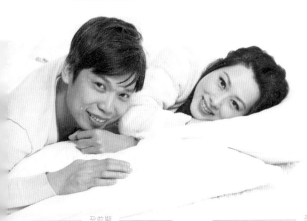

　　排卵期同房之后的4～5天，受精卵还没有着床，此时进行性生活，一般情况下不会影响受精卵着床，是孕早期中唯一的"安全期"。

准爸爸要理解准妈妈的性欲减退

　　准妈妈在怀孕期间，性欲可能会有所减退，加上早孕反应带来的不同程度的不适感，一天下来会感觉特别疲劳，对性生活的兴趣自然也会降低，性生活容易陷入困顿和不和谐的境地。这时准爸爸不要不满和抱怨，而要通过其他的方式来调节二人的关系，比如陪准妈妈听听歌、散散步等。

准爸爸要学会转移注意力

　　准爸爸对性的要求可能要比准妈妈强烈一些，但为了胎宝宝的健康，准爸爸只能牺牲一下，暂时忍忍了。但只要找到好的替代方式来释放多余的"精力"，准爸爸依然能安然快乐地度过准妈妈的"不便"期。

　　准爸爸可以主动帮准妈妈承担一些家务，或者经常从菜谱中学做几道营养菜做给准妈妈吃，再不然就替准妈妈看一些孕产类的图书。总之要让自己忙碌起来，这样才能够转移注意力，"忘记"很多事情。

第19天
选择合适的运动

准妈妈怀孕后，身体会变得慵懒而容易疲惫，所以许多准妈妈都变得不爱运动，这对怀孕是很不利的，建议准妈妈怀孕前后要努力创造机会多运动，尽量保持身体健康。

孕期运动的好处

1 可以维持肌肉张力。在孕期，准妈妈要注意适度训练重点部位的肌群，可以维持肌肉的张力，有助于产程进展。

2 控制体重。孕期体重的增加是正常而且必要的，但如果超过合理的增加范围，除了可能会为胎宝宝及准妈妈带来危险之外，也会造成体内脂肪增加过多，使胎宝宝不易分娩出来。因此，孕期适度运动可帮助准妈妈将体重控制在合理的范围内。

3 放松心情。运动有助于放松情绪，帮助准妈妈缓解孕期的紧张情绪。维持愉快心情，也是一种不错的胎教。

正确做运动

运动的正确性比运动量要重要，做运动的时候注意以下三点：

1 选择温和的运动。准妈妈不宜进行剧烈的运动，最适合准妈妈的运动有散步、瑜伽、孕妇体操等。

2 做运动的时候，要使身体各个部位获得充分的拉伸和锻炼，这样做完运动身体就会感觉很舒服。

3 做运动的时候要保持正确的呼吸。吸气和呼气的时间相同，不论呼气还是吸气，胸部都维持不动，只有腹部规律起伏。这样的腹式呼吸可以供给身体更多的氧气。

创造运动机会

许多准妈妈都是上班族，平时没有机会运动，所以，要充分利用平时的时间。

1 上下班路上。如果单位离家距离较近，可以步行上下班。如果需要搭乘交通工具上下班，建议在离家或离单位一两站的地方下车，步行完成最后的路程。

2 做家务时。把运动融于家务中，比如拖地的时候，将拖把用手夹在腰间，利用腰的力量拖动拖把来锻炼腰部；擦窗户的时候，一只脚绷直侧伸出去，另一只脚单脚站立锻炼腿部肌肉等。

第 20~21 天
早孕反应是怎样的

怀孕后，准妈妈会出现一些身体不适的感觉，这是早孕反应，最早可以出现在孕4~5周之间，这些不适症状一般不需特殊处理，妊娠12周后随着体内HCG水平的下降，症状多自然消失，食欲恢复正常。早孕反应有些像感冒，但最好不要当感冒处理。

早孕反应的表现

早孕反应因人而异，有的人反应强烈，有的人基本上没有反应。总体来说，早孕反应一般表现为：

1 出现类似感冒的症状。如体温升高、头痛、精神疲乏、情绪低落、脸色发黄、食欲不佳等。

2 有恶心想吐的感觉。清晨或空腹时甚至会呕吐。在怀孕期间，准妈妈体内会分泌大量的黄体素来稳定子宫，减少子宫平滑肌的收缩，但同时也会影响肠胃道平滑肌的蠕动，造成消化不良，出现反胃、呕酸水等现象。

3 口味发生了变化。本来喜欢吃的东西，现在看到就恶心，而一些本来不喜欢吃的反而很想吃。有些准妈妈会嗜好吃酸的，也有些准妈妈会嗜好吃辣的。

4 乳房也会发生变化，感觉肿胀，触碰有痛感等。

5 嗜睡。胎宝宝在发育的过程中需要从母体吸收大量的营养，会消耗准妈妈的营养和体能，因此准妈妈会感觉到很疲惫，经常犯困。

不要把早孕反应当感冒

出现早孕反应的时候，敏感的准妈妈一般能够很敏感地意识到好孕到了，身体感觉难受的同时，也有惊喜，不过那些有些迷糊的准妈妈此刻更多关注的是类似于感冒的症状，单纯地认为自己感冒了，就会去打针吃药治疗了，这是最不应该出现的情形。

最保险的方法是，准妈妈在开始备孕之后，就时刻提醒自己，不管怀孕与否都暂时把自己当作孕妇看，需要用药的时候首先想到药物对胎宝宝的影响，以免后悔莫及。

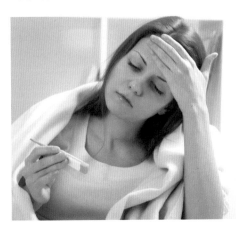

第22天
胎宝宝本周发育情况

从受精卵形成到着床一般需要7~10天，所以在第4周的时候，有的已经完成着床，有的却正在准备着床或正处于着床的过程中。在这段时间，如果发现有少量出血，一般都是胚胎着床引起的，量不多。

胚胎的变化

着床完成以后，胚胎慢慢长大，这时胎宝宝大脑的发育已经开始，胚胎不断地分裂，一部分形成大脑，另一部分则形成神经组织。这时要特别注意加强营养，丰富的营养会给脑细胞和神经系统一个良好的成长环境。这时候，胚胎已经可以从母体吸取营养和氧气了，是由一些微小的通道和子宫壁血管相连来获得的。

胎盘开始发育

大约在本周末，胎盘开始发育，这时候胎盘就会逐渐接替这些微小的通道开始给胎宝宝提供成长所需要的营养和氧气了。这时候胎宝宝受到母体的影响会增大，进入了致畸敏感期，要小心避开致畸因素。

避开致畸因素

从发育规律上看，孕4~5周是胎宝宝的发育敏感期，因为此时是胎宝宝神经、心脏、血管系统开始出现并发展的时期，最敏感，最容易受到损伤，许多致畸因素在此时非常活跃，多数的先天畸形都是在这个时期发生的，因此，准妈妈一定要保护好自己，从而给胎宝宝一个安全的发育的环境。注意第一，不要照X光，不要做CT。第二，不要做剧烈的运动，避免感冒、受凉。第三，不要吃药，不要抽烟、喝酒、喝咖啡，多吃营养健康的食物。第四，少接触化学物质，要做好防护措施。最后一点就是一定要认真服用叶酸片。

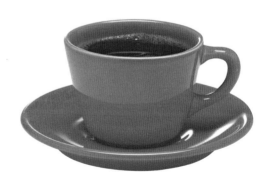

第23天

准妈妈四季养胎饮食要点

春季养胎的饮食要点

中医认为："当春之时，食味宜减酸益甘，以养脾气，饮酒不可过多，米面团饼不可多食，致伤脾胃，难以消化。"中医还认为：

1　春季应养阳，在饮食上要选择一些能助阳的食品，并由冬季的高脂高热饮食转变为清淡饮食。建议准妈妈多吃些蔬菜。

2　春季饮食忌大补。

夏季养胎的饮食要点

1　避免高糖食品。准妈妈夏天千万不要无限量吃西瓜等高糖分水果，水果的补充最好是在两餐之间，并且在选择水果时应尽量选择含糖量低的水果，或以蔬菜代替，如番茄、黄瓜等。

2　略加点盐。炎热的夏季，人体出汗多，所以在饮食方面，宜食用调味稍咸的菜肴。一来可以及时补充人体因出汗而失去的盐分；二来可避免因出汗过多而出现的虚脱。

3　准妈妈平时应该多喝水。不宜食过多冷饮，以免伤脾胃，对于准妈妈来说，牛奶、豆浆、自制蔬果汁、柠檬茶都是很不错的饮品。

4　准妈妈还可以适当吃一些天然酸味食物，如番茄、柠檬、草莓、乌梅、葡萄等，有助于敛汗止泻祛湿，预防因流汗过多而耗气伤阴，并能生津止渴、健胃消食。

秋季养胎饮食要点

准妈妈秋季补身是必要的，但应该多听取医生的建议，千万不可盲目进补，一般以温和、清淡为宜，可选用燕窝、党参、茯苓、麦冬、沙参、莲藕、银耳等，少吃狗肉、羊肉。

准妈妈秋天宜多吃芝麻、核桃仁、黑糯米、红枣、赤豆及动物肝脏等，可补充铁和维生素A，多吃粗粮、谷类面包等。

秋天气候干燥，准妈妈可能便秘，因此准妈妈要注意多喝水，养成定时排便的好习惯。

冬季养胎饮食要点

1　饮食以清淡、新鲜、全面、均衡、卫生为原则，注意荤素搭配，不要过多摄入高脂肪、高糖、高蛋白的食物。

2　可以多补充些矿物质含量高的根块和根茎类蔬菜，如胡萝卜、藕、莴笋、薯类等。

第24天
注意选择安全食品

食品安全问题是一个不容小视的问题，尤其对于准妈妈而言，更是不能有半点马虎。

减少外出就餐

从准备怀孕起，就要减少外出就餐的次数，尤其是街头的各种小吃，更是要绝对禁止。准妈妈要学一些自己动手烹饪的技巧，也可以让准爸爸或者家人代劳。

如何购买安全食品

要想买到安全食品，就要学会看食品标签。所有正规出售食品的外包装上都会附着一些吊牌、文字、图形、符号说明，这些就是食品标签。标签的基本内容包括食品名称、配料、含量及固形物含量、厂名、批号、日期标识等。一般而言，标签信息越具体、越详细，则产品的质量和安全越有保证。

1 食品类别。这里会标注出该食品属于何种产品，比如"咖啡乳"究竟是饮料还是牛奶产品。

2 配料表。按法规要求，含量最大的原料应排在第一位，最少的原料排在最后一位。各类原料都必须标注具体的名称，而不是色素、调味剂等模糊的名词。若食品配料标注不清晰或者没有标注，说明该食品的安全性有隐患，不宜购买。

3 营养素含量。包括蛋白质、脂肪、碳水化合物、维生素和矿物质。有些还会标注热量。准妈妈可以根据自身的需求来挑选食物，比如过胖的准妈妈就要尽量少选热量高的食物。

4 产品重量、净含量。净含量是指除外包装以外的可食用部分的含量。有些食物虽然外包装看起来很大，但实际可食用部分却很少，不仅性价比低，还不环保。

5 生产日期和保质期。生产日期一般在食品包装的下沿或上沿。保质期则是指食品在标签标明的条件下保存，可以食用的最终日期，在此日期之后则不宜再食用。

6 认证标志。如有机食品标志、绿色食品标志、无公害食品标志、QS标志、市场准入标志等。这些标志代表着产品的安全品质和管理质量。

第25天
工作时要注意减少电脑辐射

电脑辐射对怀孕到底有没有影响，有多大的影响，虽然目前众说纷纭，并没有统一的认知，不过对于想给宝宝最好的一切的准妈妈来说，还是宁可信其有，应尽力做好防护。

减少电脑辐射的方法

首先，减少电脑辐射最彻底的方法是尽量少接触电脑。能做全职妈妈是最好的，如果不能做全职妈妈，可以尝试调离到不怎么接触电脑的部门，如果不能调动，准妈妈也要注意有意识地避免长期坐在电脑前。比如做某些不需要使用电脑的工作时可将电脑关闭，或者到没有电脑的房间进行，在午间休息时尽量出去走动，而不是坐在电脑前。

其次，使用电脑时注意一些小技巧也可以减少辐射。这些小技巧诸如：调暗电脑屏幕的亮度，并与电脑保持50~70厘米的距离，机箱最好不要敞开，这样泄漏的辐射会小很多。

第三，尽量使用液晶显示器，如果是CRT显示器，可以在屏幕前加一块防辐射的屏。尽量使用名牌的鼠标键盘，这样会减少很多辐射。

第四，可以在显示器前放一盆仙人球，也可以吸收部分辐射。

第五，吃一些防辐射的食物。比如，注意酌情多吃一些胡萝卜、豆芽、番茄、瘦肉、动物肝等富含维生素A、C和蛋白质的食物。海带是放射性物质的"克星"，可促使侵入人体的放射性物质从肠道排出。猪血的血浆蛋白丰富，血浆蛋白经消化酶分解后，可与进入人体的有害金属微粒发生反应，变成难以溶解的新物质沉淀下来，然后排出体外。

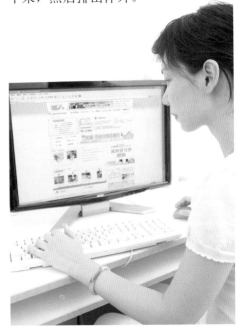

第26天
留意生活中常见电器的辐射

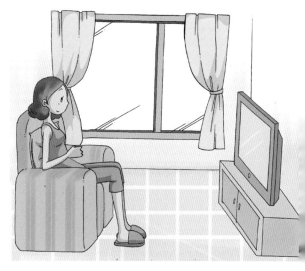

现代人家里各种电器都比较多，只要有电器，就会有辐射，所以辐射源还是很多的，比如办公室里的电脑、打印机、复印机、扫描仪、传真机等，家里的电视、微波炉、电磁炉，日常用的手机等也都是辐射源。另外，有些时候还要面对一些特殊的环境，比如医院，医院里的X射线、CT、核磁共振等都是较强的辐射源，准妈妈都要认识到，并有意识地远离各种辐射源。

减少辐射伤害的方法

1 对准妈妈伤害比较大的是电离辐射，像X光、CT之类的，是最应该避免的。准妈妈在怀孕期间，不要去做X光和CT检查。

2 平时尽量远离辐射源，一般离开2~3米就没有问题了，并且最好不要到电器的后部去，一般来说电器后部的辐射是最强的。如果必须使用辐射较强的电器时，最好请同事或家人代劳。

3 吹风机的辐射很大，准妈妈尽量不要使用吹风机吹头发，可以使用干发帽吸干头发。

4 仙人掌、仙人球都可以减少辐射伤害，可以在办公桌上摆一盆，

另外水可以吸收大量辐射，可以在电器的后部摆上一盆水生植物。

5 有些食物有降低辐射危害的作用，如油菜、青菜、芥菜、卷心菜、萝卜、紫苋菜、新鲜水果等都可以经常食用。

6 摆放电器的房间要尽量保持通风的状态，这样逗留在房间内的辐射量就较少，也是不错的减少辐射的方法。

7 手机的辐射也很强，当使用手机时，尽量将手机远离身体。尽可能地使用免提模式、耳机或者蓝牙耳机。尽量避免一直随身携带手机。晚上不要将手机放在身边，包括枕头下或者床头桌上。晚上可以将手机关机或者调到飞行模式。

第27天
高龄怀孕要注意的事项

所谓高龄准妈妈就是指年龄超过35岁才第一次生育的准妈妈。由于准妈妈35岁以后雌激素下降，机体处于下滑趋势，胎儿畸形的发生率增加，高龄产妇并发症的风险增加。因此高龄准妈妈在孕期一定要更加注意调养。

坚持定期产检

高龄准妈妈要缩短产前检查的间隔时间，增加检查项目。就算是出现准妈妈常见的如感冒、拉肚子等小毛病，也要看"双科"，也就是除了看呼吸科、消化科外，最好同时去看看妇产科。因为，对于高龄准妈妈来说，拉肚子这种小毛病也有可能会导致宫缩，使得妊娠出现问题。

注重孕期保健

高龄准妈妈要比年轻妈妈更加细心地进行孕期的保健。

1 合理饮食。高龄准妈妈饮食要以高蛋白、低脂肪、性温和的食物为宜，远离烟、酒、咖啡等这些刺激性食物。

2 进行适当的体育锻炼。准妈妈不可认为高龄怀孕就要经常卧床，实际上，只要没出现医生认为必须卧床静养的情况，适当的运动对于增强体质还是很有效的。慢跑、散步，在医生的指导下做孕妇操都是很好的运动方式。

3 保持充分的休息。要放慢工作的脚步，减少工作量，还要特别注意休息，保证充足的睡眠。高龄准妈妈也许正处于公司的重要岗位，但无论工作多么重要，还是要把更多的精力转移到胎宝宝身上。

4 保持乐观豁达的心态。高龄准妈妈在孕期更容易出现烦躁、担忧和不安的心态，担心这担心那，这些都不利于孕育健康的胎宝宝。高龄准妈妈应该多想想自己的优势，例如事业稳定，能提供给孩子更好的物质条件，让孩子得到更好的教育；并且自己具有丰富的阅历和见识，这些对孩子的成长都有很大的好处，可以帮助孩子树立达观的心态和正确的世界观……这些都是年轻的准妈妈所不能企及的。所以，高龄准妈妈应该少想自己的劣势，多想想自己的优势，保持乐观豁达的心态，这样更有利于胎宝宝的健康成长。

第 28 天
验孕的方法有哪些

开始备孕后，许多准妈妈每个月都急切地想知道自己是否"好孕"，验孕的方法很多，最准确最快速的是到医院抽血化验或者做B超，最方便操作的是自己买验孕棒进行测试。

抽血验孕法

血HCG相比于传统的尿液HCG更加准确，误差更小，而且可以把检测的时间提前，一般性生活后8~10天就可以检测出是否怀孕。通过血液检查HCG值比用早孕试纸检测尿液能够更灵敏、更准确地对是否妊娠做出反应，其准确率在99%以上。

验孕棒验孕法

验孕棒测试一般在性生活后15天可以测试出结果，其测试原理也是检测尿液中是否有HCG。验孕棒在普通药房就可以买到，用干净的容器收集早上的第一次尿液，然后将验孕棒标有箭头的一端浸入尿液中，静置3~5秒钟后取出平放，5分钟内观察结果。如果验孕棒显示一条红线，说明没有怀孕；如果有两条明显红线，说明已经怀孕；如果两条红线一深一浅，则表示目前还无法确定，需要过几天再测一次。

基础体温辅助法

一直在测量基础体温的准妈妈，此时可以借助基础体温表判断怀孕与否。如果经过了排卵期的最低温度，体温上升后，维持高温的时间超过了18天，就可能是怀孕了。

B超验孕法

一般月经超期7~10天，就可以通过B超来验孕了，验孕阴道B超和腹部B超都可以，做的时候能在超声波屏幕上看到圆形的妊娠环。但是，由于孕早期胚胎比较脆弱，而B超会有一定的辐射，所以如非特殊情况，不建议这种方法验孕。

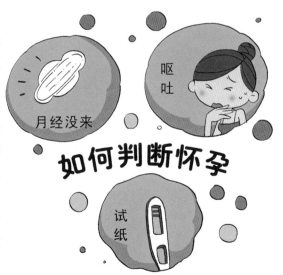

呕吐

月经没来

如何判断怀孕

试纸

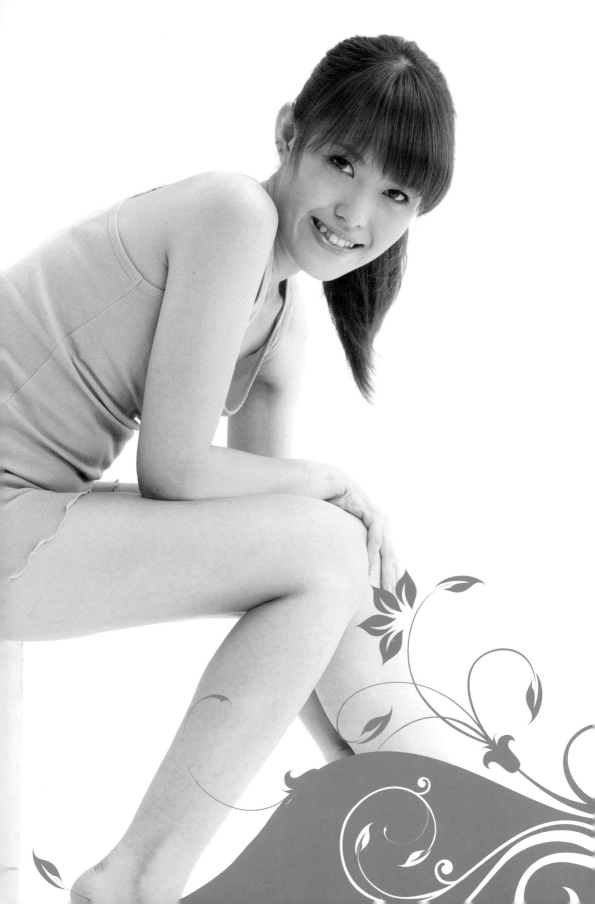

PART 2

孕2月
好情绪成就快乐宝宝

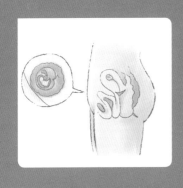

头晕、乏力、嗜睡、无食欲、呕吐……早孕的各种反应让你心情极度灰暗？想到这一切都是胎宝宝的自我保护方式，心里不禁对这个霸道的小家伙充满了温柔的怜爱，早孕的反应也不是那么难以忍受了。

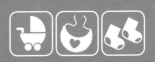

第29天
胎宝宝本周发育情况

本周的胎宝宝大约有4~5毫米长，只有一颗苹果籽大小。

胚胎的发育情况

胚胎的发育仍然在飞速地进行，其内细胞群会形成3个胚层：外胚层、中胚层和内胚层。这3个胚层是胎宝宝发育的根基，将在以后慢慢分化发育成各重要的身体器官：内胚层将发育成肺、肝脏、甲状腺、胰腺、泌尿系统和膀胱；中胚层将发育成骨骼、肌肉、心脏、睾丸或卵巢、肾、脾、血管、血细胞和皮肤的真皮；外胚层最后将形成皮肤、汗腺、乳头、乳房、毛发、指甲、牙釉质和眼的晶状体。

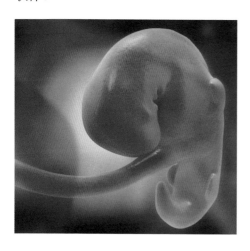

外胚层在本周会出现神经管，将来脊髓、大脑、神经、骨干会由这条神经管发育而来。

在这3胚层之外还包裹着胚泡壁，胚泡壁现在是一个空腔，其细胞群周围开始有羊水积聚，而这个空腔很快就会发育成羊膜囊。羊膜囊中的羊水会一直包裹和保护着胎宝宝。

胎宝宝的小心脏在这一周会分化出左心室和右心室，开始有规律地跳动并能泵血了。连接脑部和脊髓的神经管此时也开始工作了。此外，胎宝宝的肾脏和肝脏本周也开始生长，主原肠也开始发育。

胚胎的外形特征

本周，胚胎的上面和下面开始形成肢体的幼芽，这些幼芽将来会形成宝宝的手和腿，将来形成嘴巴的地方有一个开口，在其下方则出现了一些小的褶皱，这是脖子和下巴的雏形。面部器官的形状或功能也有部分在本周形成，鼻孔能够清楚地看到，眼睛的视网膜也开始形成。

第30天
怎样推算预产期

孕周是以末次月经来潮的第一天为基础计算得来的，预产期也同样是从末次月经的第一天算起的，这是由于每一位准妈妈都难以准确地判断受孕的时间，所以，医学上规定，以末次月经的第一天起计算预产期，其整个孕期共为280天，10个妊娠月（每个妊娠月为28天）。因此，末次月经来潮第一天的日期加上280天，就是预产期了。

预产期快速计算法

预产期的简单算法是这样的：末次月经来潮的月份加上9，如果得数没超过12，该得数即为出生月份，如果得数超过12，则减去12才是出生月份，此外，这种情况要在年份上加1，这就确定了宝宝的出生年月。出生的日期是末次月经来潮第一天加上7，如果得数超过30，就减去30，在月份上加上1即可。

举例说明：假如末次月经第一天日期是2月3日，预产期月份为2加9为11月份，日期为3加7为10日，预产期就是11月10日；假如末次月经是8月27日来潮，预产期月份为8加9减12，即次年的5月份，日期为27加7减30为

下一月4日，月份上加1，预产期就是次年的6月4日。

预产期只能作为参考

准父母需要明白的是，预产期不是确切的生产日，能够正好在预产期这一天生产的概率不超过5%，实际生产日期大多数会落在预产期的前后2周内。这是因为40周预产期的推算方法是以28天的月经周期为计算基础的，然而很多准妈妈的月经周期可能略多于或少于28天，或者月经周期不规律。

另外，在孕检中，医生可能还会结合B超检查数据，根据胎宝宝实际的生长、发育情况，对预产期做出调整，一般调整后的预产期更接近将来真正生产的日子。

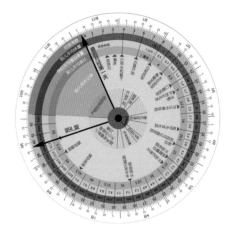

第 *31* 天
可以开始胎教了

胎教的含义

胎教的含义很广，可以说，准妈妈为了宝宝的身心健康所做的一切工作都可以称之为胎教，包括营养胎教、环境胎教、情绪胎教等。而狭义的胎教，包括抚摸胎教、音乐胎教、对话胎教、语言胎教等，指的是为了激发胎宝宝大脑机能、身体运动机能、感觉机能及神经系统机能的潜能而采取的措施。

从狭义上来讲，胎教是要刺激胎宝宝的听觉、感觉、视觉、触觉等，

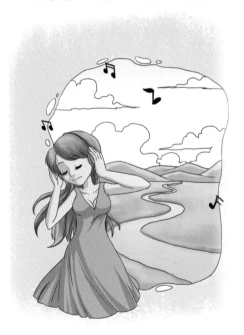

讲究在适合的时候做对的胎教，在胎宝宝具备了这些知觉能力的时候再做胎教，比如在胎宝宝触觉能力开始发育的孕3月进行抚摸胎教、拍打胎教等，在听力开始发育的孕5~6月开始做音乐胎教、对话胎教、朗读故事等。

孕早期胎教

胎教应该从怀孕的一刻即开始，准妈妈摄入均衡、丰富的营养，保持快乐、开朗的心情，创造优美、安静的环境等，对胎宝宝的发育都有良好的保障和促进作用。

从这个月开始，准妈妈可以给自己放一些优美、柔和的乐曲。每天放1～2次，每次放5～10分钟。这不仅可以激发准妈妈愉快的情绪，也可以给胎宝宝的听觉以适应性的刺激作用，为进一步实施的音乐胎教和听觉胎教开个好头。

其实，准妈妈不必太纠结于胎教的内容和意义，只要照顾好自己，并适当跟胎宝宝做些交流，给他一些刺激，胎教效果就很好了。

第32天
调整身心，进入孕期状态

怀孕是一个特殊时期，孕期会遇到许多的事情，无论是身体方面，还是情绪方面，都会产生很大的变化，而且对工作和准妈妈的生活方式也会产生不小的影响。所以在确定怀孕后，准妈妈就要静下心来认真梳理一下自己的生活。

坚定以宝宝为重的决心

有些准妈妈是意外怀孕，所以对是否要孩子这件事摇摆不定；有些准妈妈本来盼着怀孕，到真的怀孕了，却因为其他的原因开始动摇了。这种态度是不行的，这个时候准妈妈一定要认清自己怀孕的价值，弄明白什么才是自己最需要的。如果这时候不能解决好这个问题，无论做什么样的决定都会后悔，对准妈妈日后的生活和胎宝宝的发育、成长都没有好处。

想明白怎样安排工作和生活

决定孕育宝宝后，就要面临一个问题：如何安排自己的工作，有的准妈妈直接选择了回家静养，有的准妈妈选择继续工作。这两种选择各有优点，但也会带来一些问题。比如回家静养会让准妈妈有更多的闲暇来好好照顾自己和胎宝宝，但也容易导致生活单调、无聊，甚至引起抑郁；而继续工作能让准妈妈一直保持积极充实的状态，但可能会忽略对胎宝宝的关注。

所以，如果选择了回家静养，就要明白不能过度休息，还要合理运动，并参加必要的社会活动，让自己的生活更丰富。如果选择了继续工作，就要告诉自己在完成工作的同时，不要耽误了孕期的保健、孕检等事情。

无论做出何种选择，准妈妈都要有信心能够将孕期生活过得健康、平安、快乐，这是最重要的。

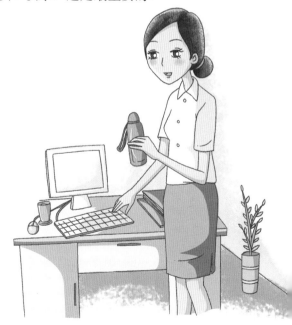

第33天
孕早期要注意安全

怀孕早期是一个非常特殊的时期。因为，刚刚形成的胚胎对于外界的很多因素和刺激异常敏感，此时的胚胎非常脆弱，容易受到伤害。所以，一定要在生活中倍加呵护自己，以免导致胎宝宝畸形或流产。

1 不宜做X射线检查。在胚胎发育早期，胚胎的器官正处于高度分化和形成中，若此时不慎接受X射线检查，很容易造成胚胎畸变。

2 少用含氯的洗涤剂。含氯的洗涤剂有很强的刺鼻气味，会让准妈妈更恶心，必须使用时，首先要保持房间的换气通风，然后戴上口罩和手套，做好防护措施。

3 避免感冒。怀孕后准妈妈不能随便用药，因此一定要增强体质，保证营养摄入，坚持体育锻炼，冬季注意保温，夏季注意防暑，注意不生病很重要。

4 注意给腹部保温。由于激素作用，怀孕后准妈妈的体温会一直较高，很容易感觉热，因此，要特别注意不让腹部着凉，随手带一件外衣。

5 节制性生活。孕早期是胎宝宝特别不安定的时期，性生活导致的子宫收缩容易导致流产，即使不流产，性生活带来的细菌容易侵入抵抗力下降的准妈妈体内，使胎宝宝感染。

6 避免长途出行。孕早期特别需要静养，不适宜长途跋涉，而且乘坐交通工具会加剧孕吐反应，所以应尽量避免长途出行。

7 行动宜放慢速度。孕早期，那些需要瞬间爆发力的运动如羽毛球、网球、乒乓球、高尔夫球以及会对腹部产生压力的如滑雪、滑板等是完全禁止的，最好的运动方式应是散步。

8 防止腰酸背痛。可以多准备几个靠垫，无论坐在沙发上还是床上或是在办公室里，都可以背后靠一个，手上抱一个，还可以用来垫脚垫腿等，防止腰酸腿酸和背痛，既温暖又舒适。

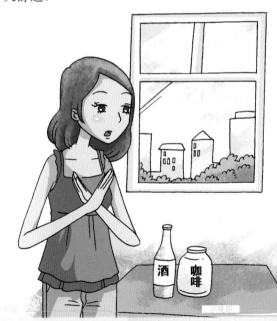

第34天

开始写妊娠日记吧

妊娠刚刚开始，准妈妈可以学习一下写妊娠日记了，随时记录妊娠期的事情。有闲暇的准妈妈可以准备一个漂亮的日记本子，忙碌的准妈妈可以准备一本台历，想到什么都可以随时记上。

妊娠日记的作用

妊娠日记可以作为孕期的纪念，留作以后和老公、宝宝一起翻看，一定是很温馨的回忆。

此外，妊娠日记可以记录准妈妈的生活状况和胎宝宝的发育情况，有利于准妈妈更好地审视自己，及时发现问题、改善问题，纠正不利于自己和胎宝宝的行为。

做孕检的时候最好带着妊娠日记，这是医生监测胎宝宝发育情况的重要参考。

妊娠日记都记什么

妊娠日记可以记的内容很多，可以是一些重要日子、重要数据、胎宝宝的重要变化，也可以是一些日常小事，甚至连准妈妈某种心情都可以记录。为便于查找分析，建议准妈妈在妊娠日记里把下面的内容记录下来：

1 末次月经日期。末次月经的日期是计算孕周、预产期的重要参考，应该准确记录在妊娠日记里。

2 早孕反应。早孕反应要记下反应的开始日期、反应的程度以及反应消失的时间，另外采取了什么措施缓解最好也记录下来。

3 胎动情况。胎动是胎宝宝是否健康成长的标志，首次出现胎动的时间、每次胎动持续的时间、一天胎动的次数等都是记录内容。

4 患病及用药情况。孕期生病和用药是必须重视的问题，什么时间生什么病、生病做了什么检查、检查用了什么仪器，治疗用了什么药、多大剂量、服药起止时间等都要记录。如果接触X线，要记录下接触的次数、部位，等等。

5 体重变化。准妈妈体重变化是胎宝宝发育情况的重要参考，最好每周都称量并记录，可以做一个表，能更直观地反映体重变化。

6 各次孕检时间及检查内容和结果要记录，当次检查单据可以贴在这一页上。

第35天
为怀孕准备安全的家居环境

对于准妈妈来说，营造一个健康家居环境非常重要。室内环境污染及不卫生，会影响胎宝宝的健康生长发育，严重的甚至导致流产或胎宝宝畸形；室内存在安全隐患，也容易造成意外。

1 注意居室卫生。灰尘是细菌最好的寄居地，房间卫生差，很容易引起感冒等疾病，威胁准妈妈和胎宝宝的健康，因此要定期做清洁。

2 注意排查安全隐患。怀孕后，准妈妈身体会变得笨重而不灵活，容易碰撞和滑倒。所以要检查一下家具、日常用品的摆放是否适合，家具尽量靠墙摆放，棱角不要突出太多，

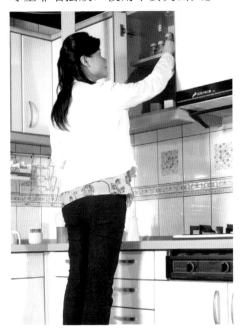

一些绊脚的物品要移开，尽量让空间相对增大。晒衣架、晒衣绳要适当调低，在卫生间和厨房容易打滑的地方，要加放防滑垫，避免在孕晚期活动不便或者绊倒、滑倒，等等。

3 注意居室通风和光照。房间最好选择向阳的，并保持良好的通风状态，最少每天早晚都要通一次风，每次在20分钟以上。如果房间通风达不到要求，要想办法改善，比如加装换气扇。室温方面最好夏天在27℃~28℃，冬天在18℃~22℃，湿度为50%左右。

4 小心甲醛的危害。不要在新装修的房子里怀孕，怀孕后就不要再装修，油漆、涂料、胶黏剂等装修材料中含有很多对胎宝宝发育不利的化学物质比如甲醛、苯等，很容易导致畸形。如果是新房，最少要放置3个月以上，让污染物充分发散后才入住，如果方便还应该在入住前请专业公司测量装修污染情况，安全合格后再入住更放心。

另外，美化家居环境的时候，不要随便使用诸如香薰、空气清新剂、花草等物品，使用的时候一定要确保是孕妇可以用的，避免导致流产、畸形等严重后果。

第36天
胎宝宝本周发育情况

本周的胎宝宝大约只有6毫米长，漂浮在充满液体的羊膜囊中，"身体"蜷缩，像一个C字形，虽然个头不大，但是脏器、组织等越来越全，功能也迅速发展。本周最大的变化是胎宝宝有心跳了，能活动四肢了，有时候还会转动一下，但是这些都是轻微的，准妈妈暂时还感觉不到。

开始有心跳了

这个时候的心脏只有一个心室，但是已经开始搏动，也有血液在细小的血管里面流动了。在接下来的日子里，心脏会开始划分心室。心脏每分钟可以跳150次左右。胎宝宝的心跳是正常成人心跳次数的两倍，非常快。心跳频率虽快，但是震动不大，声音也很小，胎心音在这个时候准妈妈是听不到的。不过想想，一个身体里有两个心脏在跳动，就足以让准妈妈感到神奇万分了。

其他系统的变化

胎宝宝的呼吸通道——主支气管也开始显现出来，主支气管所在的这个部位将来会发育成肺部。嘴巴虽然仍然只是一个毫无形状可言的开口，舌头和声带却开始成形。

胎宝宝开始构造肌肉纤维组织，到本周的一半时间左右，他就能够开始活动小小的四肢了。

此外，胎宝宝的脑下垂体腺也开始发育了。

外形的变化

不过，在外貌上，胎宝宝的进步不太大，眼睛和鼻孔还都是小黑点，将来要形成耳朵的地方现在还是一个凹坑，胳膊和腿都是小肉芽，手指间或脚趾间带着厚厚的蹼，就像鸭蹼一样，也有点像是划船的桨。

孕6周的宝宝仍然处于致畸敏感期，要做好预防工作，不要掉以轻心。

此外，对部分大城市的准妈妈来说，由于医院床位紧张，为了确保能顺利建档，最好能在测试出怀孕时，就去医院确认怀孕并建档，同时如果医生建议的话，在6~10周可以进行第一次产前检查。

第 *37* 天
早孕反应有个体差别

胚胎着床后，HCG开始分泌，这种激素主要是为保护胎宝宝而分泌的，不过却带来一些负面影响给准妈妈，那就是早孕反应。早孕反应对生活和工作的影响不大，不需特殊治疗，一般在妊娠12周前后会自然消失。

早孕反应的个体差异

早孕反应包括嗜睡、困倦、择食、头晕、恶心、呕吐等，不同的准妈妈早孕反应出现的时间、持续的时间、反应的程度都不同，有的早在5周的时候就会出现孕吐现象，约有50%的准妈妈在孕6周出现，一般要持续到12周左右才消失，多数持续一个半月左右。

但也有很多准妈妈完全不遵循这样的规律，部分准妈妈早孕反应出现

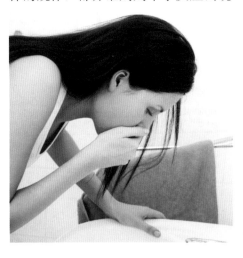

早，但持续时间很短，仅仅有两三天不适，而且不适程度也很轻微。有部分准妈妈早孕反应出现得很晚，就在准妈妈高兴地以为没有早孕反应了，反应却出现了，而且程度特别剧烈。还有一种是出现时间早，持续时间长而且反应程度也很剧烈，甚至有的整个孕期都有恶心的感觉，这种准妈妈是最辛苦的。

早孕反应不能作为健康与否的标准

早孕反应的程度跟准妈妈的体质等许多因素有关，存在个体差别是必然的。但并不能以早孕反应的程度来作为准妈妈或胎宝宝健康与否的标准。所以，早孕反应严重的准妈妈注意创造条件让自己更舒适，减轻不适；早孕反应不严重或是没有早孕反应的准妈妈，也不必因为自己与别人不同而疑心自己或胎宝宝有什么毛病。

早孕反应过于强烈怎么办

有的准妈妈早孕反应非常强烈，这时候家人都应注意准妈妈的精神状态，丈夫的体贴，亲属、医务人员的关心能在很大程度上解除准妈妈的思想顾虑，增强战胜早孕反应的信心。重症患者需住院治疗。

第38天

孕吐不止怎么办

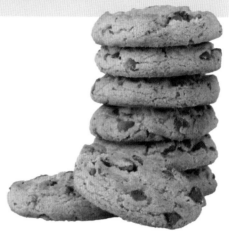

许多准妈妈谈孕吐色变，其实，孕吐并没有想象中那么恐怖，而且也是可以缓解的。

孕吐是胎宝宝在进行自我保护

不少准妈妈对孕吐感到害怕、担忧，其实这并没有必要，孕吐是胎宝宝发出的信号，是胎宝宝的一种本能自卫反应。

通过孕吐，可以提醒准妈妈调整自己的饮食起居，一般来说，孕吐越厉害，流产的概率就会越小。

五谷杂粮都含有对人体有轻微损害的毒素，但不威胁健康，可是胎宝宝弱小的生命承受不了这些轻微的毒素，为保护胎宝宝，准妈妈会分泌大量激素以增强孕期嗅觉和呕吐中枢的敏感性，以最大限度地将毒素拒之门外，保护胎宝宝不受伤害。

孕吐期间怎样保证营养

1 坚持吃。孕吐在4~8周出现，8~10周最严重，11~12周渐渐停止，在这段时间食欲缺乏、吃下去又吐出来的现象可能无时无刻不存在，尽管如此还是要想办法吃东西。因为引起孕吐很重要的一个原因就是饥饿，饿的时候胃酸较多，而且血糖较低，就容易头晕目眩、恶心、呕吐，这就要求准妈妈必须吃些东西来抑制。

2 常备小食品，少食多餐。孕吐期间，一天可以吃5~6餐，睡前在床边放些零食如饼干、馒头片、面包等，睡前、夜里醒来或早上醒来都吃点，冲淡胃酸、增加血糖，有效抑制早上的孕吐。在每两餐的中间，还要吃些零食，水果、饼干、牛奶、坚果、麦片等都可以。另外，准妈妈最好随身携带些零食，饿了就吃，这样可以有效减少孕吐。

3 干稀搭配。恶心的时候吃流质、半流质饮食会加重恶心，所以适合吃干的，但流质食物容易消化，也有助于补充水分，不能不吃，可以放在胃口较好，没有恶心感觉的时候抓住机会吃一些。

第*39*天
进补要有节制

怀孕后，准妈妈摄取的营养除了供自己使用，还要供应胎宝宝的生长发育所需，这就需要加大摄入量，但是进补需有度，不宜大肆进补，更不要暴饮暴食。

孕早期进补应重"质"

在孕早期，胚胎快速增殖，需要营养，不过胎宝宝还比较小，所需的营养量也不多，准妈妈本身有营养储存，已经足够胎宝宝成长了，所以并不需要额外增加进食量。

需要强调的是，胎宝宝此时需要的不是量，而是质，所以要保证食物搭配够均衡、营养全面。如果在这个时候大补特补，胎宝宝用不到的营养就会全部长在准妈妈身上，特别容易让准妈妈发胖，给孕后期的生活增加烦恼，还容易引起妊娠综合征。

准妈妈可以简单地通过体重来判断自己的进补是否过量，在整个孕早期，体重允许增加量最多不能超过1.5千克，否则就太多了。在孕中后期，胎宝宝体重增加快速的时候，再适当进补也不迟。

不要被老观念左右

许多传统的孕期保养观念虽然有着一定的道理，但也有些却是不科学的，准妈妈应学会甄别，有选择性地接受。

1 很多老人仍然认可"一人吃、两人补"的说法，准妈妈进补太过，很多时候是家人的压力导致的，准妈妈要提高警惕，不能就势大吃大喝，要认真跟家人讲明道理，避免在孕早期就体重增加超量。

2 有些妈妈担心，以后孕吐会影响营养摄入，所以现在能吃就吃，提前储存些，不知不觉就吃多了。其实孕吐期间，只要少吃多餐，营养摄入是没有问题的。

早孕期间，只要定时定量进餐，谷物、肉食、蔬果都吃一些，再添加些海产品、粗粮等丰富下饮食就可以了。

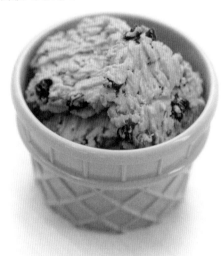

第*40*天
警惕宫外孕和葡萄胎

葡萄胎和宫外孕与正常怀孕有相似性，不管是主观感受还是借助某些手段检查，都可能混淆，因此在可能怀孕的情况下，要警惕葡萄胎和宫外孕。

宫外孕的危害和症状

近年来，宫外孕的发生率有所增加，宫外孕的原因很多，一般来说，不节制地做人流、某些妇科疾病都容易导致胚胎不易在子宫内着床，就会转移到别的地方安家落户。

宫外孕的危害比较大，胚胎长大后，无法移动到宫腔内安家，就驻扎在了输卵管内。驻扎后胚胎仍在不断长大，总有一天超出输卵管的承受限度，将输卵管撑破，这时候就会出现大出血，引起剧烈腹痛，如果得不到及时救治，是非常危险的，很可能会死亡。

孕早期由于胚胎还比较弱，医生一般不建议做B超进行检查，但准妈妈也无须过度紧张，因为宫外孕会表现出一些症状：

1 下腹坠痛，有排便感，有时呈剧痛，伴有冷汗淋漓。破裂时患者突感一侧下腹撕裂样疼痛，常伴恶心、呕吐。

2 阴道出血。常是少量出血。

3 晕厥与休克。由于腹腔内急性出血，可引起血容量减少及剧烈腹痛，轻者常有晕厥，重者出现休克。

4 其他症状。可以有恶心、呕吐、尿频。宫外孕的症状常常是不典型的，有的病人因大出血而发生休克，面色苍白，血压下降。

所以，如果感觉不对劲，准妈妈应及时去医院检查。

葡萄胎的威胁

葡萄胎实质上是绒毛介质积液形成的大小不等的液泡，有些当中包裹着胚胎，有些则连胚胎也没有，无论是哪种，都需要及时摘除，如果延时不治，会出现阴道流血、腹痛等症状，严重的会因反复出血而感染引起炎症，甚至死亡。

准妈妈怀孕后要认真观察身体的变化，如果有不规则的阴道出血、腹痛等一定要到医院检查。

第 *41* 天
分泌物增多，警惕阴道炎症

怀孕后，激素的变化使准妈妈的阴道分泌物增多了，潮湿的环境非常容易滋生细菌，如果不注意卫生，就会引起感染。

阴道炎的危害

准妈妈如果不小心患了阴道炎，一定要治疗，因为阴道炎不仅会危害到准妈妈的健康，甚至还会危害到胎宝宝，一旦上行感染其他生殖器官，甚至可能会导致流产。准妈妈千万不要因为担心胎宝宝受影响就拒绝用药。

需要提醒的是，准妈妈治疗时要告诉医生自己怀孕了。医生考虑到这一点，在孕早期一般不会建议用栓剂。

阴道炎的预防

1 保持阴部清洁、干燥。准备一个专用清洗阴部的小盆，睡前在小盆里倒满开水，凉温后，用专用的毛巾擦洗外阴。擦洗完后，将小盆擦干，毛巾洗净放在阳光下晾晒，然后收在干燥、通风的地方。切忌把毛巾、小盆长时间放在卫生间，卫生间环境潮湿，容易滋生细菌。

每天都要更换内裤，如果白带实在太多，每天更换都无法保证干燥，建议准妈妈用高档的卫生纸做成纸垫，垫在内裤上帮助吸湿。最好不要用护垫，护垫透气性差，更容易滋生细菌。

2 增强体质。身体虚弱时，细菌就会乘虚而入，提高免疫力是预防阴道炎的有效方法，因此，注意均衡饮食，加强锻炼，保持心情开朗也是非常重要的。

学会观察白带

孕期是阴道疾病的高发时期，阴道的疾病一般都能从白带反映出来，因此，准妈妈要注意观察白带，如果白带性状发生了较大改变，比如颜色变成了黄色或绿色，质地变得黏稠如奶酪或脓状或豆腐渣状，并且有难闻的气味，同时阴部有烧灼、疼痛、瘙痒等不适感觉，可能是患了阴道疾病，需要及时治疗。

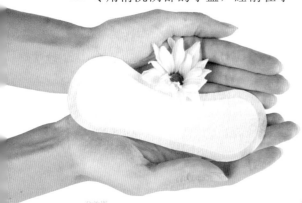

第42天
选择舒适的孕妇内裤

内裤贴身穿着，当然要舒适，孕期穿的内裤更是如此，准妈妈腹围和臀围增长很快，选择内裤应以舒适不束腹为基本原则，保持清洁干燥也很重要。提醒准妈妈的是，这个时期千万不要为了追求美观而选择款式奇特的内裤。

内裤的选择

1 选择孕妇专用内裤。孕妇内裤最好根据怀孕时期腹围、臀围大小的改变来选购，能够调整腰围的纽扣式内裤是最优选择，可适用于怀孕全期。

2 选择浅色内裤。内裤颜色越浅，对皮肤的刺激越小，而且方便准妈妈观察白带情况，一旦白带颜色异常，很容易就能发现。

3 选择纯棉内裤。纯棉产品接触皮肤感觉舒适，而且比较透气，利于保持外阴干燥。

4 从款式上来说，三角裤比较适合，四角裤比较闷，而丁字裤是十分不适合孕期穿的，孕期特别容易长痔疮，穿丁字裤会加重这种可能，而出于保护外阴部清洁的目的，丁字裤也不是个好选择。另外内裤不要太紧、边缘不能太硬，以免血流不通畅。

内裤的清洗

1 勤换内裤，每天都更换，如果分泌物多，需要换得更勤。

2 换下来的内裤要当天清洗。洗前先用开水浸泡30分钟后杀菌，洗完后放到阳光下晾晒。如果是在封闭的阳台晾晒，最好打开窗户，这样紫外线才能进来起到杀菌作用。

3 清洗内裤的用品最好专用。首先盆子要专用，千万不要把内裤跟其他衣服一起洗，更不能扔到洗衣机里洗，洗衣机是各种细菌集中的地方，内裤应该避免接触洗衣机。洗涤剂也应该是专用的，可以是中性肥皂或者内衣裤专用洗涤液，不要用洗衣粉，洗衣粉是碱性产品，容易破坏阴道内的酸性环境平衡。

此外，内裤的收纳也应注意，最好收纳在固定、干净、通风、干燥的地方，最好不要长时间放在卫生间里，因为卫生间潮气重、细菌多，容易污染内裤。

第43天

胎宝宝本周发育情况

孕7周的胎宝宝，在身高上有了很大的进步，现在已经有大约12毫米长，几乎是孕6周时候的两倍，已经有了一个与身体不成比例的大头。大小相当于从一颗小苹果籽长到了一颗大蚕豆，重量也有4克了。

身体机能的发育情况

孕7周的胎宝宝还有一个非常大的成果，即心脏将完全建成，建成之后就不再害怕外界的干扰了，就是说心脏的致畸敏感期已经过去，比较安全了。此时虽然还听不到胎心音，但是胎宝宝的心脏已经划分成左心房和右心房，并开始有规律地跳动。

胎宝宝大脑在不断发展，而且保持高速，平均每分钟有10000个神经细胞产生，迅速发育成前脑、后脑和中脑3个部分，大脑皮质也已经清晰可见。

其他的器官功能，先出现的成果是胃和食管，它们开始建造，舌头则很快就会建设完成，腭部也开始发育，乳牙牙胚在这个时候也开始出现了，而已经成形的器官在这个时候也会随着胚胎的长大而不断拉长、增大。

外形的变化

在本周，胎宝宝的面部器官逐渐变得明显起来，眼睛这个黑点非常明显，眼睑也出现了，不过还不能完全盖住眼睛，鼻孔大张着，耳朵部位开始隆起，胳膊和腿的形状也更加明显，已初具形状。身体则是头部向尾部弯曲，呈蜷曲状。

注意事项

需要特别强调一点，孕6~10周是腭部发育的关键期，如果此时准妈妈的情绪波动较大，经常抑郁或者烦躁，则有可能会影响到胎宝宝的腭部发育，形成腭裂或唇裂，所以准妈妈一定要有意识地控制和调整自己的情绪。另外，仍然要注意合理的营养摄入，多摄入优质蛋白质，给胎宝宝的细胞分裂以充分的支持。

第44天
素食准妈妈要保证营养合理摄入

素食准妈妈在食物的选择上少了很多机会，因为一些在动物性食品中蕴含丰富的营养素在植物性食品中含量较少，而这些营养，都是胎宝宝所需要的，这样就容易出现营养素缺乏的状况。有些准妈妈在怀孕后仍然素食，这就要求比其他准妈妈更注意营养的合理摄入了，尤其是那些纯素食的准妈妈，连鸡蛋和牛奶都不吃，一定要想办法用其他食品补足营养。

素食准妈妈的饮食安排

只要精心安排，准妈妈吃素也可以摄入所有必需的维生素、矿物质、蛋白质以及其他营养素。

素食准妈妈补足营养也并不复杂，只要每天能保证摄入250~500克谷类和薯类食物，250克左右豆类食物，250~400克黄绿色蔬菜，30~90克坚果，配合适量的水果就基本可以保证营养供给了。另外，每周吃3次海洋食品、豆奶或人造动物蛋白等矿物质和维生素的强化食品，补充矿物质和维生素就更好了。

豆类食品是肉食的良好代替品，可以最大可能地提供蛋白质，每天都要食用，如豆腐、豆皮、豆芽等。

素食准妈妈如何补充铁和钙

怀孕后，准妈妈对铁的需求量大大增加了，素食准妈妈的饮食最好多安排些含铁多的食物。富含铁的食物包括：豆类、面包、绿色蔬菜、强化铁的谷类食品等。此外，还需要尽量摄入含维生素C的食物或饮料，比如吃富含铁的饭菜时，喝一杯果汁有助于身体对铁的吸收。此外，要避免同时喝茶，因为这样会降低对铁的吸收量。

钙的最佳来源是奶制品，如牛奶、奶酪、酸奶等，每天尽量吃3份。此外，膳食钙还能从一些非奶制品来源中获得，比如芝麻、深绿色蔬菜、一些强化豆制品等。如果是纯素食不吃奶制品的准妈妈，应跟医生沟通是否需要额外服用钙补充剂。在补钙的同时一定注意补充维生素D，或多晒太阳，这样可以促进对钙的吸收。

第45天
准爸爸帮做两道贴心开胃菜

准妈妈也许已经觉得早孕反应越来越严重了，一整天都没有什么胃口，好不容易有胃口了，可是吃完不久就吐了。这时候，准爸爸的重要性就体现出来了，准妈妈不妨鼓动老公自己动手，为自己和胎宝宝做两道爱心开胃菜吧，相信他一定会很乐意的。

准爸爸做菜充满了爱的味道

很多准爸爸在妻子怀孕前很少做家务，更不用说下厨房了，可是现在准妈妈有了更重要的任务——怀有一个未来的家庭成员，而且妊娠反应多较严重，闻不了油腻味，甚至胃口不适，吃不下东西，因此，这个时候正是老公好好表现的机会，下厨为妻子做两道简单的开胃菜，这并不会太难，却是老公责任心和爱心的体现，不仅是对准妈妈的支持与鼓励，也是一份对胎宝宝的爱意。

推荐给准爸爸的简易菜

1 腌黄瓜。将黄瓜洗净后，切成细条，用盐腌渍15分钟，去除多余水分。然后加入少许醋、白糖搅拌均匀，用保鲜膜封住碗口放入冰箱内，30分钟后即可吃，口感酸甜，非常适合准妈妈的口味，如果觉得冰，可以先拿出来放一会儿。

2 糖醋卷心菜。先将卷心菜择洗干净，切成小块备用，然后在炒锅放油烧热下花椒炸出香味，倒入卷心菜，煸炒至半熟，加酱油、白糖、醋、盐，急炒几下，盛入盘内即可。

准爸爸下厨注意事项

刚怀孕的准妈妈吃生黄瓜容易反胃，所以，将黄瓜进行一些简单的制作不仅能保全营养，而且能让准妈妈吃得更"放心"。

腌渍食品如酸豆角生津又开胃，不过准爸爸一定要监督准妈妈少吃这样的腌渍食品。如果准妈妈实在想吃，可以把豆角焯熟后放入白醋中浸泡半小时左右，也能达到酸豆角的口味，还能吃得更健康。

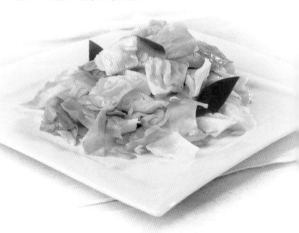

第46天
不能随便接种疫苗

孕期接种疫苗可能使接种部位发生红、肿、痛等反应或发生高热、头痛、寒战、腹泻等全身反应，如果全身反应严重，可引起流产或死胎。所以，非特别需要，准妈妈最好不要随便接种疫苗，与此相应的，因为不宜接种疫苗，准妈妈也要注意让自己避开致病因素，比如暂时远离小动物等。

可以接种的疫苗

有一些疫苗是可以接种的，但由于个人体质有所不同，所以在接种这些疫苗之前，应先征得医生的同意。一般来说，下面几种疫苗是相对安全的。

1 破伤风类疫苗。我国新生儿破伤风发病率、死亡率都较高，孕期接种这种疫苗，就可以很好预防胎宝宝将来染上破伤风。不过，如果准妈妈已经感染上破伤风了，就不能再接种疫苗，以免引起过敏反应，可用人血破伤风免疫球蛋白。

2 狂犬疫苗。狂犬病的死亡率很高，准妈妈一旦染上，母子都难以幸免，因此在狂犬病流行的地区，

准妈妈一定要注射狂犬疫苗，如果被狗、猫等动物咬伤，要立刻注射狂犬免疫球蛋白或抗狂犬病血清，之后再注射疫苗。

3 乙型肝炎疫苗。在乙型肝炎高发地区或者准爸爸、家庭成员患有乙肝的准妈妈，在怀孕后应及时注射乙肝疫苗。不过如果准妈妈本人也是乙肝患者，注射疫苗是收不到效果的。

4 人血或人胎盘球蛋白。被甲型肝炎感染或疑似感染的准妈妈可以注射这种疫苗。

除了以上几种，流感疫苗也可以在孕期接种，不过任何疫苗接种之前，都应该征得医生的同意，并非所有疫苗在孕后都能接种。

不宜接种的疫苗

有的疫苗是减毒活疫苗，可能会对胎宝宝造成危害，这些疫苗有水痘、麻疹、腮腺炎、口服脊髓灰质炎、百日咳疫苗等。

另外，有过流产史的准妈妈，在孕期不应该接种任何疫苗。

第 47 天
孕期要预防感冒发热

怀孕后，准妈妈一般都比平时爱出汗，而且身体免疫力较低，所以特别容易感冒、发热，由于准妈妈不能轻易用药，尤其是孕期前三个月内是胎宝宝的发育敏感期，绝大多数药物不能服用，感冒了会非常痛苦，所以平时要做好预防，一旦患病，则要认真对待。

如何预防感冒

1 保持身体干爽。尤其是后背干爽，一旦出汗，尽快用毛巾擦干，避免见风着凉感冒。

2 注意防寒保暖。白天注意适时增减衣物。睡觉时可以盖稍薄点的被子，以不冷为度，这样可以降低因踢被子而引发感冒的可能性。晚上上卫生间时，要记得穿上外套，这样也能减少感冒发生的概率。

3 注意室内卫生。注意通风，并在室内悬挂湿毛巾或放置加湿器。保证湿度，给呼吸道舒适的环境，这样可以有效减少感冒发生。另外，要勤换床上用品，最好一周一次，避免细菌积聚。

4 加强自我保护意识。人流密集的地方不去，做孕检的时候戴口罩，如果家人感冒要隔离。另外，外出回家后、打喷嚏、咳嗽或擤鼻涕后要立即用肥皂洗手，流动水冲干净。

5 注意补充维生素C，不要吃过多辛辣油腻的食物，这些食物会导致上火而引起热感冒。

感冒后的治疗

感冒后，准妈妈应尽快控制感染，排除病毒。轻度感冒的准妈妈，可多喝开水，注意休息、保暖，加强营养，多锻炼，促使感冒尽快痊愈。此外，要特别注意的是不能持续高温，高温可引发宫缩，导致流产，即使没有流产，高温超过39℃持续较长时间，还可能导致畸形。

重感冒起病较急，容易出现体温升高过快的情况，应迅速采用物理方法降温，效果不佳时还要用药控制。不过，用药一定要取得医生的同意，不能自行决定。

要提醒的一点是，孕期感冒发热虽然不能随便吃药，但任其发展对胎宝宝产生的危害可能更大，所以不要拖延或硬扛，一定要积极治疗。

第*48*天
孕早期叫停甜蜜sex

孕早期（1～3个月），胚胎和胎盘正处在形成时期，胎盘尚未发育完善，为了胎宝宝的安全，你们需要停止甜蜜的性爱。

没有性爱，依然能够很甜蜜

寻求老公的理解。怀孕毕竟是特殊时期，为了你们共同的宝贝，相信深爱你们的准爸爸肯定会理解的。

适当安抚准爸爸。突然没有了"性福"，老公肯定会不适应，这时你千万不要严厉斥责，而是及时对他进行安抚，多关心一下他或说一些温暖贴心的悄悄话，通过温柔的亲吻、拥抱让他知道你能理解他。

享受温馨的三人世界。你们可以一起听听歌、讲故事、散散步，与胎宝宝一起分享你们一天的见闻，提前享受温馨的三人世界，性爱也许显得没那么重要了。

准爸爸释放多余"精力"

准爸爸可以主动承担一些家务，如拖地、做饭、学习营养菜等，让自己忙碌起来，这样可以转移注意力，"忘记"很多事情。

你可以帮助老公通过爱抚来释放。但注意避免让准爸爸刺激你的乳头、阴部等性敏感部位，以免引起子宫收缩。

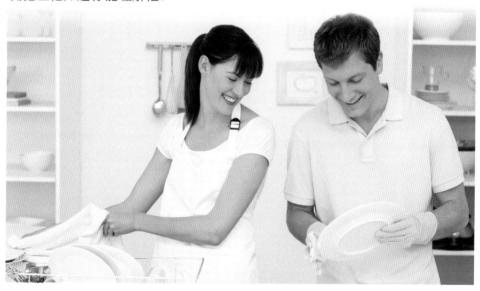

第 *49* 天
孕期情绪会影响宝宝性格

做一个快乐的准妈妈，不仅会让准妈妈身心舒畅，也会让将来的宝宝更开朗。

准妈妈的情绪与胎宝宝的关系

子宫里的胎宝宝可以感受到准妈妈的情绪，这是有科学依据的。有一项研究，用仪器监测子宫里的胎宝宝，看他在准妈妈哭的时候会有什么反应。结果显示，当准妈妈高兴的时候，胎宝宝在子宫里仍然舒畅自在，而当准妈妈悲伤地哭的时候，胎宝宝的活动就会变得激烈、烦躁，这就说明准妈妈的情绪会影响到胎宝宝。这是因为心情变化可以改变体内血液和激素的状态，而血液和激素正是胎宝宝感受外界所借助的媒介，所以准妈妈一定要努力保持好心情。

保持美丽心情的秘诀

1 保持开朗明快的心境。不为一些无谓的事生气，多想想腹中的胎宝宝，心绪就会调整过来了。

2 用艺术陶冶情操。多读一些格调优美、文笔高雅的文学名著、散文或诗歌，多观看视觉明快或诙谐幽默的影视作品，多听能使精神放松的优美乐曲，使精神生活变得充实。

3 广交乐观的好友。经常与情绪积极乐观的朋友交往，充分享受与他们在一起的快乐，准妈妈会受到他们的乐观情绪的感染。

4 经常改变形象或环境。换一个发型，买一件新衣服，重新布置或装点一下房间，这些都会带给准妈妈新鲜感，让准妈妈的心情变得更愉快。

5 对镜微笑。每天早上起床都可以对着镜子微笑几分钟，给一天的好心情打好基础。研究发现，一个微笑的动作可以影响心情，可以让低落的情绪慢慢变好。

6 看笑话书、听相声。书店里有一些笑话书，其中的笑话都来自生活，生动、有趣，看过之后还能回味很久，不妨身边常备一本，随时拿来看一看，可以让准妈妈随时保持好心情。此外，如果准妈妈喜欢小品相声，不妨经常看一看，相声小品是无数艺术家智慧的结晶，相信这些诙谐幽默的段子能让准妈妈忍俊不禁。

第50天
胎宝宝本周发育情况

到了孕8周，胎宝宝的身长可以达到20毫米，又长大了不少，已经有一颗葡萄大小了，而且他现在的生长速度仍然很快，平均每天都会长长1毫米。

身体机能的发育情况

在孕8周，胎宝宝的大脑发育得非常复杂，而且可以辨认出脑干了。脑干的发育是一个重大成果，这是脑部一个非常重要的部位，人体所有的大血管和神经都必须通过它才能与躯体连接起来，只有通过它身体和大脑才能形成一个有机整体，这步发育非常有意义。大脑中的神经元也开始扩展并相互连接，构成最初的神经通路。

其他的各种复杂器官也都开始发育，基本成形的还很少，骨髓也还没有最后成形，现在还不能造血，目前的造血功能是由肝脏完成的，骨髓直到完全成形后，才会把造血的功能接替过去。

外形的变化

本周，胎宝宝的牙开始发育，外耳还在继续成形，内耳也开始发育，眼睑出现褶痕，脸部轮廓更加明显。胳膊在肘部出现弯曲，肩膀、髋和膝关节也能够清楚地看出来，手指间、脚趾间蹼状物仍然存在，但是已经变小，手指、脚趾的形状开始变得明显、清晰起来。另外，现在的胎宝宝皮肤特别薄，透过皮肤血管清晰可见。

此时的胎宝宝会经常移动和变换位置，能够像豆子一样上下跳动，手和脚则可以在羊水中轻柔地划动，像游泳一样，不过由于动作轻微，此时准妈妈仍然感觉不到，不过没关系，闭上眼睛想想一颗小豆子在自己的身体内游泳的画面，也足够让人激动的。

孕8~20周是胎宝宝发育非常迅速的一段时间，要保证足够的营养，孕吐期间可少吃多餐来保证营养摄入。另外，因为胎宝宝内耳开始发育了，所以要特别注意远离噪声环境。

第 *51* 天

强烈噪声会影响胎宝宝智商和听力

本周胎宝宝的内耳开始发育，已经具备了初步的听力，所以准妈妈要注意保护胎宝宝，避免让他遭到噪声的伤害。

噪声对胎宝宝有害

胎宝宝的耳蜗和其他组织还未达到结构和功能上的成熟，听力系统非常敏感，极易受到损伤，如果长时间受高强度的噪声影响，有可能在出生前听力就已经受到损害。外界的噪声可通过腹壁传入子宫，胎宝宝的内耳受到噪声的刺激，易使大脑部分区域受损，严重的还会影响宝宝出生后的智力发育。

哪些噪声能伤害到胎宝宝

准妈妈应该了解一下哪些声音是会对胎宝宝产生影响的噪声。40～60分贝是正常谈话的声音；70分贝就可以被认为很吵了；85分贝就会对听力神经造成很大的伤害；而一辆重型卡车的声音则会达到90分贝。下面列举的噪声场合，准妈妈要注意避开。

1 交通噪声。汽车、火车和飞机等交通工具发出的声响很大，且非常嘈杂，是噪声污染比较严重的因素。

2 建筑噪声。装修房屋或建筑工地发出的各种声音也常会令人烦躁，但这种噪声是阶段性的，随着工程的结束就会消失。

3 生产噪声。工厂里机器运转的声音一般都比较大，长期在这样的环境中工作，对胎宝宝的听力和神经带来的伤害是很大的。如果准妈妈恰好从事的是经常接触噪声的工作，最好能和单位领导申请在这个特殊的时期给予一定的照顾，暂时换到远离噪声的环境中工作。

4 生活噪声。商场、饭店、KTV等场所的声音都属于生活噪声。

如何减少噪声危害

1 尽量少去商场、超市、饭店、菜市场、KTV等人多声杂的地方；过年时要关上门窗，隔绝持续震耳的鞭炮声；看电视时也要将音量调小。

2 如果准妈妈居住在比较嘈杂的地段，就要检查居室门窗的密封性是否良好。塑钢中空玻璃窗的密封隔音效果比较好；同时还可以挂上质地比较厚的窗帘，这也可以消减一部分噪声。

3 可以在居室内摆放一些花草，因为植物具有一定的吸声作用。

第52天
判断自己营养是否全面

准妈妈营养缺乏对胎宝宝的发育是很不利的，判断自己营养是否全面，除了到医院做专业的检查外，平时的一些细节和身体表现也能看出端倪，因此准妈妈要学会从细节上观察、判断自己是否存在这样的问题。

下表列出的是准妈妈在孕期所需要的营养，以及缺乏该种营养的症状及改善方法，准妈妈可以对照自查：

缺乏表现	可能缺乏的营养素	改善对策
头发干燥、变细、易断、脱发	蛋白质、能量、脂肪、钙、锌	每天保证有150克瘦肉、250毫升牛奶摄入，同时保证主食的量，营养缺乏的现象很快就会消失。另外，还要适当吃海鱼、牡蛎来补锌
夜视力降低	维生素A	增加胡萝卜、油菜、番茄、橘子、蛋黄、奶油等摄入，一周食用一次猪肝
舌炎、舌裂、舌水肿	B族维生素	饮食注意粗细搭配、荤素搭配，不要长期以精细米面做主食，也不要长期吃素食，若必须吃素，可补充B族维生素制剂
嘴角干裂	维生素B_1和烟酸	适当吃粗粮，适当吃鸡肝，或每周吃一次猪肝，每日补充250毫升牛奶和1个鸡蛋
牙龈出血	维生素C	每日大量进食新鲜蔬菜和水果，最好能保持500克左右蔬菜和2~3个水果
味觉减退，吃什么都没味	锌	瘦肉、猪肝、猪肾、海鱼、紫菜、牡蛎、蛤蜊、黄豆、绿豆、蚕豆、花生、核桃、栗子等都是含锌丰富的食物，平时可搭配食用
小腿抽筋	钙	常吃含钙量高的食物如牛奶、蛋类、豆类食品等补充，还要多晒太阳，促进体内钙质吸收
面色苍白，眼圈发青	铁	很多零食含有丰富的铁，比如红枣、花生、核桃等各类坚果，可以随身携带，随时享用

第53天
准妈妈偏食，宝宝也会偏食

根据调查，出生后的宝宝偏食在很大程度上是在胎儿时期受到妈妈的影响。偏食既不利于他（她）的身体发育，纠正起来也比较困难。因此，准妈妈最好不要偏食，要为腹中的胎宝宝树立一个好榜样。

准妈妈偏食影响宝宝智力

准妈妈偏食，就会导致某些营养元素的缺乏，从而不同程度地影响宝宝的智力。如，准妈妈缺乏碘元素及甲状腺激素，就会造成胎宝宝大脑皮质中主管语言、听觉和智力部分的分化、发育不完全，宝宝出生后可能表现为不同程度的聋哑、痴呆、身材矮小、智力低下等畸形；缺铜则会导致胎宝宝的大脑萎缩，大脑皮质层变薄，心血管异常等；缺乏锌会造成核酸及蛋白质合成的障碍，影响胚胎的生长发育，引起胎宝宝畸形，如无脑儿、脊柱裂、尿道下裂、先天性心脏病、软骨发育不良性侏儒等；缺铁，既容易引起贫血，又会导致胎宝宝发育迟缓、体重不足、智力下降等危害。

准妈妈的偏食习惯会传递给宝宝

准妈妈在孕期和哺乳期对不同食物的喜好度，会影响宝宝出生后对不同食物的接受程度。也就是说，如果准妈妈偏好某种食物，宝宝出生后往往也会偏好该种食物，反之，如果准妈妈有偏食的不良习惯，那么这种习惯将会潜移默化地传染给腹中的胎宝宝，导致他出生后也极容易出现偏食的情况。

均衡摄入各类食物

不同的营养素往往存在于不同种类的食物中，如肉类食物多含蛋白质、脂肪、铜、铁、锌等营养物质，而蔬菜水果主要含糖、维生素、膳食纤维，不吃哪一类食物，就会造成相应营养素的缺乏。准妈妈不妨将孕期所需营养素打印出来贴在墙上，每天检查，以免遗漏。

准妈妈一定要改正偏食的习惯。对于自己和胎宝宝有益的食物，只要吃了不会引起呕吐，就要逼迫自己吃一点，不过短短10个月小小的牺牲，能换取宝宝良好的体魄，这绝对是值得的。

第54天
补错营养不如不补

怀孕后，许多人都会建议准妈妈补充某些营养，我们则建议准妈妈不要随便听从别人的建议，因为每个人的情况不一样，适合别人的不一定也适合自己。对准妈妈来说，要避免下面几个误区：

误区一：通过多种药物来补充营养。

很多准妈妈每天都要服用各种补充营养的保健品，例如：叶酸片、钙片，以及含多种微量元素的保健类药品。殊不知各种营养物质的补充都有不同量上的要求，盲目服用不一定能带来预期的效果。

准妈妈应该补钙，但是单纯补钙，却没有合理的维生素D和镁摄入，钙的吸收率是很低的，根本达不到补充目的。

因此建议准妈妈们在服用任何补品药物之前先要咨询医生的建议。

误区二：多补充蛋白粉可增强体质。

蛋白粉不应该吃太多，这可能会导致肾脏工作负荷太大，损伤肾功能。

误区三：膳食纤维多多益善。

膳食纤维对准妈妈预防孕期便秘、痔疮等问题是很有效的，不过也不能补充过头，因为纤维质也会使钙的吸收率降低。

误区四：补充营养越多越好。

很多准妈妈们为了生出健康的宝宝，在怀孕期间尽可能多地为自己补充各种营养。这种心情可以理解，但孕期过量补充营养首先会为准妈妈带来身体上的负担，体重过重会使身体行动不便，不仅不利于准妈妈自身的健康，还会致使胎宝宝发育过大，造成难产等情况的发生。

孕早期，在不能确定自己补充营养是否正确的情况下，还是从饮食着手为好，只要每天认真吃饭并保证食物多样化，就基本能保证营养。

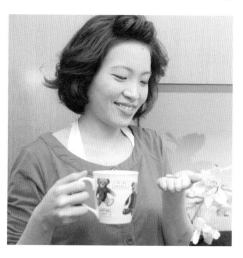

第55天
怎样补充奶制品

奶制品是蛋白质、维生素(主要是B族)、矿物质和钙的良好来源，孕期最好每天有300~500毫升的摄入量。奶制品品种很多，如鲜奶、酸奶、孕妇奶粉，也包括奶酪这种固体的奶制品。准妈妈可以根据自己的喜好选择。

可以选择孕妇奶粉

孕妇奶粉是低乳糖孕妇配方奶粉，富含叶酸、唾液酸SA、亚麻酸、亚油酸、铁质、锌质、钙质和维生素B_{12}等营养素，只要喜欢，孕妇奶粉在整个孕期都可以喝。选购孕妇奶粉的时候，重点在配方上，营养素全面、搭配合理的更好，如果要选择强化奶粉，最好先测定自己是否缺乏其中强化了的营养，通常选正常配方的奶粉即可。不过孕妇奶粉不是非喝不可，不喜欢奶粉，就喝纯牛奶、酸奶也行。

纯牛奶的选择

纯牛奶是最好的选择，订购的鲜牛奶、超市出售的纯牛奶都不错，脂肪、蛋白质、碳水化合物、维生素、矿物质等都有不错的供应，而且价格适中，每天喝1~2杯即可。在这里要说明的是，如果不是体重增长过快或医生特别要求，不要选择低脂或脱脂产品，低脂和脱脂牛奶，在脱去脂肪的同时，维生素A和维生素D也被脱去了，营养被弱化了。其实，纯牛奶的脂肪含量并不高，1天不超过两杯是不会体重超标的。

不喜欢纯牛奶可以用酸奶代替

有的准妈妈不喜欢牛奶的味道或者乳糖不耐受，可以选择饮用酸奶，酸奶经过发酵处理，原来的营养不但没有流失，而且更容易吸收了。选择酸奶的时候要注意的是区分开酸奶饮品和酸奶，准妈妈应该喝的是蛋白质含量为每百克2.3克以上的酸奶。

酸奶在饭后1~2小时喝效果最好，喝的时候千万不要加热，以免破坏营养。

这些奶制品任选一种即可，也可以错开食用，要避免重复，以免营养过量。

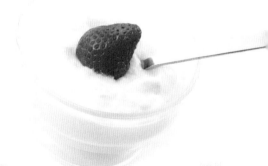

第56天
怎样吃水果更健康

水果营养丰富，是保证矿物质和维生素C供给的重要途径，是准妈妈在孕期的好伙伴，但是，吃水果也有一些问题，比如如何选择最健康的水果？吃水果能不能不限量地吃？……

选购水果的学问

1 选择本地水果。那些远道而来的进口水果或外地水果，因为要经历长途运输，所以一般都是还没有完全成熟就采摘下来了，营养价值就打了折扣。而且进口或外地水果为了保鲜还在外皮上涂了食用蜡，虽然食用是安全的，但毕竟是添加剂，并非人体需要的。

2 选择当季水果。反季水果也是不吃为好，反季水果生长的季节并非正当其时，所以营养价值不如应季的好，而且反季水果一般都使用了激素促其生长，这种激素如果积累时间长了，可能会对胎宝宝的性发育有不利影响。

3 不要被外形迷惑。那些个头特别大，颜色特别好看的，很可能是使用了激素的，最好不要购买。还有些商家为了卖相好看，在水果表面涂了工业蜡，准妈妈购买的时候，可以用纸巾擦一下水果表面，如果有脱色最好不买。

吃水果的学问

1 吃水果不能过量。水果虽好，准妈妈不能吃太多，因为水果大部分含糖量都较高，如果无节制食用，很可能会导致妊娠糖尿病和体重超标，一般每天不能超过500克，每天吃2~3个苹果大小的水果就可以了。含糖量高的水果如香蕉、西瓜等不能多吃。

2 避免农药残留。吃水果的时候，为避免农药危害，尽量削皮，如果不削皮，要放在清水里浸泡30分钟以后再吃。

3 不要空腹吃水果。水果一般都是生吃，比较凉，空腹吃容易刺激肠胃诱发孕吐。

4 水果不要榨汁喝。水果最好不要榨汁喝，直接食用更营养。因为喝水果汁会减少人们对水果中富含的纤维素的摄取。而这些纤维素具有预防和减少糖尿病、心血管疾病等的保健功效，还能有效地刺激肠胃蠕动，促进排便。

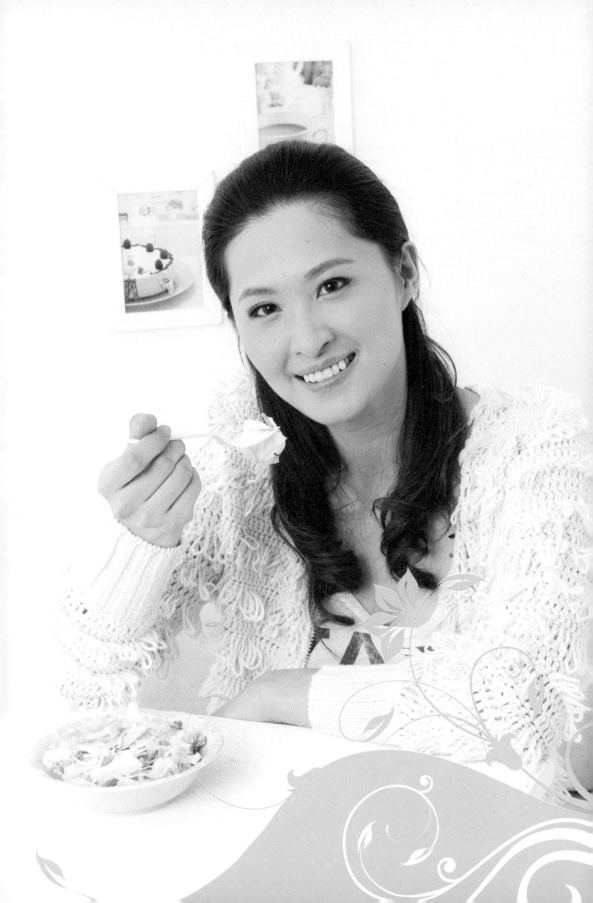

PART 3

孕*3*月

初听奇妙的胎心音

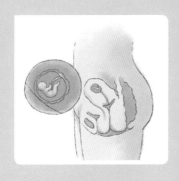

之前对于宝宝的存在，准妈妈一直都是通过想象，直到听到胎心音的那一刻起，宝宝的存在变得真实，虽然只是类似火车一样机械的"轰隆"声，在准妈妈听来，却是世间最美妙的音符。

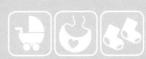

第 57 天

胎宝宝本周发育情况

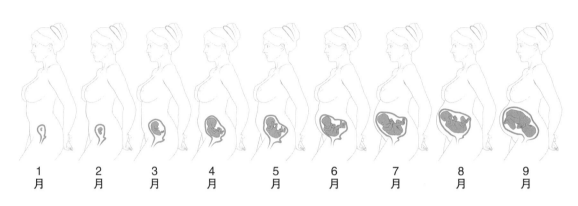

1月	2月	3月	4月	5月	6月	7月	8月	9月

从第9周起，胎宝宝已由胚进化到胎，在此之前，虽然也称之为胎宝宝，但根据医学上的定义，9周前的胎宝宝只能叫胚胎，到孕9周后才能称为胎儿了，因为现在的胎宝宝开始像一个小人儿了。

身体机能发育情况

胎宝宝的膈肌在本周也会发育出来，将原本相通的胸腔和腹腔分离开来，而腹腔的容积会逐渐加大，把之前一直待在腹腔外的肠道收纳了进去。

胎盘也已经具体成形，胎宝宝能在羊水里面动来动去，像小鱼一样。

外形的变化

进入孕9周，胎宝宝的五官更加明显，鼻子在慢慢长出，耳朵隆起得更加明显，眼睑长得覆盖住了眼睛。不过因为此时眼睑肌肉和神经功能还没有发育完成，所以胎宝宝现在还不能控制眼睛的开合，因而不会睁眼，只是整天闭着眼睛。胎宝宝学会睁眼还需要一段时间，大约到28周才行。

9周的胎宝宝约有22～30毫米长，能够在子宫里移动身体，还能变换姿势。从形状上看，胚胎期的小尾巴不见了；胳膊变长了，能够在心脏部位相交，手部从手腕开始变得稍微有些弯曲，手指越来越长，指尖稍肿，手掌上的鱼际区域正在形成；腿已经长到一定长度，双足向身体中线靠拢，并在身体前面相交，双脚开始摆脱蹼状的外表，脚趾越来越清晰。初步呈现出小小的人形特征。

另外，现在的皮肤不再那么透明了，而是变成了半透明，但透过皮肤仍能清楚地看到正在形成的肝、肋骨和皮下血管，心脏、肝脏、胃肠更加发达。

第58天
为什么怀孕后情绪不稳

许多准妈妈都有这样的体验，怀孕后，总是情绪不稳定，一点小事也容易生气伤心，一点儿快乐感也没有，对什么都提不起兴趣，很难找到以前温和从容的心态。其实，这是很正常的，引起准妈妈情绪波动的原因很多，主要的原因有：

1 内分泌变化。怀孕后体内的激素水平发生急剧变化，从而改变神经递质的活动，可能导致准妈妈的情绪发生变化，出现思维迟钝、躯体倦怠、情绪低落等表现，产生抑郁症状。

2 暂时不适应角色的转变。从受宠的女儿和妻子，转变到"母亲"，许多准妈妈会担心自己不能胜任新的角色。加上周围的亲人朋友对待自己的态度也会发生微妙的变化，比如一直对准妈妈宠爱有加的父母和丈夫会把更多的关注点放在胎宝宝身上，从而忽视了准妈妈的感受。如果准妈妈无法在短时间内适应这些外部情境的转变，并很好地处理这些变化，那么诸多情绪问题就会随之而来。

3 致畸幻想。许多准妈妈都是初次怀孕，常常会因为过分紧张和忧虑产生不好的幻想，比如幻想胎宝宝将来患有某种疾病，担心胎宝宝发育不正常、器官不健全，或者患有比较严重的疾病，常疑心自己的某些日常行为会对胎宝宝造成影响，这种联想也会对准妈妈的情绪产生不良影响。

哪些准妈妈容易感染坏情绪

一般来说，容易被孕期抑郁情绪困扰的准妈妈通常有如下几种情形：

1 年龄小。年龄小的准妈妈心智相对不成熟，心理对生活发生重大变化的承受力较弱。

2 生活发生突然或重大变化。生活中出现突发事件，如失去亲人或婚姻出现问题会对准妈妈造成重大的心理创伤。

3 性格内向。不爱与人交往，不爱说话，什么事都闷在心里，情绪长期得不到释放的准妈妈通常容易抑郁。

4 有过流产经历。有过流产经历的准妈妈总会担心再次发生流产，这种忧虑的心境也容易引起抑郁。

第 *59~60* 天
学会正确吃鱼

吃鱼对准妈妈和胎宝宝的好处无须多说，但是，在孕期，吃鱼也不同于平时，有许多细节需要准妈妈注意。

学会挑选鱼

水域污染区域，鱼类体内多多少少都含有汞。汞是一种对身体危害极其严重的重金属，如果吃了太多含汞的鱼，就会使血液内的汞含量超标，并通过胎盘聚集到胎宝宝脑部，导致胎宝宝出现小头畸形、大脑麻痹及智力迟缓等，严重时会导致胎宝宝死亡，造成不可逆转的损害。该吃哪些鱼，不该吃哪些鱼呢？

常吃：带鱼、平鱼、黄花鱼等体积小的深海鱼，以及鲫鱼、鲤鱼、鲢鱼等淡水鱼。

少吃：鲨鱼、剑鱼、方头鱼等体积较大的深海鱼，这些鱼体内汞含量较高。

准妈妈在买鱼时，要看鱼体颜色是否鲜亮，鱼鳃是否鲜红而清晰，肉质是否结实有弹性以及有无异味等，以免买到变质鱼。如果鱼肉在烹调好后吃起来有股煤油味，说明是受了污染的鱼肉。最好经常变换鱼的品种，不要在一段时间内只吃一种鱼。

学会烹调鱼

1. 鱼和豆腐搭配可以使两者的氨基酸互补，还可以使钙的吸收率提高20多倍。

2. 做鱼时加入大蒜和醋，可以杀死鱼皮上的嗜盐菌，并可软化骨刺，促进钙、磷的吸收。

3. 刚刚死去的鱼不要马上烹制。刚死去的鱼，其肌肉组织中的蛋白质还没有完全分解产生氨基酸，这时所烹调的鱼吃起来不仅感到肉质发硬，同时也不利于人体消化吸收。

吃鱼的注意事项

吃鱼虽好，但也不能毫无节制，准妈妈可以根据自己的饮食结构将鱼合理地安排到自己的食谱当中。一般情况下，每周吃1次鱼，每次350克左右即可满足营养需求。

如果对鱼肉过敏，不妨改吃孕妇专用的营养配方食品，以减少胎宝宝过敏体质的产生。千万不要因为鱼肉营养高就勉强摄取，以免造成身体不适。

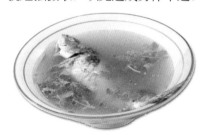

第 *61* 天

孕期可以吃哪些复合维生素

因为孕期所需的营养元素非常多，许多人都会推荐准妈妈服用复合维生素，但大部分不偏食的准妈妈都可以从食物中获取足够多的营养元素，并不是所有的准妈妈都需要服用复合维生素。

可以服用复合维生素的情况

1. 体重较轻，且饮食量不足，达不到标准体重或者体重超标，导致某些营养素的吸收和利用欠佳的准妈妈，或者本身有健康问题，如严重的缺铁性贫血等。

2. 膳食结构非常不平衡，全素食或极度偏荤食，也很少食用奶制品及豆制品的准妈妈可以服用复合维生素。

3. 饮食习惯欠佳，饥饱不定，不能保证规律、均衡的三餐及加餐的准妈妈，可以服用复合维生素。

如何服用复合维生素

1. 孕期服用复合维生素必须是孕妇专用产品，普通型的维生素可能会有某种维生素含量过高或过低的情况，对准妈妈和胎宝宝的健康不利。适合准妈妈服用的维生素药房里和一些母婴专用品商店都有出售，购买时要说明是孕妇要吃。此外，许多医院都有复合维生素片，准妈妈可以要求产检医生给自己开。

2. 服用的量一定要符合说明指导定量，不要随意加量。服用时间以早餐后1小时效果最佳，最好不要在睡前服用。服用时应以白开水送服，不要用牛奶、茶或咖啡，以免影响营养吸收。如果是泡腾片最好用温水冲泡，不要用开水，以免部分维生素流失。

3. 不要几种复合维生素同时服用，以免过量。

复合维生素营养元素高，如果服用过量也不是好事，准妈妈可以采用吃一段、停一段的方法，或者将服用量减半，效果可能更好，这样既不用担心过量，吸收率还比较高。

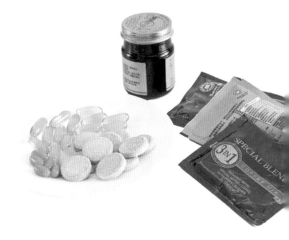

第 62 天
孕期生活对宝宝身心的影响

同样怀胎十月，有的宝宝出生后健康活泼，有的宝宝却总是容易生病，性格也不够开朗，这其中固然有遗传因素的影响，但孕期中准妈妈的生活、情绪、环境等对宝宝将来的性格和习性也有着不容忽视的影响。

规律的生活习惯让宝宝更健康

研究发现，孕期生活规律、早睡早起的准妈妈生出的宝宝一般都比生活不规律、爱好熬夜的准妈妈生出的宝宝更活泼、健康。因为生活规律的准妈妈比其他准妈妈更能获得充分的、良好的休息，使身体保持充分的活力。身体活力正常，对营养摄入、情绪稳定等能更有效，营养摄入、情绪稳定则会影响到准妈妈的激素和血液情况，而这正是胎宝宝感受妈妈、跟外界沟通的主要手段，所以好的生活习惯能给胎宝宝提供一个更好的生长环境，为他将来形成好的生活习惯打好基础。

稳定的情绪会传递给胎宝宝

事实表明，在孕期情绪稳定、乐观的准妈妈生出的宝宝更好带，不是那么敏感，很容易安抚。宝宝好安抚，妈妈就不会累，从而更有耐心、更有热情对待宝宝，能让宝宝体会到更深的母爱。得到母爱越多的宝宝，将来的个性就会越好。这就形成了一个良性的循环。

因此，要想让将来的宝宝健康、活泼，并且有个好个性和好习惯，准妈妈应先从自己的孕期着手，尽量调整自己的孕期生活，修身养性，让自己做个快快乐乐的准妈妈。

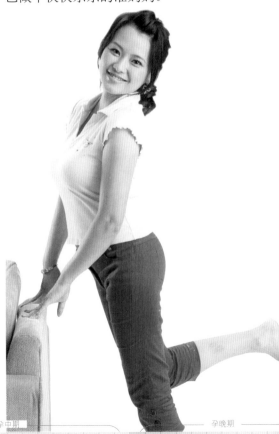

第 63 天
把握胎宝宝脑发育的3个黄金期

胎儿期是大脑发育最快的时期，胎儿期的大脑发育情况会很大程度上决定宝宝的智力水平，因此，准妈妈千万不要错过了这个时机。

胎宝宝大脑发育的3个重要阶段

在胎儿期，大脑的发育会经历3个关键期，第一个关键期是孕8~12周时，脑细胞发育进入第一个高峰时期；第二个关键期是在孕20周左右的时候，脑细胞仍处于高峰时期，并偶尔出现记忆痕迹；第三个关键期是怀孕30周到出生前后的时期，大脑表面出现沟回，大脑皮层的层次结构也基本定型，脑细胞140亿个，具备了一生的脑细胞数量。

如何把握3个重要阶段

第一个关键期是胎宝宝脑细胞的形成期。神经管在这个时候发育、闭合，这个时间段如果发育不好，出现神经管发育畸形，宝宝将来会形成脑瘫等严重脑病。促进神经管发育、闭合的有效营养是叶酸，准妈妈按时服用叶酸很有好处。此外，戒烟戒酒、不服药也是很重要的。

第二个关键期是胎宝宝大脑细胞增殖的高峰期。在这个时候脑细胞会发育得越来越复杂，胎宝宝的听觉、视觉等神经系统都在这个时候迅速发育。这个时期也是胎动明显的时候，当出现胎动时，可以用不同的互动方式给胎宝宝以刺激，比如听音乐、对话、抚摸等，可以帮助胎宝宝形成良好的神经回路，协助脑细胞逐渐朝向良性发展。

第三个关键期是脑成长的活泼期。神经元的成长、发育比较活跃。对这些神经元的刺激与发展，是奠定宝宝日后多种能力发展的重要基础。在这个时候准妈妈除了多跟胎宝宝交流，还应该多活动，如果活动太少，会因为缺乏前庭刺激而在出生后出现过动的毛病。适合此时的活动是散步，羊水的摇晃、摆动会给胎宝宝前庭合适的刺激。

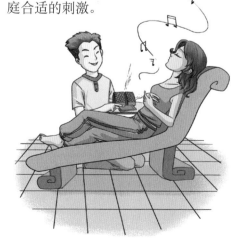

第64天
胎宝宝本周发育情况

到了孕10周，胎宝宝的发育有了很明显的变化，无论是身长、体重还是体内各个器官都有了很大改变，准妈妈不得不兴奋地记录一下该时期的胎宝宝的发育哦。

身体机能发育情况

胎宝宝的齿根、声带、上牙床和上腭开始形成，并且出现了味蕾，颈部的肌肉逐渐发达起来，这可以帮助他支撑起头部，这使得胎宝宝的身体更加伸展。

在本周末，胎宝宝90%的器官都已经建立，有很多已经开始工作，比如肾脏和输尿管开始发育，并且有一点点的排尿功能，胃也能产生一些消化液，肺叶长出许多细支气管。身体器官建立并开始工作以后，胎宝宝就不像之前几周那么脆弱了，最关键的致畸敏感期已经过去，变得相对安全。不过准妈妈仍然要注意，如果此时出现营养不良和随意服药的情形，胎宝宝的健康还是有可能受到影响。

外形的变化

因为颈部发育起来，头和身体有了明显的分界，头占了身体的2/3，显得异常的头大身子小，像一个大头娃娃。

该时段，胎宝宝的身体和四肢有了进一步的发育、分化，四肢越来越清晰，而且关节已经形成，手臂在肘部变得更弯曲，手指长出了指甲，脚趾也长出了趾甲。现在胎宝宝的身长能达到30~42毫米了，重量则达到了10克左右。

胎宝宝面部的样子现在可以说已经很清晰了，眼睛、鼻子、嘴巴都在该在的位置上，只是双眼距离显得有些远，日后的发育过程中还会逐渐靠近。另外，耳朵原本是长在颈部的，随着颈部开始发育，耳朵开始向头部的位置移动，现在还在头部靠下一点的位置，还需要一段时间才能到达头部的两侧。

第65天
怀孕真的会变笨吗

不少准妈妈发现，从怀孕开始，记忆力就明显不如以前了，以前的自己即使不算冰雪聪明，但至少接个话茬什么的还是不在话下的，可是怀孕后似乎连"奔4"的水平都有些赶不上了。难道怀孕真的会让人变笨吗？

注意力分散让准妈妈觉得自己变笨

其实怀孕是不会影响准妈妈智力的，之所以会觉得自己变笨，可能有两方面的原因。

其一，因为怀孕使准妈妈的体形变得越来越臃肿，身体负担越来越重，体力大不如前，注意力难以集中，所以有做起事来"笨手笨脚"的感觉。

其二，怀孕后准妈妈沉浸在喜悦中，精力都放在了对胎宝宝的关注上，因此对其他事情显得有点心不在焉，从而影响了对其他事情的记忆力，因而觉得自己变笨了。

实际上准妈妈变聪明了

科学家研究发现，雌激素和孕激素的升高，会使大脑海马体的神经树突棘的密度增加，这会增大神经突触的表面积，由此可能会提高学习和记忆能力，因此，怀孕并不会降低准妈妈的智力，相反由于体内激素水平的增加还会使准妈妈变得聪明。

虽然准妈妈的智力可能因怀孕而有所提高，但并不提倡准妈妈现在过于努力地学习充电，因为怀孕期间注意力不容易集中，生理上的不适也会影响学习的效率，学习负担还会影响怀孕。

其实准妈妈变得更勇敢了

虽然因为生理和心理的一些原因，准妈妈可能会觉得自己的动作没有以前那么敏捷了，记忆力也没有以前那么好了，但是，这些都是暂时的，等准妈妈生产完后，生理的各种变化都会逐渐恢复正常，记忆力也同样会恢复。

与此同时，准妈妈还会觉得，在做了妈妈后，自己变得更加勇敢了，只要是为了保护宝宝，为了宝宝好，一切痛苦都可以承受。

第66天

腹泻易影响胎宝宝营养吸收

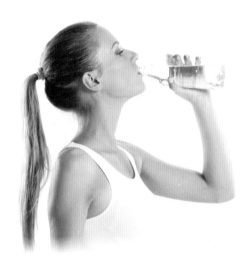

准妈妈在孕期腹泻一定要重视，发生腹泻后，最好到医院化验大便。因为长期腹泻不愈，会引起准妈妈脱水、电解质紊乱，对营养的吸收能力会下降，严重的会造成营养不良，更为严重的后果是频繁、剧烈的腹泻可引发子宫的收缩导致流产或早产。因此，一旦发生腹泻要积极查找原因，有针对性地治疗，不要任其继续发展下去。

轻度腹泻的调整方法

如排除感染因素所致腹泻，症状不太严重时，一般不需用药，适当调理即可，可以参考下面的办法：

1 调整饮食。饮食尽量清淡，多食用流质的、易消化的食物，避免油腻和不易消化的食物，必要时需要禁食，给肠道一段休息的时间。

2 多喝水。腹泻会丢失大量水分，导致电解质失衡，所以腹泻期间要多喝水，也可以食用一些加了盐和糖的米汤。

3 增加调整肠道的菌群。腹泻期间，服用一些益生菌、乳酸菌素品、乳酸酶片等调整肠道菌群，减少大便次数。

4 使用相关制剂。如果大便次数太多，一时控制不了，可以使用蒙脱石散剂。这是一种肠道黏膜保护剂，吸附面大，可以吸附一些致病菌，具止泻和抗菌的双重作用，但不会被身体吸收，是比较安全的，对胎宝宝的健康和安全基本没有影响。

较重腹泻注意事项

如果腹泻同时伴有急厚重感或脓血便的时候，而化验查出红细胞、脓细胞，则需要尽快去医院检查，医生会考虑使用抗生素。孕期使用抗生素需要特别小心，因为很多抗生素具有致畸危险，如甲硝唑，另外如磺胺类、四环素也有不良影响，都应该禁用。黄连素可适当使用，但剂量不能过大。

如果采取以上措施，腹泻仍然不能控制，且持续时间超过3~4天，就要看专科医生，及时诊断，及时治疗了。

第 67 天
警惕化妆品中的有害成分

众所周知，大部分化妆品里含有化学成分，而且有些是有毒、有害的，比如铅、汞、镉、砷、甲醇等等，这些有毒、有害的成分会造成胎宝宝畸形。那么怀孕了，准妈妈就要素面朝天了吗？况且怀孕后，皮肤容易变得干燥，还会长出色斑，尤其是大部分准妈妈还要在职场上打拼，需要保持职业形象，所以化妆品还是必须用一点的，如何选择适宜准妈妈的化妆品是关键。

1 选择安全的化妆品。怀孕期选择化妆品，最重要的是安全，最好选择正规厂家的正规产品，并且尽量用孕妇专用的产品。孕妇专用化妆品是专门针对孕妇设计生产的，对胎宝宝是安全的，可以放心使用。除此之外，婴儿油和婴儿霜性质比较温和，基本上不含添加剂，准妈妈也可以放心使用。

另外，纯植物的护肤品制作材料天然，性质也较温和，准妈妈一般也可以使用。只是一款标明了是纯植物或纯天然的护肤品，准妈妈自己很难判断真假，这时候可以参考一下保质期，纯天然或纯植物的产品保质期较短，一般在半年之内。另外纯天然或纯植物的产品因为里面含有天然纤维素，所以能够拉出丝，拉不出丝的就不是天然产品，可以放弃。买化妆品时，还要认真询问，并看说明是否允许孕妇使用，一般那些在说明中明确标明了孕妇能用或者不能用的产品更可靠些。

2 尽量少用化妆品。即使化妆品是安全的，准妈妈用化妆品也是越少越好，一般用些乳液就可以了。在这里需要提醒的是，孕期化妆千万不要做以下两件事：一是不要涂指甲油，二是不要染发。指甲油中的酞酸酯极易引起流产和畸形，染发剂中含有铅，会损害胎宝宝大脑发育。

3 不要使用香水。人工麝香作为高级香料麝香的替代品在化妆品和香水中广泛使用，但它有扰乱内分泌和影响生物激素正常发挥作用等不良反应，不适宜准妈妈使用。

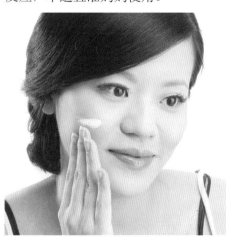

第68天
准妈妈谨慎使用洗涤用品

怀孕后可以适当做些家务，但涉及一些清洁工作，准妈妈还是要小心，因为许多洗涤剂都含有对准妈妈和胎儿有害的化学成分。比如几乎所有的清洗剂（包括洗发水、沐浴露）中都含有一种特殊的化学物质，它可以使清洗剂产生泡沫，但同时也有致癌作用。洗洁精、洗衣粉等的主要成分烷基磺酸钠，不仅具有协同致癌作用，还对胎宝宝有潜在的致畸作用。

对于这些化学用品，准妈妈最好做到少接触，或者使用安全的替代用品，如果实在没有办法必须使用，要注意以下安全事项：

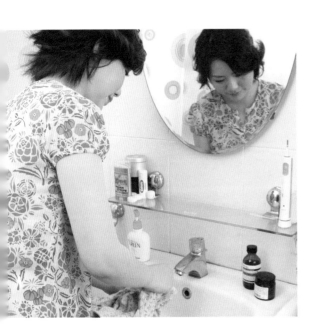

1 使用时戴手套。双手经常接触洗涤剂，其有害化学成分可经皮肤渗透或进食时随食物进入体内。这就需要在使用化学品时使用一些方法，来尽量减少与它们接触的机会。比如，在清洗衣物和餐具时，可以戴上橡胶手套，避免洗涤剂直接接触皮肤。用洗涤剂清洗过的衣物、餐具，要用清水多冲洗几遍，减少其中有害化学成分的残留，还要将双手彻底洗干净。

2 减少用量。使用洗涤剂时要牢记"能不用就不用，能少用不多用"的原则，尽量减少使用量。用吃剩下的米汤或者米饭清理餐具，可去除餐具上的大部分油渍；对于没有油污的餐具，只要在沸水中浸泡杀菌即可。

3 选购性质温和制品。在购买洗涤剂时，最好先看看它的成分，选择那些添加剂少、性质温和的，然后打开盖子闻一闻，气味清淡的为佳，如果气味刺鼻，则尽量不要购买。

4 在用清洁剂清洗厨房或卫生间时，一定要开窗通风，加速有害物质的挥发，最好再戴上活性炭过滤口罩。

第69天

向大家公布喜讯吧

怀孕了，对于一个家庭来说，是莫大的喜事，尤其对于准妈妈来说，更是高兴得合不拢嘴，于是有的准妈妈会迫不及待地想要让周围人都知道，让大家都来分享自己的喜悦，也有的准妈妈却羞于启齿，不想说出来，只在心里偷着乐。但是，公布喜讯对准妈妈的工作还是会有一些实际影响的，所以公布时机一定要讲究些。一般确定怀孕后就告诉准妈妈的至亲是没有问题的，但对单位领导、同事还是要慎重一点好。

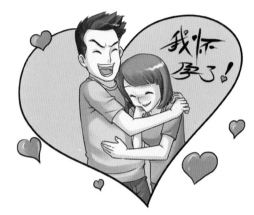

选择合适的时机

1 不要公布得太早。怀孕的前3个月，胎宝宝还不是很稳定，万一意外流产了，对准妈妈的工作和身心还是有一定的影响的，过早说出，一旦单位已经对准妈妈的工作做出了新的安排，再想回到原来的工作岗位就不是很容易了。

2 不要孕相明显才说。即使不想说，到了该说的时候还是要及时说，如果等到上司看出来了，才不得已说，上司会认为准妈妈对工作不负责任，耽误了对工作的整体安排。

3 胎宝宝稳定了再说。一般到了怀孕4个月的时候，胎宝宝稳定了，

身材也逐渐显形了，公布自己怀孕的时机就到了。

注意公布喜讯的技巧

第一步，主动跟上司说。不要让同事传递消息，然后让上司找准妈妈来确认，这会给上司准妈妈很不专业的印象。直接跟上司说，上司会感受到对他和工作的尊重，进而给一些照顾，一般不会再安排出差或加班。

第二步，恰当地跟同事说。不要等到同事察觉上司对准妈妈的照顾和特别安排才说，那样容易让同事误会准妈妈走高层路线，从而孤立准妈妈自己。

当然，以上的情况限于工作环境比较平和，对怀孕没有明显危害的时候，如果工作的环境对怀孕有妨害，还是要尽早说，能在怀孕前就调离是最好的。

第70天

准妈妈需要了解的妊娠数据

准妈妈在孕期会接触到许多与妊娠相关的专业数据，这些数据从各个方面反映着准妈妈的健康状况和胎宝宝的发育情况。所以准妈妈需要先了解一下，做到心中有数，一旦有些数据严重不符，就能及时发现异常，做到防患于未然。

妊娠时间：整个妊娠时间40周，共280天，每4周算1个月，共10个月，也就是常说的"十月怀胎"；如果孕3月以前发生流产叫早期流产，在孕28周以前发生流产叫晚期流产，这段时间的胎宝宝都是未成熟儿，无法存活；满28周，不足36周出生叫早产，经过医院的专业护理，可以存活；满36周为足月儿，随时可能出生；满42周不生为过期妊娠，需要借助人工终止妊娠。

常规产检时间：孕早期检查1次，在孕12周检查为好，孕中期每月检查1次，孕8、9月每2周检查1次，最后一个月每1周检查1次。

专项检查时间：唐氏儿筛查在16~18周时进行，如果检查结果出现高风险，则需要在20周前做羊膜穿刺检查。21~24周做妊娠糖尿病的筛查。

胎动数据：胎动最早在孕16周出现，最晚孕20周也会出现，胎动最频繁的时期是孕28~34周，此时每12小时胎动30~40次为正常，最少不低于20次，此后胎动频率会降低，但仍规律出现。胎动次数突然增加或减少都可能是异常表现，要咨询医生诊断。

胎心音：孕12周后用胎心仪可以听到，孕18~20周时用普通听诊器就可以听到，胎心音正常频率为120~160次每分钟。胎心音是胎宝宝活着的证据。

体重增长：体重在整个孕期共增长12~13千克为最佳，孕早期不超过1.5千克，孕3~6个月以及孕7~9个月各增加5千克，如果整个孕期体重增加超过20千克或准妈妈体重超过80千克，都属于过于肥胖。

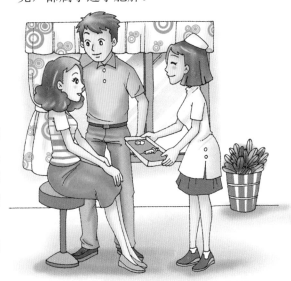

第 71 天

胎宝宝本周发育情况

在孕11周时，准妈妈会感觉到腹部很大的变化，因为这个时候，胎宝宝的发育速度是非常快的，不但表现在肢体上，能力上也是有所见长的。

身体机能发育情况

胎宝宝在这个时候能力也见长了，已经可以自己把手放到嘴里吮吸，会吞咽羊水、打哈欠了，而且还会经常活动手脚，疏松一下自己的筋骨，两脚还会交替向前做走的动作，这是行走的雏形"原始行走"哦。

能力见长的另一个表现——此时期的胎宝宝吞咽羊水已经是一个系统练习了，羊水被吞下肚子后，经过消化道、肾脏等形成干净的尿液，经过排泄器官排入羊水中，同时锻炼了消化、吸收、排泄等一系列的器官功能，这是在为宝宝出生后的生活做准备呢。

外形的变化

此时的胎宝宝虽然还很小，但已经确确实实是一个漂亮的小宝贝了，身体的细微之处都已经接近完美，比如手指甲和脚趾甲已经变得更加清晰，等等。在闭着的双眼里，眼睛的虹膜开始发育。

在肢体方面，肢体在不断加长，身长可以达到45~63毫米，体重则可以达到8~14克。因为肢体变长了，头部就不再显得那么大了，只占到整个身体的1/2，身体和头部比例显得协调了很多，漂亮的小宝贝就这样来了。

给准妈妈的提示

胎宝宝发育长大了，需要较大的空间，所以此时子宫在不断扩张，在该时期准妈妈的子宫会上升到骨盆以上，用手在腹部就可以摸到了。子宫的变化也是胎宝宝在成长的证据，需要多关注它的位置和大小的哦。

从胎宝宝的发育状况可以看出，从11周开始，准妈妈要注意多吃含钙的食物、多晒太阳，不要缺钙，因为胎宝宝的四肢骨骼从此时会不断发育长长，对钙的要求有所增加。

第72天
认真对待第一次产检

产前检查又称围产保健，能及时了解准妈妈身体情况及胎儿的生长发育情况，保障母婴的健康与安全，是实现优生优育的重要手段。因此，准妈妈要重视产检，尤其是第一次产检，一定要慎重对待。

第一次产检的时间

第一次产检的时间是很重要也比较讲究的，过早和过迟，都不是很好。做得太早，能够得到的信息较少，价值不大；做得太迟，一些不良的怀孕状态比如宫外孕、葡萄胎不能及时发现，会带来危险。一般第一次产检最好的时间是孕12周。

产检注意事项

第一次产检可能会有些紧张，准妈妈到了医院可以跟其他准妈妈聊聊天，互相交流一下怀孕的相关事项，不但可以了解到一些怀孕、产检知识，最重要的还有助于缓解紧张情绪。

需要提醒的是做产检的时候要早出门，尽量在上午将全部项目检查完毕，避免太劳累。在穿着上也要注意，衣服要容易穿脱，最好穿上下分开式的衣服，上衣前开口最适合，避免长裙和套头衫。

产检项目

第一次产检的项目虽然比较多，但都是常规项目，比如测量身高、体重、血压、宫高、腹围、胎方位、胎心、尿常规、血常规、心电图等，这些项目都不需要提前准备，在医院里听从医生的安排即可。

除上述检查的项目外，医生还会了解一些情况，包括正常的月经周期，末次月经时间，以往怀孕次数、分娩次数，有无流产现象及流产方式等，还可能问及有无药物过敏史，既往病史和是否有手术外伤，等等。甚至关于准爸爸的一些问题，医生也会询问，如年龄和身体状况，这些问题准妈妈都可以提前准备一下。

遗传病史是一个重要的问题，第一次产检医生必然会问，准妈妈提前了解一下夫妻双方家族是否有这样的问题是很有必要的。

第73天
如何建立母子健康档案

第一次产前检查时，医生会为准妈妈建立孕期体检档案，也就是《母婴健康手册》。从此，医生将在上面记录所有相关的产检内容，这就是通常所说的建大卡。这个手册对准妈妈非常重要。它跟踪记录着准妈妈孕期的健康状况、胎宝宝发育情况、宝宝出生后的保健等至关重要的信息，准妈妈要选择一家合适的医院办理。

办理时间

办理健康档案的时间要求不是很严格，通常在进行第一次产检的时候顺便办理就可以了。产检做完后，若一切正常，医生就会建档，并把该次产检结果也记录在档案上。

需要提供的材料

办理健康档案需要提供的证件一般有准妈妈的身份证、医保卡，根据医院的要求不同，有的医院需要出示生育证，有的不需要，所以建议也要一起带上，避免反复取证件而浪费时间。有些大城市的医院还需要户籍不在本市的准爸妈提供暂住证和结婚证

等。办理完成后，这个手册一般会交给准妈妈保管。

健康卡的办理流程各医院有所区别，需提前咨询将建立档案的医院。

使用方法

健康档案分为两本，一本是准妈妈和新生儿的，里面有两张表，一张记录产检各项数据，包括准妈妈的身体状况和胎宝宝的发育状况，另一张表是记录胎宝宝出生时状况的。还有一本是提醒给宝宝打预防针和记录宝宝打预防针的情况的，因此这两本都要妥善保管好。准妈妈的这本，每次产检都应该随身携带，医生都会把相应的检查数据记录在上面，以便备查。宝宝的那本，以后回访、打预防针都要用到。

注意事项

建档案的医院一般与将来分娩的医院是同一家，所以在这个时候要认真选择一家准妈妈可以信得过的医院，最好是专科医院，另外优先考虑离家近的，以方便检查与生产。

第74天

了解孕期需要做的产检

整个孕期大概需要做14次产检，下表所列的是产检项目和时间，除了常规检查，还有一些重要检查项目，如"唐氏筛查""排畸"等，准妈妈需要引起足够的重视。

产检次数	产检时间	产检项目
第1次产检	孕6～10周	1.确认妊娠、了解病史及妊娠史；2.例行检查：测量体重、身高、血压等；3.实验室检查：血常规、筛查地中海型贫血、血型、RH血型、梅毒、尿常规、肝功、肾功等检查；4.超声波检查：确认怀孕周数及是否有宫外孕等情况
第2次产检	孕12周	如果在孕6~10周进行过第一次产检的准妈妈，在本次只需要进行例行检查 如果在孕6~10周还没有进行体检的准妈妈，在本周需要进行第1次产检的所有内容
第3次产检	孕16周	1.例行检查；2.产科检查：测量宫高、腹围、胎方位、骨盆等情况；3.实验室检查：在17～21周进行产前筛查
第4次产检	孕20周	1.例行检查；2.产科检查；3.超声波检查：对胎宝宝的生长发育情况进行评估
第5次产检	孕24周	1.例行检查；2.产科检查；3.实验室检查：在24～28周之间进行妊娠糖尿病筛查
第6次产检	孕28周	1.例行检查；2.产科检查；3.观察水肿：是否有手脚水肿现象
第7次产检	孕30周	1.例行检查；2.产科检查；3.观察水肿；4.实验室检查：梅毒病毒、风疹、乙肝检测；5.超声波检查：筛查胎宝宝表面畸形、心脏发育情况、各脏器发育情况
第8次产检	孕32周	1.例行检查；2.产科检查；3.观察水肿
第9次产检	孕34周	1.例行检查；2.产科检查；3.观察水肿
第10次产检	孕36周	1.例行检查；2.产科检查；3.观察水肿
第11次产检	孕37周	1.例行检查；2.产科检查；3.实验室检查：复查血尿常规、肝肾功等项目；4.观察水肿；5.超声波检查：估测胎宝宝大小及观察发育情况、羊水、胎盘情况
第12次产检	孕38周	1.例行检查；2.产科检查；3.观察水肿
第13次产检	孕39周	1.例行检查；2.产科检查；3.观察水肿
第14次产检	孕40周	1.例行检查；2.产科检查；3.观察水肿；4.安排分娩相关事宜

第75天
与产检医生建立起良好的关系

建立健康档案后，准妈妈就可以选择自己的产检医生了，从产前检查到生产，准妈妈会和产检医生打较长时间的交道，因此，要尽量与产检医生建立起良好的关系，如果关系恶劣，中途换医生，对准妈妈和胎宝宝有一定的不利影响。

首先，选择适合自己的医生。选择一位专业的医生非常重要，准妈妈在确定自己的医生前，应多向亲戚朋友打听，另外，在候诊的时候，多跟其他准妈妈交流交流，也能给自己的选择多一份保证。参考别人的意见之外，还要多观察，看哪位医生态度更热忱、回答提问更专业、做检查更能替准妈妈考虑，等等。这样综合考虑，才能选择一个自己满意的。

其次，要控制自己的情绪。医患关系紧张有医生的素质不高的原因，但也有患者的因素。虽然医生应该提供服务，但他也担负着管理的责任，而且，产检医生每天都重复着相同的工作，有时候难免烦躁，准妈妈也要体谅医生的难处。首先，尽量准确、清晰地回答医生的提问，使检查过程更顺利、迅速。其次，态度平静，即使医生态度不佳，准妈妈也要微笑面对，不明白的地方要以平和的口吻询问，不要总是质疑，这是医生特别不愿意接受的。再次，不要对医生的检查安排指手画脚，随意要求增加或者删减检查项目就不合适。

这样，见过几次面后，彼此熟悉了，良好的互动就能建立起来了。

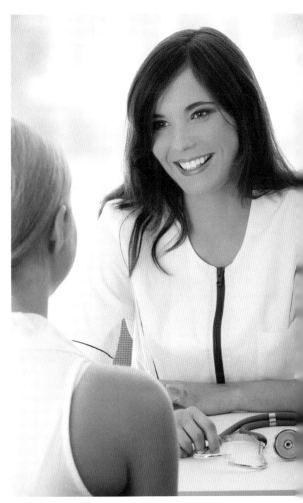

第76天

远离过于刺激的文艺作品

不少年轻的准爸爸准妈妈有看恐怖电影和书籍的爱好，他们喜欢通过恐怖惊悚的文艺作品来释放压力，但这些作品对于准妈妈的身心是有影响的，因此怀孕后，就要暂时远离这些文艺作品了。

远离恐怖的文艺作品

惊悚恐怖的电影、电视或书籍会使人的心情容易紧张和激动，严重地扰乱准妈妈的情绪，而这种紧张的氛围在结束观看或者阅读后，还会继续萦绕在准妈妈的脑海中，这将对准妈妈保持愉快而舒畅的心情十分不利。

精神状态的突然变化，如惊吓、恐惧、忧伤、严重的刺激等，会引起准妈妈精神的过度紧张，影响食欲，对胎宝宝生长发育不好。此外，这种紧张情绪还会使得肾上腺皮质激素分泌增加，严重的甚至可能会导致流产或早产。即使宝宝出生，也容易出现身体功能失调、消化系统发生紊乱。长期焦虑不安、惊恐还会使宝宝日后形成不稳定的性格和脾气。

此外，受惊吓、过分忧虑、情绪紧张是孕早期引起腭裂和兔唇畸形的重要原因。

远离忧伤的文艺作品

许多准妈妈喜欢唯美忧伤的文艺作品，这些作品容易使准妈妈陷入忧伤和悲观的情绪。准妈妈若长期处于悲伤、忧愁、抑郁、焦虑的不良环境下，会对胎宝宝不利。

多看优美舒缓的文艺作品

准妈妈可以重温自己以前看过的一些活泼或者温情的影片，坚持听一些优美轻柔的音乐，经常读一读有趣味的诗歌、童话等。这些文艺作品能给准妈妈带来美丽心情，这份心情无论对于胎宝宝的健康发育，还是保持准妈妈的美丽可人，都是有益的。

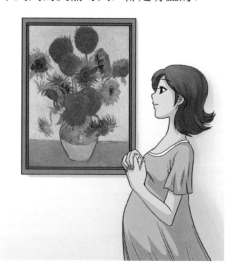

第77天

警惕先兆流产

先兆流产指妊娠28周前，出现少量阴道流血和(或)下腹疼痛，宫口未开，胎膜未破，妊娠物未排出，子宫大小与停经周数相符者，一旦出现，准妈妈们要及时就医，医生会评估是否保胎以及如何采取相应的措施等。

主要症状

早期先兆流产临床表现常为停经后有早孕反应，以后出现阴道少量流血，或时下时止，或淋漓不断，色红，持续数日或数周，无腹痛或有轻微下腹胀痛，腰痛及下腹坠胀感。

一般先兆流产的主要表现为怀孕后，阴道有少量出血，根据流血量和积聚在阴道内的时间的不同，颜色可为鲜红色、粉红色或深褐色。有时伴有轻微下腹痛，或有下坠感、腰酸腹胀。

引发原因

导致先兆流产的原因有很多，比如遗传因素导致的胚胎异常，生殖器官畸形，准妈妈患有结核、高热、贫血、心脏病、慢性肾病、高血压等全身性疾病，都可能引起先兆性流产。另外，脐带供氧不足、羊水疾病、胎盘被病毒感染以及妇科炎症、营养不良、情绪不稳、外力刺激、性生活等都可能引发先兆性流产。

如何保胎

1 保胎不能乱用药。导致先兆流产的原因很多，治疗方法也因人而异，如不能针对原因选择保胎药物，对胎宝宝是很危险的。

2 不宜保的不必强行保胎。如果胚胎本身有缺损或胎盘异常导致胎宝宝死亡、病毒感染、母体全身性疾病、生殖器官畸形及外伤导致的先兆流产，即使再努力，也是保不住的。

3 出血后需卧床休息。一旦出现出血，4～5天的安心静养是很必要的。准妈妈需卧床休息，禁止性生活，必要的情况下服用保胎药物。但也不是"绝对卧床"，适当下地走动、散步也是应该的。否则长时间躺在床上，精神容易萎靡不振。

4 生活有规律，注意个人卫生。要防止肠道感染，以免因腹泻引起流产。

第78天

胎宝宝本周发育情况

孕12周的胎宝宝已经初具人形，手指和脚趾完全分开，他正在准妈妈的子宫里踢腿、舒展身体，还学会了打哈欠呢。

身体机能发育情况

这个时候的胎宝宝有了完整的甲状腺和胰腺，这两个腺体的形成对胎宝宝来说意义重大，甲状腺可分泌甲状腺素，这是维持人体代谢的基础物质；胰腺能够分泌胰岛素和胰液，能够很好地帮助消化、调节全身生理机能。不过此时这两个腺体还不具备完整的功能，还需要继续发育、完善。另外，脾脏也开始分泌胆汁，这也是消化系统的一部分，为宝宝出生后消化脂肪做了准备。

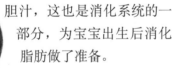

胎宝宝的外生殖器现在已基本成形，性别可以从B超上识别出来，不过建议准妈妈不要以此来进行性别选择，不管是男还是女，只要是健康聪明的宝宝就是最高兴的事情。

从本周末开始到孕6个月，胎宝宝的大脑进入脑细胞迅速增殖的第一阶段，称为"脑迅速增长期"，脑细胞体积增大、神经纤维增长。在这段时间，建议准妈妈多吃一些有助于大脑发育的食物。

外形的变化

该时期的胎宝宝身长有65~80毫米，体重约18克，但是身体雏形构造完成，并且从细节到轮廓都已经具备人类特征，部分身体功能运行良好。

从胎宝宝外观来看，颈部变长，下颏也从胸前伸出，五官开始集中，两只眼睛的距离更加接近，耳朵也到了头部两侧，整体看上去面部更漂亮了。更值得高兴的是，胎宝宝现在有了触觉，能够感受到外来的触觉刺激，如果准妈妈用手触摸胎宝宝头部所在的位置，他会把头转开，并出现手指脚趾张开、嘴巴开合、四肢舞动等反应，明显的一副受惊吓的样子。

第79天
孕早期尿频不用担心

怀孕后，准妈妈都会感到有尿频的现象，并对此感到苦恼，其实，孕期尿频属于正常现象，不必过于担心。

孕后尿频现象的出现是分两个阶段的：一个出现在孕早期，这是因为怀孕后激素引起的。孕早期，准妈妈子宫体增大但又未升入腹腔，在盆腔中占据了大部分空间，将膀胱向上推移，刺激膀胱，引起尿频。准妈妈会明显地感觉到自己跑厕所的次数多了，这时候的尿频现象不会持续太长时间，出了孕早期就会缓解了。第二个阶段出现在孕晚期，胎宝宝降至骨盆腔，压迫膀胱，使膀胱容积减少，贮尿量明显减少，排尿次数增多，约1~2小时排尿1次。这种尿频现象，属于正常情况，不必顾虑。

出现尿频后，要正确处理，不要采取伤害身体的办法来控制排尿。

1 不要憋尿。憋尿容易造成尿潴留，进而引发尿路感染，损害膀胱的功能，进而伤害到身体，后果是比较严重的。

2 不可为避免上厕所而少喝水。水是机体必需物质，准妈妈和胎宝宝每天都需要补充水分，水分的缺乏也会影响健康和发育。不过，为了减少夜间起夜次数，避免影响休息，在睡前1~2小时可以不喝水，只要白天保证有足够的水分摄入就可以了。另外，睡觉的时候，可以多采用侧卧的姿势，这样可以减轻子宫对输尿管的压迫，预防尿液积存而导致感染。

尿频并不是什么严重的问题，只要不是病理性尿频，就不必担心。有尿意上厕所即可，不要怕麻烦，毕竟孕期尿频持续的时间并不是太长。

3 注意病理性尿频。如果有小便次数增加，白天解尿超过7次，晚上解尿超过2次以上，且解尿间隔在两个小时以内；小便时伴有尿急、尿痛、发热、腰痛等现象并且总觉得尿不干净；尿液浑浊，甚至出现血尿；出现多渴、多饮、多尿"三多症状"，需引起准妈妈足够的重视，这说明出现了尿路感染、发炎等症状，也就是所说的病理性尿频，需要及时就医治疗。

第80天

孕吐减轻，胃口大开

早孕反应最严重的时期是8~10周，过了11周，就会有所减轻，满12周以后，几乎所有的反应都消失了，此时的准妈妈在经历了难受的早孕后，倍感轻松，此时的轻松也显得无比珍贵。但准妈妈也要注意一些问题。

早孕反应消失是正常现象

有些比较敏感的准妈妈，对早孕反应减轻这种变化会感到不适应，开始担心和胡思乱想了，甚至担心是不是出现了意外情况，最担心的就是胎停育。事实上，停育了除了早孕反应消失了，其他一些怀孕的表现也会消失，比如乳房胀痛、乳头颜色加深、白带增多等现象也会逐渐没有了。

所以正常的早孕反应消失和因为胎停育而消失的早孕反应是截然不同的，准妈妈在这个时候多关注一下自己身体的其他方面，也可以多积累些怀孕的知识，就知道这种担心是多余的了。

注意安全

早孕反应减轻了，致畸敏感期过去了，压力和不适一下子全消失了，而此时的肚子还没有变大，有些准妈妈对怀孕这件事的重视程度也随之减轻了，重新变得活跃起来。有这样想法的准妈妈需要注意，不要做太剧烈的运动，也不要过度劳累，以免发生后悔莫及的事情。

注意控制体重

早孕反应减轻，伴随而来的另一个生理现象就是胃口大开，总觉得饿，觉得吃什么都很香，所以孕早期反应过去的这一段时间，准妈妈体重特别容易增加过快，什么都想吃，吃起来就停不下，这样的结果就是体重的增加。因此在这个时候，还要特别注意控制一下食欲，不要大吃大喝，只要保持营养平衡就可以了。

准妈妈要关注自己的体重变化，一般来说，最理想的体重增长是在孕早期增加2千克，中期以及末期各增加5千克，前后共12千克。如果整个孕期增加20千克以上或准妈妈体重超过80千克，都是危险的信号。

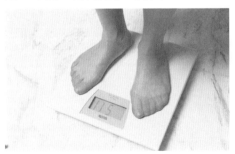

第 *81* 天
该换大一号的服装了

步入孕早期的尾声，在接下来的日子里，准妈妈们会明显感觉到自己的身体每天都在变化，而且会越来越明显。所以，趁着现在身体轻便、早孕反应又消失的好机会，为自己提早准备一些宽大、舒适、适合自己的衣服吧。

选大一点的内衣内裤

从现在开始，准妈妈的服装要渐渐变大了，不仅是外穿的衣服，内衣也是一样的。

在接下来的孕期里，就要脱掉平时穿的内衣内裤了，一方面带托的文胸会抑制乳房的生长，容易引起产后少奶、乳腺增生等疾病，所以，准妈妈在选择内衣时应尽量选择大一号的无托文胸，最好是孕妇专用文胸。另一方面低腰的内裤会束缚胎宝宝的生长，所以，准妈妈在选择内裤时，同样需要选择高腰大一号内裤，以利于体内胎宝宝的生长发育。

如何选择孕妇装

选择外穿衣服，准妈妈不妨选择几件孕妇装，现在孕妇装的设计在美观和生理方面都非常有讲究。如果平时在家里的话，准妈妈可以利用一下老公的衣服，宽大的男式服装也会给准妈妈带来很大的方便，同时可以减少家庭开支。选择孕妇装，需要注意以下几点：

1 首选质地柔软、透气性强、易吸汗、性能好的衣料。这样的面料包括棉、麻、真丝等，其中以全棉最为常见，贴身的衣物最好选择全棉面料。

2 舒适、宽大很重要。应以易穿脱的样式为主，例如上衣适宜选择开前襟的，尽量不要选择套头装。

3 可调节式的孕妇装多考虑。因为在以后的几个月内，准妈妈的体形还会发生较大的变化，可调节性的衣裤可以根据需要调整大小，方便使用，同时还可以节省开支。

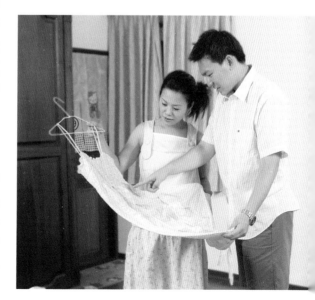

第 82~83 天
散步是孕早期最好的运动方式

俗话说，生命在于运动，运动使人健康，怀孕的准妈妈同样是需要运动、锻炼身体的，适当的运动对胎宝宝身体的发育也能发挥良好的作用。只是准妈妈不能做剧烈运动，最适合的运动方式就是散步。不过散步还是要比正常人散步多留心，要注意安全。还要注意以下几点：

首先，鞋子的选择。散步一定要穿一双合适的鞋子，最适合的是运动鞋，以鞋跟两厘米高为最好。

其次，散步时间要控制。准妈妈的状态在上午10点到下午两点最为稳定，散步安排在这个时间段是最好的，不过，职场上打拼的准妈妈在这个时间段一般没有时间，可以改为

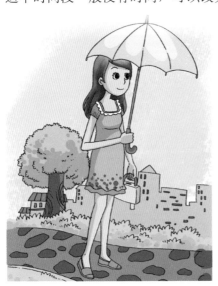

早、晚间，每天散步30分钟，每周散步3~5次，这样的运动量对于准妈妈来说就基本够了。

再次，散步环境要选好。散步的环境很重要，无噪声、无灰尘、无污染的地方最好，考虑到准妈妈去太远的地方不方便，可以选择小公园、小区花园等地方。散步的时候，不要走路中间，尽量在路两边，减少对来往车辆及行人的躲闪。如果选择晚上散步，则要选择路灯齐全、光线充足的地方，避免到黑暗的地方去。在路面的选择上，应该以平坦无明显坡度的路为好，因为上坡时腹部压力过重，下坡时容易摔倒，路面过滑也容易摔倒，这样的道路都不是很好的选择。

第四，散步时最好带一件外套，及时穿脱，以防感冒。

最后，选择正确的散步姿势。散步的姿势也很重要，应该保持抬头挺胸、目视前方的姿势，不要低头走路，低头走路会给颈部和肩部带来较大的负担。另外，步子不要迈太大，也不要太快，要给双脚一定的自由度，避免失控。

另外，散步的时候最好邀着准爸爸一起去，万一有意外可以及时给予保护，这还有助于增进夫妻间感情。

第84天
孕早期做运动注意事项

怀孕以后做一些家务及适当的体育锻炼，对准妈妈的心理和生理上都有较大的好处，能改善心肺功能以及肌肉和骨骼的机能，并能使人心情愉快。孕早期进行体育锻炼，还能缓解怀孕以后出现的呼吸困难、下肢水肿、腰腿疼痛和便秘等症状，有利于胎宝宝的生长。因此，除了医生要求卧床保胎的情况外，大部分身体健康的准妈妈都是可以适当做一些运动的，只不过孕早期由于胎宝宝还不太稳定，所以准妈妈在锻炼时要把握一些原则。

1 选择温和的、幅度较小的运动。怀孕后准妈妈的韧带、关节都有松弛的现象，而且肌肉可能出现抽筋的状态，如果运动剧烈、幅度太大，一旦发生意外，扭到了、摔倒了，很容易造成伤害，对准妈妈和胎宝宝都不太好。另外，运动太剧烈，易引起呼吸紊乱、心跳过速等，也会威胁胎宝宝的安全。

2 做好准备工作。首先看看穿的鞋子是否舒服，如果不是很适合散步，比如高跟鞋、拖鞋，就要换掉。

其次，运动时要穿宽松舒适的衣服，最好再披一件外套，根据冷热情况随时增减。此外，不要空腹运动，以免出现低血糖，运动前1小时要吃些东西，还要及时摄入足够的水分，可以随身携带一瓶水，随时喝一些。

3 运动时要根据身体状态量力而行。运动时最好身边有人陪伴，不要独自行动，更不要去很远的地方。如果身体吃不消，应立刻回家休息。最重要的一点，如果感觉腹部抽痛，要马上停止运动，如果出现冒冷汗或眩晕的状态，要及时就医。

4 掌握一种好的呼吸方法，运动效果更好。呼吸的时候，先用鼻子吸入长长的一口气之后稍作停顿，然后随着"呼"的一声把气从口中呼出，可以让身体在运动时更舒适。

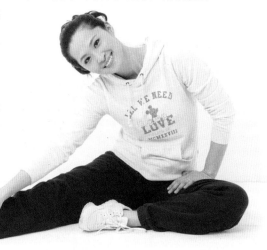

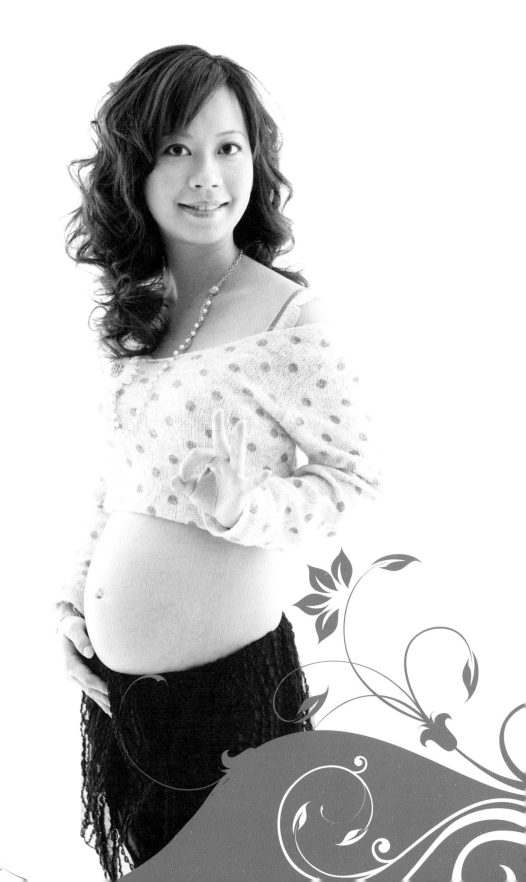

PART 4

孕4月

胎宝宝开始像个小人儿了

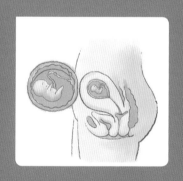

随着食欲的好转，胎宝宝也开始飞速地成长，不安分地将妈妈的肚子拱起来，像是在宣示自己的主权，也像是时刻提醒妈妈要善待自己。

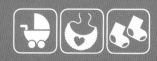

13 WEEKS

第85天
胎宝宝本周发育情况

本周胎宝宝的身长和体重又有了新的变化，身长已经到了70~76毫米，体重约20克左右。在接下来的6个月，胎宝宝的主要任务就是让自己成长得更健康、更结实。

与此同时，胎宝宝还有两个新的变化出现，牙槽内出现乳牙牙体，手指和脚趾上出现纹印。这些纹印是胎宝宝重要的身份识别信息，是独一无二的，在出生时脚印还会被印在出生记录单上作为证明。

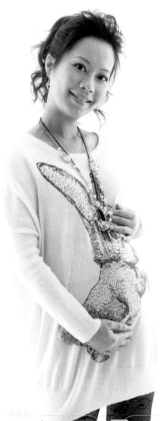

这个时期的胎宝宝胎盘开始形成。胎盘的形成有着重要的意义。它使得胎宝宝和准妈妈之间的联系更加紧密了，也说明已经不那么容易发生流产了，从这时起，胎宝宝就进入了稳定期，准妈妈可以不用那么担心，安心地养胎了。

脐带和胎盘并不是胎宝宝的身体组成部分，却是他身体发育不可缺少的一条生命线，在本周，这条生命线就会发育完成了。脐带和胎盘发育完成后，胎宝宝就会通过它们从准妈妈的身体中吸收营养和氧气，使自己健康茁壮地成长，同时再把身体内的代谢物通过它们传递给准妈妈，由准妈妈最终代谢出体外。

胎宝宝现在的发展仍然很快，脖子已经发育得比较有力了，能够起到有力的支撑作用，帮胎宝宝把头抬起来了，整个身体更加伸展。脑部的增殖和发育也没有停下来，神经元迅速增多，神经突触形成，这使得胎宝宝的条件反射能力增强，手指可与手掌握紧，脚趾可向脚底弯曲。如果胎宝宝是个女孩子，现在卵巢里已经有大约200万个卵细胞，不过这些卵细胞是逐渐减少的，在出生时，只剩下约100万个了。

第86天
对胎宝宝大脑发育有益的营养素

胎宝宝的大脑发育需要多种营养元素，在这些营养元素中，有9种营养素对大脑的发育影响最大，蛋白质、脂肪、碳水化合物当然是必不可少的，除此之外，还有以下6种营养素，在大脑发育的高峰期——孕3~9个月都需要积极补充。

1 维生素C。在胎宝宝脑发育期摄入充足的维生素C，可起到提高脑功能敏锐性的作用。

2 维生素E。维生素E具有保护细胞膜的作用，可防止不饱和脂肪酸的过氧化，从而保护大脑维持活力。

3 B族维生素。B族维生素对大脑的作用是间接的，但同样重要，因为必须有它们的参与，蛋白质的代谢才能正常进行。

4 钙。钙不仅对骨骼意义非凡，其实对大脑也很重要，它具有抑制大脑异常兴奋的作用，可使脑细胞免受有害刺激。

5 维生素A。维生素A是促进脑组织发育的重要物质，如果在胎儿期缺乏了维生素A，胎宝宝可能会出现智力低下的问题。

6 碘。碘是生成甲状腺素的主要原料，对胎宝宝的神经发育有促进作用。

这是大脑发育最需要的6种营养素，在孕期不要缺乏，不过也不能过多摄入，以免引发其他方面的问题，保证适量就可以了。其实，这些元素也没必要刻意去补充，日常食物中就普遍存在，只要保证孕期不偏食基本上就可以保证，肉、蛋、奶、蔬菜、水果、豆类食品等都规律摄入就足够了。

此外，胎宝宝大脑发育还需要3种特殊的营养元素：DHA、EPA、GA。它们的共同作用可使大脑容量更大、反应更灵敏、记忆时间更长久。富含这3类营养元素的食物主要是海产品，所以准妈妈可以适当食用相关海产品，有利于促进胎宝宝大脑发育。

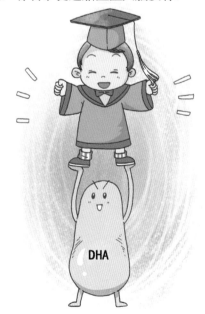

第 87 天

对胎宝宝大脑发育有害的食物

准妈妈都希望有个健康聪明的宝宝，其实人类大脑发育在胎儿期就完成了大部分，因此，在这个时期，对胎宝宝的脑部发育要足够的重视，一些对大脑发育有害的食物要尽量远离，以便给胎宝宝的大脑发育提供良好的保证，因此，准妈妈在食物摄取上，一定要充分注意哦。

1 含铅的食物直接损伤脑细胞。铅是能对大脑直接形成损害的一种重金属，在孕期一定要注意少接触含铅食物，日常生活中的爆米花、松花蛋、罐头食品等都含铅，所以不能多吃。另外，需要提醒的是老式自来水管中也含有铅，在每次用水之前最好将先流出来的水扔掉，此外，自来水管里的热水最好不要饮用或煮饭。

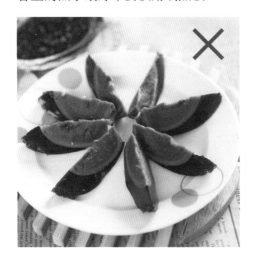

2 含味精较多的食物会降低锌水平。味精摄入过多，会使人体中的锌水平降低，而锌是胎宝宝大脑发育必需的营养素，准妈妈吃太多含味精食物自然会影响到胎宝宝的大脑发育。因此，为了胎宝宝，准妈妈要尽量克制一下了，日常烹调要少放或不放味精。另外，味道特别鲜美的加工食品如方便面、膨化食品等也都含有过量味精，同样也要少吃。

3 过咸食物影响脑部供血供氧。过高的盐分容易损伤胎宝宝脑部动脉血管的弹性和功能，导致脑细胞缺氧、缺血，从而影响大脑的进一步发育。孕期经常食用过咸食物，宝宝出生后容易反应迟钝、记忆力低下。因此，准妈妈平时烹调时注意少放盐，另外有些隐藏着的过咸食物，也要尽量避开，如豆瓣酱、酱油等，如果烹调已经有了这部分隐藏盐的食物时，就要注意控制再加盐的量了。

此外，铝元素会导致大脑反应迟钝，过氧化脂质会导致大脑早衰，对胎宝宝的大脑发育也存在一定的威胁，因此，含有铝元素的油饼、油条等食物，含有过氧化脂质的煎炸、烟熏食物如炸鸡块、烤羊肉串等也要少吃，最好不吃。

第88天
及早预防妊娠斑、妊娠纹

怀孕，对准妈妈来说是一件高兴而自豪的事情，但是，随之而来的妊娠斑、妊娠纹也给爱美的准妈妈带来一些苦恼，所以要及早预防妊娠斑、妊娠纹的出现。

如何预防妊娠斑

妊娠斑一般是出现在孕4个月后，大部分准妈妈都有，不过深浅、多少有所不同，主要跟准妈妈体质和保养有关系。如果皮肤的油脂分泌充足、酸碱度平衡、新陈代谢顺利，就不容易长妊娠斑，所以调节身体是关键，让身体保持一个健康、平衡的状态，这比用护肤品强多了，护肤品对预防妊娠斑一般是没有效果的。

另外，少晒太阳，注意清洁、保湿，这些对预防妊娠斑都有一定效果。一般在宝宝出生后，大部分妊娠斑会渐渐淡化，如果仍然严重则说明身体未调整好，需要继续调整。

如何预防妊娠纹

妊娠纹的出现虽然也和激素的作用有关，但更大的原因则是身体膨胀太厉害，对皮肤牵拉力太过，使得皮肤中弹力纤维和胶原纤维出现了损伤和断裂造成的。妊娠纹多出现在腹部、大腿、臀部、后腰部、胸部等处。哪里皮肤膨胀得厉害，哪里的妊娠纹就多，腹部的妊娠纹一般是最严重的。这些纹路宽窄不同、长短不一，一般呈现粉红色，也有些比较暗，变成了紫红色。

如果准妈妈的皮肤弹性较好，而身体膨胀得不是很厉害，那么妊娠纹就会轻微得多，所以控制体重匀速增加，不出现增长过速的情况，妊娠纹就不会太严重。另外，多吃些含维生素E丰富的食物，如南瓜、绿叶蔬菜、蛋黄、坚果类、肉及乳制品等，可以增强皮肤弹性，对预防妊娠纹有一定的作用。

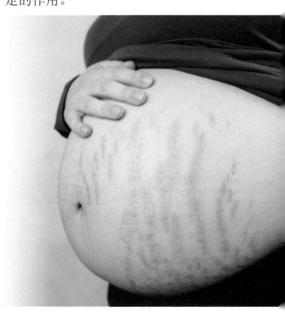

第89天

怀孕会让准妈妈变丑吗

人们常说，怀孕会让准妈妈变丑，于是爱美的准妈妈在享受怀孕喜悦的同时，也担心自己会因此而变丑，于是变得忧心忡忡，甚至焦虑难安。事实上，怀孕会让准妈妈的容貌有些变化，但不是一定会变丑，所以准妈妈们无需有太多顾虑。

引起容貌变化的原因

引起孕期准妈妈容貌变化的原因很多，主要有两方面。

1 激素的影响。引起孕期容貌变化，从生理上讲是来自激素的影响，比如雌激素。雌激素可以使部分准妈妈的皮肤色素沉积，出现妊娠斑，使皮肤变暗，对容貌略有影响。与此相反，它也可以使另一部分准妈妈的皮肤变得光滑、细腻、有光泽，所以说孕期容貌变丑的说法是不一定对的。

2 身体发胖。对大多数准妈妈来说，孕期都会有发胖的现象，脸盘鼓胀变大了，对于原本就比较胖的准妈妈来说，显得更加的粗壮了，对自己的形体有所影响。而这一点也是不同的人有不同的表现的，对于一些

原本比较瘦的准妈妈来说，此时就会显得脸部圆润，更漂亮了。

孕期如何保持美丽

虽然孕期容貌会发生一定的变化，但准妈妈不必担忧，轻松快乐的心态是女人容颜的促进剂，而积极自信的人生态度在什么时候都能给人以美好和正面的印象。

1 保持乐观心态。对容貌的变化，准妈妈应该有一个乐观的心态，不要总是纠结在自己会变丑的问题上，其实，即使变丑了，准妈妈身上十足的孕味完全可以抵消人们对外貌的关注，况且变丑也只是暂时的，宝宝出生后就又可以恢复原来的容貌了。

2 适当打扮。即使出现的妊娠斑影响了容貌，准妈妈也可以通过适当的打扮来改变。虽然不能化彩妆了，可以在发型上花点心思。孕后的头发丰盈、黑亮，每天换个花样或佩戴一些漂亮发夹、发箍等也可以提升形象。另外，还可以选择颜色柔和、对精神有良性刺激的衣服，用以完善准妈妈对形象的要求。

第90天
适合和不适合孕中期的运动

适当的运动不但可以强身健体，还可以调节人们的心态，对于准妈妈来说，适当的运动也是必要的，有利于自身和胎宝宝的健康。

运动量宜小不宜大

对于准妈妈来说，运动量的总原则是"宜小不宜大"，因为孕早期胎宝宝还不稳定，为防止流产，准妈妈的运动量不可过大，到了孕中期，胎宝宝已经着床，就稳定多了，可以适当增加些运动量。适量的运动可以让准妈妈心情舒畅，身体感觉更舒适些。运动量以及运动方式，要根据准妈妈的个人体质以及过去的锻炼情况来安排。

适合的运动

对于孕中期的准妈妈来说，较适宜的运动有散步、慢跑、游泳、孕妇体操、瑜伽、健身球等，只是一定要注意运动的强度。另外，在运动过程中，身边最好有人陪护，避免发生危险。

在以上的各种适宜运动中，散步仍然是最好的运动方式，孕中期的准妈妈，由于不适的反应都已经消失，而且胎宝宝的稳固性增加，散步的量可以增加。起床后、晚饭后都可以散散步，一天散步时间总和能达到1~2小时最好。另外，散步速度可以适当加快，尤其当准妈妈的体重增加太迅速的时候，加速是很必要的，也可以快慢结合，将散步分为3个阶段，先以放松、短小的步伐向前迈，找到一个感到舒适的调子行走，这样走10分钟，然后以中速走1分钟，快速走2分钟的节奏交叉进行，散步快结束时，再进行10分钟慢走，这样做既有运动量，又不感觉到劳累。

不适合的运动

孕中期，准妈妈的体重增加了，重心也随之转移，身体容易失衡，而此时的准妈妈还没有完全适应这种状态，因此一些容易失去平衡的运动就不要参加了，如爬山登高、快跑、滑雪、骑马、蹦极、潜水、拔河、滑冰等项目。

第 *91* 天
胎教的常见误区

怀孕后，为了让胎宝宝更加聪明，准妈妈首先想到的就是胎教。但是，胎教也有一些误区，也会给胎宝宝造成不必要的烦扰，准妈妈要尽量避免。

误区一，胎教内容过于复杂

胎宝宝虽然有学习的能力，但这个能力是非常微弱的，太复杂的内容对胎宝宝来说等同于没有，根本无法引起他的兴趣，也根本记不住。试想一下刚出生的新生儿，根本不可能听懂人类的语言，更别提各种复杂的逻辑游戏了。何况胎宝宝的能力不可能比刚出生的新生儿强，所以做胎教的时候，内容一定要简单，并且还要将一个简单的内容多次重复才是最好的。

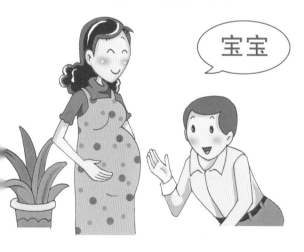

宝宝

误区二，胎教过于频繁

胎宝宝在孕5个月之前，对外界的刺激是基本感觉不到的，在这个时候就开始直接对胎宝宝做胎教是没有效果的，只要供给好的营养、好的发育环境就可以了。在孕5个月以后，可以做些直接的胎教，不过也不能太频繁，因为胎宝宝大多数时间都是要休息的，太多的胎教会让他感觉劳累、烦躁。胎教最好选在有胎动的时候，有胎动说明胎宝宝是醒着的，这时候做胎教效果好，宝宝也乐意。一般每次胎教10分钟左右就可以了，因为胎宝宝又要睡觉了。

误区三，胎教不能持续

胎教效果不是在短时间内能看到的，准妈妈要有耐心，一定要坚持下去，做胎教三天打鱼两天晒网的现象是不可以的。然而实际情况是此时胎宝宝记忆能力几乎没有，同样的刺激需要不断地重复才能在胎宝宝的脑海里留下一点印象，所以胎教必须规律地坚持下去。

而且不能坚持下去的胎教特别容易犯另一个错误，就是在想做胎教的时候，胎教时间往往就不加控制，对宝宝也是有伤害的。

第92天
胎宝宝本周发育情况

孕14周的胎宝宝又有了新的变化，身长和体重都有所增加，身长的范围为85~92毫米，体重的范围为30~43克。

身体机能发育情况

从这一周开始，胎宝宝四肢及躯干的生长速度会超过头部，而胳膊的生长速度还要快于腿部，也比腿部灵活得多，能够经常挥动，手还会做出抓和握的动作。另外还会把手放入嘴里吮吸，有时候也会抓住脐带玩一会儿。骨骼继续发育，软骨也开始形成。除此之外，胎宝宝的颈部更加伸展、更加有力，能够把头抬起来向前方看看，不过胎宝宝现在还不会转头，因为他还没有学会控制头部转动呢。

胎宝宝在子宫里做的各种动作，如抬头、吃手、皱眉、做鬼脸等，科学证明这些对他的大脑发育很有好处，来自外部的胎教对胎宝宝的大脑也同样有好处，准妈妈此时也可以给胎宝宝一些外部刺激，让胎宝宝多运动、多感觉。

外形的变化

胎宝宝在外貌上又有了新的变化，就是在他的身体表面出现了一层绒毛——胎毛，胎毛对胎宝宝有保护作用，可以让他免受羊水的浸润。与此同时，胎宝宝的脸部也会出现表情和动作，比如皱眉、做鬼脸、斜眼睛等，显得更生动、可爱了，更加像一个婴儿了。另外，在胎宝宝的头上，也会有新的发现，头发也在这个时候开始长出来了。

给准妈妈的提醒

胎宝宝现在虽然已经比较安全了，但是准妈妈还是要注意保护好自己，不要做剧烈和大尺度运动，如爬山登高、快跑、滑雪、骑马、蹦极、拔河、滑冰等。另外，如果准妈妈在35岁以上，曾经有过流产和死胎史，建议在此时进行一次先天性和遗传性疾病的检查，避免出生的宝宝有缺陷。

第 *93* 天
准妈妈每日应摄入多少盐

食盐是人们日常生活必需品，每道菜肴里都要添加，它的主要成分是氯化钠。钠是人体生命活动中不可缺少的物质。钠与氯在血浆中的浓度对渗透压有重要的影响，同时，对血浆与细胞间液量、酸碱平衡、维持细胞的活性以及心血管系统的功能都是必不可少的。那么，对于准妈妈来说，每日摄入多少的食盐量合适呢？过多过少又有怎样的危害呢？

1 健康准妈妈每日摄入盐3~5克为宜。准妈妈在怀孕后和怀孕前在食盐的摄入上差别不是很大，世界卫生组织建议每人每天食盐摄入量为3~5克，最多不超过6克。对于准妈妈来说，这个标准也适用。

2 盐摄入过多和过少对身体有害。如果准妈妈摄入食盐量过多，就会加重水肿且使血压升高，甚至会引起心力衰竭等疾病。这是因为钠离子是亲水性的，钠离子过多会造成体内水的潴留，开始时，会使细胞外液积聚，如果积聚过多，就会导致准妈妈水肿。因此，过多的钠会加重妊娠高血压综合征的三个症状，即水肿、高血压和蛋白尿。

是不是准妈妈减少盐的摄入量就可以呢？答案是否定的。这是因为准妈妈如果长期低盐饮食，或者不能从食物中摄取足够的钠，就会食欲缺乏、疲乏无力、精神萎靡，严重时发生血压下降，甚至引起昏迷。如果身体内缺少盐分，水分也会减少。在这种情况下除了产生口渴的感觉外，血液也会变得黏稠，流动缓慢，以致养料不能及时地输送到身体的各个部位，废物也不能及时地排出体外。时间一长，会严重影响到准妈妈身体健康。

3 咸食、甜食分开吃是有弊端的。有些准妈妈喜欢将咸食、甜食分开吃，这种吃法是有弊端的。常吃甜食或常吃咸食会使味觉感受比较单调，久而久之，影响食欲，也会增加人体对盐或糖的摄入量，引发肥胖症或高血压。

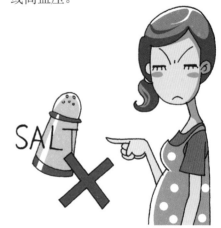

第94天
孕期要少吃热性食物

在我们日常吃的食物中，有些是热性食物，它普遍存在于蔬菜、肉食、水果以及调料中，但对于准妈妈来说，食用过多的热性食物是有害的，需要适当的控制和食用。

少食热性食物的原因

怀孕期间的准妈妈，体质本来就偏热，容易内热燥结，出现便秘等毛病。如果再吃热性食物，会加重这种燥热的症状，不但准妈妈感觉不适，而且还会威胁到胎宝宝的稳定度，所以热性食物，准妈妈必须少吃。

热性食物要少吃

热性食物要少吃，不是说绝对不吃，因为准妈妈也需要热性食物供给营养，只要在吃的时候控制量即可。比如每天吃核桃不超过两颗，牛奶不超过两杯等。如果准妈妈已经出现了体质过热的不适症状，比如口舌生疮，眼睛发红，而且情绪暴躁，最明显的就是大便秘结，那么，这就要严格控制热性食物的摄入量了，最好适当摄入一些凉性食物来平衡。

热性食物有哪些

热性食物指的是中医上称为性热

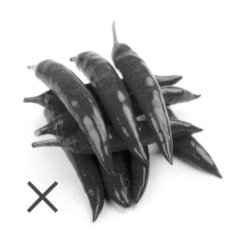

的食物，我们常吃的蔬菜、肉食、水果等各种食物中都有热性食物，准妈妈要了解一下，食用这些食物时，需要控制一下量。

蔬菜类的热性食物有扁豆、韭菜、南瓜、蒜苗、蒜薹、熟藕、熟白萝卜等；肉食类的热性食物有羊肉、狗肉、黄鳝、虾、雀肉等；水果类中热性食物有荔枝、龙眼、大枣、杏子、橘子等；干果类中热性食物有核桃、栗子、葵花子、桂圆、荔枝干，等等。

除此之外，烹饪中使用的调料，其中属于热性的也不少，烹调的时候注意不能多放，比如辣椒、花椒、胡椒、小茴香、八角、桂皮、五香粉、大蒜、香菜、生姜等都要注意少放。

第95天

准妈妈少吃含咖啡因的食物

喝茶、喝咖啡已经成为很多人日常生活中的一种习惯，有的人甚至上瘾。但茶和咖啡含有的咖啡因会影响胎宝宝的健康，所以准妈妈还是要戒掉这些含咖啡因的食物。

咖啡因的危害

含咖啡因的食物一方面会导致中枢神经系统过于兴奋，另一方面也会增加心脏和肾脏的负担，使得准妈妈心跳次数和排尿次数增加，这都会严重影响准妈妈的休息和胎宝宝的发育。有动物实验研究表明，咖啡因可使小鼠发生腭裂、脑膜膨出、脊柱裂、无下颌、无眼、骨骼异常、矮小、四肢畸形等异常。而事实也表明，孕期经常喝咖啡的准妈妈更容易生出低体重儿。

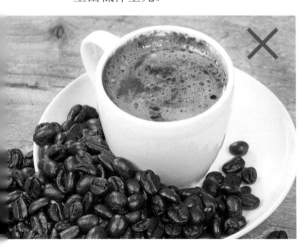

已经有证据表明，咖啡因会损害女性的生育能力，在孕前需要减少咖啡因的摄入量。但是并非怀孕了，咖啡就可以照常喝了，相反，更需要加以控制，最好少吃各种含咖啡因的食物。另外，咖啡因对食欲起到明显的抑制作用，这会限制准妈妈对营养的摄入，对怀孕显然是不利的，所以必须加以控制。

含咖啡因的食物有哪些

含咖啡因的食物并不多，日常接触到的主要有茶、咖啡、可乐、巧克力这4种。茶主要指浓茶，浓茶中的咖啡因含量较高，应该避免经常、大量饮用，淡绿茶准妈妈每天少量饮用一些是没有问题的，咖啡就不应该再喝了。

最需要提醒的是可乐，据测定，一瓶340毫升的可乐型饮料中含有咖啡因50~80毫克，含量很高，应该避免对其饮用。

巧克力也是一种含咖啡因的食品，所以也要少吃，最好不吃。不过在分娩的时候，倒是可以吃一些巧克力，帮助储存体力，提高兴奋性，对顺利分娩有好处。

第96天
法律赋予准妈妈哪些权利

14 WEEKS

对于怀孕的准妈妈来说，法律赋予了准妈妈一些权利，一定要有所了解，一旦自身的权利受到了侵犯，要懂得用法律武器来保护自己。法律赋予准妈妈的权利有哪些呢？

1　有产假。准妈妈可以享受90天产假，其中产前15天，难产可增加15天，多胎的可增加产假，多一胎增加15天，晚婚晚育可以增加1个月产假。但是，在休产假之前，准妈妈要做好工作交接，不要因为休产假给工作带来麻烦。

2　可带薪产检。准妈妈有权利在工作时间内进行产检，产检时间算作劳动时间，按出勤对待，薪资发放不受产检影响。不过，产检必须是有医务部门的要求才可以，准妈妈不要以此为借口经常缺勤，影响工作。

3　准妈妈劳动强度不能过大。工作单位不能让准妈妈从事超过规定强度的劳动，也不能随意延长准妈妈的劳动时间。国家规定的第三级劳动强度的工作和孕期禁忌从事的工作，不能要求准妈妈参加。原来从事这样的劳动，准妈妈有权要求调离，怀孕7个月以后不能安排夜班。如果上司没有考虑到这些问题，准妈妈要适时提出申请，给上司考虑和安排的时间。主张自己权利的时候，建议准妈妈讲究技巧，不要弄僵，虽然有法律保护，但毕竟会影响工作。

4　怀孕等期间不能降薪或辞退准妈妈。在怀孕、休产假、哺乳期间，工作单位没有权利降低准妈妈的工资标准或者辞退准妈妈。当然，准妈妈也有义务完成工作任务或者给予接手自己工作的同事配合。

5　准妈妈享受生育保险。准妈妈怀孕后可以查问单位是否购买了生育保险，没购买的可以提出要求，如果单位最终也没有购买，生育费用则需要由工作单位负责支付。

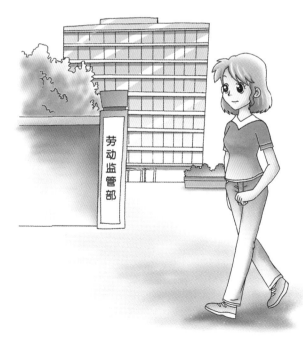

劳动监管部

第97天
适度运动让母子更健康

适当运动可以增加身体机能，提高身体素质，对于准妈妈来说，选择适当的运动更是重要。孕中期虽然运动量可以增加，但也必须有节制，不能超出自己的极限，运动过量可引起极严重的后果。对于运动量和运动强度，一般把握住以下几点，基本安全就可以保证了：

1 运动由少到多，慢慢增加。准妈妈在运动的时候，注意把握好运动量，运动要由少到多，慢慢增加运动量，可以从每周3次运动，每次10~15分钟起慢慢增加。比如这次安排15分钟运动，维持一定的运动量，没有感觉不适，下次就多运动10分钟，运动的强度也增加一些。这样由少到多，由弱到强，坚持下去，形成规律，运动基本不会过量。

2 运动不可时强时弱。需要提醒的是，运动量不要时强时弱，也不要今天不运动，明天就多运动一会儿来补足，这样的运动方式不但对准妈妈无益，还可能适得其反。如果不能坚持一次较长时间的运动，可以将运动分为几次，早上、中午、晚饭后都可以抽出时间做少量运动。运动总量足够就可以了。

3 运动要注意感受，不能勉强。运动的时候，要关注一下自己的感受，做不到的运动不要勉强，以免发生危险。在运动时，要密切关注自我感觉是否舒适，是否有头晕目眩、头疼、心慌、子宫收缩、阴道出血或某部位尤其是下腹疼痛等现象。另外，还要看心率，不能超过最大心率，最大心率的计算法是：（220－年龄）×60%。或者看呼吸，不能出现呼吸困难、上气不接下气的情况，一旦有上述现象之一者，就要立刻减缓运动。

特别要注意的是如果运动之后，出现了阴道出血的现象，可能是先兆流产，要尽快看医生治疗。

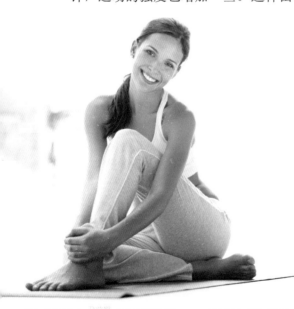

第98天
经常和胎宝宝说话

准妈妈适当地和胎宝宝说说话、聊聊天，对准妈妈和胎宝宝都是有好处的，尤其在准妈妈做家务的时候与语言胎教相结合，既可以减轻做家务的烦闷，又对胎宝宝做了一次胎教，可以说是一举多得的好事。

家务与胎教相结合

家务不能随时随地做，如果没有别人的陪伴，做家务多是比较闷的事情。在准妈妈开始做家务前，可以先抚摸一下自己的腹部，跟胎宝宝说："宝宝，现在我们开始做家务了。"然后，做好必要的防护措施，比如戴上手套、口罩，穿上防滑鞋等，待万事俱备后，便开始做家务了。

在准妈妈洗碗时，可以边洗边告诉胎宝宝今天吃了什么菜，这些菜对身体有什么好处，怎样洗碗才能更干净卫生等。打扫房间时，准妈妈可以跟胎宝宝讲一讲家里是什么样子的，准妈妈在家里的感受如何，等等。

总之，只要准妈妈觉得说给胎宝宝听很快乐，那么就让这种快乐继续下去，千万不要勉强自己一直说，如果觉得说累了，不妨停下来，要知道，勉强的语气会降低胎教效果的哦。

合理安排"语言家务"

当准妈妈的家务活做起来不那么枯燥时，不妨和老公一起制订一个合理的每周家务活计划，这样准妈妈的孕期生活将会更规律更舒适，还能在家务活上节省很多时间来做其他的事情。

准妈妈可以将采购、打扫房间、擦洗家具、冲洗卫生间、整理厨房、洗碗等事情分配在合适的时间上，这样一来，就可以事先将想做的胎教内容安排在合理的时间段内，准妈妈可以将计划制订成表，当看着这张表时，心里会觉得满满的都是充实的日子，感到踏实和安全，准妈妈也会感到很快乐。

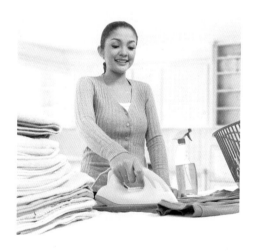

第99天
胎宝宝本周发育情况

孕15周的胎宝宝又有了新的变化出现，无论在身长还是体重上，增加的速度都更快了，动作上也更加激烈了，是令准妈妈们兴奋和激动的事情。本周的胎宝宝从头到臀的长度约为10厘米，重60~70克，在接下来的几周中，身长和体重都增加很快，能够增加1倍甚至更多。所以在接下来的这段时间中，胎宝宝需要的营养量比较大，准妈妈要保证合理、充分的摄入。

身体机能发育情况

胎宝宝的身体发育速度还在加快，将超过前面一段时间，腿的发育速度是最快的，将在本周超过胳膊的长度，身体比例变得更加接近成人。

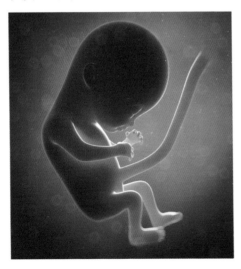

另外，胎宝宝此时的关节基本都发育完成，而且能够自由运用了，所以现在的动作更多，也更协调了，通过B超可以清楚地看到胎宝宝的活动。

比较敏感的准妈妈在本周末有可能可以感觉到胎动了，准妈妈可以好好享受这一刻，也可以把第一次出现胎动的时间记录下来作为纪念，还没有感觉到胎动的准妈妈也不用着急，最晚孕20周的时候肯定会有胎动的出现。

已经发育成形的器官，正在努力练习运用，以促进功能的发展，主要的练习就是吞咽，胎宝宝吞下的羊水，一部分进入肺中，促进肺部气囊的发育，一部分进入气管，然后通过打嗝的方式，再将羊水打出来。吞咽和打嗝都是为了呼吸做准备，打嗝通常被看作是呼吸的前兆。在吞咽和打嗝练习的时候，胎宝宝的胸部会有节律地起伏。

外形的变化

胎宝宝面部发育也有了新成果，那就是眉毛开始出现，并逐渐变得清晰起来，眼睛虽然紧紧闭着，但是能够感觉到光线的强弱刺激了，面对强光，胎宝宝会有不适的感觉。

第 *100* 天
谨慎补充鱼肝油

鱼肝油中的主要成分在食物中都能充分摄取，正常情况下，准妈妈没有必要额外服用鱼肝油。而且过量摄取鱼肝油，容易造成鱼肝油中毒。

过量摄入鱼肝油对准妈妈的危害

长期大量食用鱼肝油和钙质食品，会引起准妈妈食欲减退、皮肤发痒、毛发脱落、感觉过敏、眼球突出、血中凝血酶原不足及维生素C代谢障碍等。同时血中钙浓度过高，会出现肌肉软弱无力、呕吐和心律失常等。

过量摄入鱼肝油对胎宝宝的危害

有的胎宝宝生下时已萌出牙齿，一个可能是由于婴儿早熟的缘故，另一个可能是由于准妈妈在妊娠期间，大量服用维生素A和钙制剂或含钙质的食品，使胎宝宝的牙胚在宫内过早钙化而萌出。因此，为使后代健康成长，准妈妈需要谨慎服用鱼肝油，如果一定要服用，请在医生嘱咐下服用。此外，准妈妈应该避免过量食用动物肝脏这种富含维生素A的食物，这样等同于过量食用维生素A，从而影响胎宝宝健康。

鱼肝油不是营养品

很多准妈妈都是把鱼肝油当作营养品服用的，其实鱼肝油并不是营养品，它只是一种维生素缺乏疾病的治疗药物，只有当医生认为需要服用的时候才能服用，盲目自行补充是不可取的。

事实上，只要多晒太阳，保证白天在户外待30分钟左右，室内经常开窗，身体接受足够的紫外线照射，身体就能合成足够的维生素D来促进钙吸收，没有必要服用鱼肝油。补充维生素A就更简单了，只要1周吃1次动物肝脏就足够了。

总之，鱼肝油不能滥用，虽然初衷是好的，但实际上也可能造成适得其反的结果。

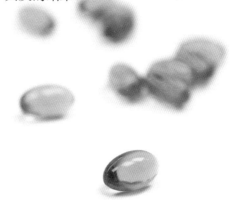

第 101~102 天

合理补钙，既不缺乏也不过量

由于胎宝宝所需的钙只有从准妈妈身体中获得，即使准妈妈体内缺钙，胎宝宝仍然要从其体内吸取定量的钙，这就可能导致准妈妈骨骼和牙齿脱钙，引起腰病、腿病、骨头痛、手足抽搐及牙齿脱落等，严重时还会发生骨软化症、骨盆变形，甚至造成难产。所以，补钙很重要，但是又不能过量，钙过量，胎宝宝的健康也受威胁。既不能缺乏也不能过量，就要求准妈妈掌握好度了。

补钙的作用

由于胎宝宝骨组织的生成和发育及准妈妈生理代谢均需要大量的钙，如果身体中钙的含量不足，会导致准妈妈血钙下降。

另外，钙对神经系统也很重要，当血清中钙含量减少时，准妈妈神经兴奋性增高，于是肌肉发生抽搐，这就是平常所说的"抽筋"。同时，胎宝宝缺钙可导致其骨骼发育不良，引起先天性佝偻病等。

孕期积极补钙

孕期不能缺钙，如果缺钙，胎宝宝有可能患先天性佝偻病或患上先天性喉软骨软化病，严重影响胎宝宝的安全和健康。在孕早期，准妈妈每天需要的钙在800毫克左右，每天1杯牛奶，加上日常饮食里供给的量就足够了。到了孕中期，每天需要量会增加到1000毫克左右，每天喝500毫升牛奶或酸奶，再适当吃一些含钙丰富的食物如虾皮、腐竹、大豆制品等，就可以满足需求了。孕晚期每天需要钙1200毫克，除了喝牛奶、吃含钙丰富的食物外，还需要每天补充500毫克钙制剂，也不要忘了晒太阳，冬天每天1小时，夏天每天半小时就可以了。

补钙不可过量

补钙是应该的，但是过度补钙，会使钙质沉淀在胎盘血管壁中，引起胎盘老化、钙化，并使分泌的羊水减少，这样，胎宝宝就无法得到足够的营养和氧气，严重威胁胎宝宝的安全和健康。而且，补钙过多，胎宝宝头颅和四肢骨骼会显得过硬，使得产程延长或者导致难产。所以，不要因为胎宝宝需要钙，就大补特补。

第103天
适时更换大号内衣

随着孕期的增长，准妈妈的身体会越来越胖，胸部也会长大，一般乳房在孕期大约会增重1千克，增大2~3个罩杯，这样就需要及时更换大号的、承托力比较好的内衣了。

把握更换大号内衣的时间

更换大号内衣没有严格的时间规定，以准妈妈的感觉为准，什么时候感觉已有的内衣不合适了，什么时候换即可，通常情况下是在孕3~5个月的时候换一次，孕7~9个月的时候换一次。

选择内衣要试穿

孕期乳房增大并不是均衡地全面增大，而是下部向外扩张，所以不是购买普通胸罩大一点就能解决的，而是应该购买孕妇专用的内衣。购买的时候，最好亲自试戴一下，以乳房没有压迫感，同时内衣与乳房紧密贴合为宜。

如果内衣太小，乳腺的增生和发育会受到影响，还会因为与皮肤的摩擦而使纤维织物进入乳腺管，造成产后无奶或少奶。如果内衣太大，明显不能给乳房很好的承托，势必在乳房增重较多的情况下，导致下垂。一般

选择能够调节大小款式的内衣比较适合孕期穿戴，可以根据需要调整，不至于相差太远。束身内衣，有药物、硅胶或液囊填充物的丰胸内衣，都太紧，不适合孕期穿用。

内衣质地要舒适

内衣大小合适了，还要考虑舒适性，质地以棉质为最好，透气性较好，另外棉质加了莱卡的内衣在吸湿性、透气性上表现也很好，在伸缩性和不变形上则有突出优点，也是不错的选择。需要注意的是全部化纤类的内衣要避免。内衣的肩带最好选择较宽的，可以减轻对肩膀的压力。

另外，内衣的内衬手感要足够柔软，因为到了孕后期乳头十分敏感，不够柔软的内衬会造成乳头发炎。

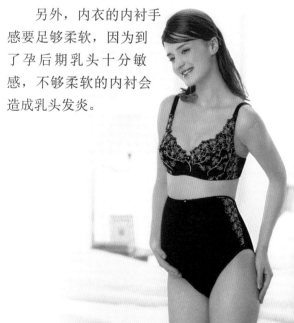

第104天
全职准妈妈如何保持心情舒畅

孕期是一个特殊时期，准妈妈的情绪常常大起大落，有时候还没来由地伤心。可能前一个小时还在因为想到有宝宝而欣喜若狂，下一个小时马上又开始担心起了未来。尤其对于辞职在家养胎的准妈妈来说，由于空闲时间多，更容易胡思乱想情绪失控，因此，全职准妈妈丰富一下自己的生活是十分必要的。可以从以下事情来考虑：

1 参加孕妇沙龙。孕妇沙龙里都是准妈妈，可以尽情地聊各种关于怀孕、生育的话题，能帮助准妈妈宣泄情绪，获得支持，还能学到不少孕产的知识、经验。

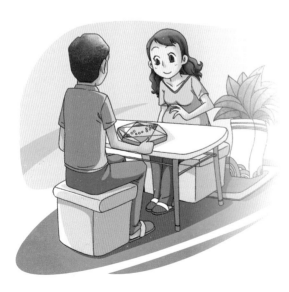

2 做玩具、玩游戏。五子棋、抓羊拐、飞行棋、数独、猜谜等游戏，在无聊的时候玩一会儿也是很有意思的，而且比较益智，对宝宝的大脑能起到开发作用。另外，准妈妈还可以趁着闲时，给未出生的宝宝亲手缝制一些玩具，比如做玩偶、彩色卡片、识字卡片、悬吊玩具等等，在宝宝出生后就可以派上用场了。

3 参观各种展览。多留意各种展览的信息，尤其是美术、摄影这类展览，环境安静、色彩丰富，特别适合准妈妈，对胎宝宝来说也是很好的美学胎教，往往能有意想不到的收获。

4 邀准爸爸一起活动。可以计划一次短途的旅行，选择在周末邀准爸爸一起行动，到郊外走走、看看，呼吸一下新鲜空气，放松一下心情，也能加深夫妻感情。

其实，每个准妈妈都有一些小梦想，总是没有时间实现，怀孕后恰好可以在家休息了，那么不妨好好利用一下这段时间去实现，比如喜欢摄影的，可以带着照相机到各大公园里练练技术，喜欢乐器的，也可以拜个老师，练习一两种乐曲。

第 *105* 天
推荐给准妈妈的胎教音乐:《摇篮曲》

胎教的方式很多，其中胎教音乐是比较不错的选择，在众多的胎教音乐中，《摇篮曲》一直是个比较好的选择。《摇篮曲》就如同一首抒情诗，旋律轻柔甜美，伴奏的节奏则带摇篮的动荡感。后人曾将这首歌曲改编为轻音乐，在世界上广为流传，就像一首民谣那样深入人心。

给宝宝介绍一下《摇篮曲》

《摇篮曲》原是一首通俗歌曲，制作于1868年。相传是勃拉姆斯为祝贺法柏夫人第二个儿子的出生而作的。法柏夫人是维也纳著名的歌唱家，1859年勃拉姆斯在汉堡时，曾被她优美的歌声所感动从而与她建立了深厚的友谊，后来就利用她喜欢的圆舞曲的曲调作为伴奏，作成了这首平易可亲、感情真挚的《摇篮曲》送给她。

勃拉姆斯很喜欢他的《摇篮曲》，10年之后，当他创作《D大调第二交响曲》时，《摇篮曲》的主题旋律竟自然地出现在这部交响曲的第一乐章里。

《摇篮曲》节奏舒缓，曲调恬静而悠扬，当听着这首乐曲时，带来的将是宁静与闲适，仿佛是母亲在轻拍着宝宝入睡，深切地表现了母亲温柔慈爱的内心情感，让准妈妈和胎宝宝在与旋律一同摇摆的过程中，享受着梦境般的美好。

亲自给宝宝哼唱《摇篮曲》

如果准妈妈喜欢唱歌，每晚入睡前，也可给胎宝宝轻轻哼一首摇篮曲，那恬静、优美的旋律将很快在周围弥漫开来，每一个音调都如同一个爱的天使，在准妈妈和胎宝宝之间传递着满满的爱的讯息。

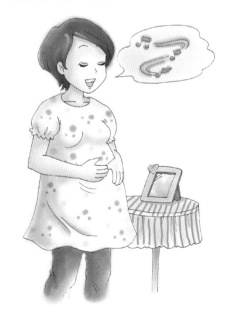

第*106*天

胎宝宝本周发育情况

进入孕16周后，胎宝宝又有了新的变化，身长、体重、面部表情以及神经系统都发育较快，从外观及动作上均有所体现。

身体机能发育情况

胎宝宝的神经系统在本周会开始工作，肌肉对大脑的刺激能做出反应，显得活泼多了，动作也更加协调。通过B超，可以发现胎宝宝在子宫里玩耍，这时他最好的玩具是脐带。有时候，他会紧紧抓住脐带，使得脐带变窄，无法传输足够的空气和养分，不过不用担心，胎宝宝会很快就感知到这个问题，从而松开紧抓着的脐带，让它恢复正常工作。

此外，胎宝宝的面部表情有了更大的变化，就是他的眼珠子已经会慢慢转动了，这说明他的眼部部分肌肉和神经已经发育良好，且开始正常工作了。

本周胎宝宝吞咽羊水的练习会不断地进行下去，循环系统和尿道现在已经完全进入了正常的工作状态，胎宝宝会经常性地把羊水吞入肚中，又将尿液排入羊水中。所以，胎宝宝此时也在不断吞咽自己的尿液，不过这时胎宝宝排出的尿液是干净无毒的，即使吞入肚中，也不会有任何危害。

外形的变化

本时期的胎宝宝身长为12~15厘米，体重增加到了120~150克之间，大小与成人的手掌相当。此时的胎宝宝身体比例已经协调多了，头部只占到整个身体的1/3，大头娃娃的外形已经有所改观。

给准妈妈的提醒

因为胎宝宝身体长大了，动作幅度也随之变大，准妈妈的腹壁也变薄了，所以大部分的准妈妈都已经能感觉到明显的胎动了。不过也有的准妈妈感觉到胎动的时间较晚，这个也不要太着急，大约在20周就可以有胎动的出现。胎动是怀孕期最有意思的事情，准妈妈不妨好好地享受和胎宝宝的互动，只是要注意让他适当休息，不要太累了。

第 *107~108* 天

孕中期着重补充哪些微量元素

进入孕中期，因胎宝宝快速生长发育，消耗量较大，加之准妈妈由于早孕时期的妊娠反应也往往会导致微量元素摄入不足，缺乏微量元素往往会影响胎宝宝的骨骼和肌肉迅速发育以及组织、器官的逐步完善，故适当地补充微量元素是很必要的。

1　补充维生素A。维生素A可促进胎宝宝皮肤、胃肠道、肺部的健康发育，每天需摄入0.8毫克。含维生素A的食物像牛奶、动物肝脏、禽蛋、杧果、柿子、杏、黄绿色蔬菜等，适当摄入就能满足要求。补充维生素A最好的方法是食用胡萝卜，因为胡萝卜中的胡萝卜素进入人体后可转化为维生素A，但量却不会太大，起到既有补充又绝对不会过量的效果。

2　补充维生素B_6。维生素B_6对胎宝宝中枢神经系统发育有促进作用，每天需要摄入1.9毫克，在日常饮食中加入一些粗粮，如糙米、燕麦，适当使用酵母粉、麦芽糖等就可以基本满足需求。

3　补充维生素C。维生素C可促进胎宝宝骨骼和牙齿的形成，对造血系统的健全也有促进作用，每天应补充100毫克。富含维生素C的食物很多，比如番茄、胡萝卜、南瓜、青椒、菜花、油菜、大枣、猕猴桃、樱桃等，平时多吃蔬菜、水果即可得到满足。

4　补充镁。镁可促进胎宝宝骨骼和肌肉的发育，在正常饮食上多吃些含镁的食物，比如花生，每天吃5~8颗或者吃一勺花生酱就能满足要求了。

除了以上几种微量元素需要重点补充外，锌、硒、钙、碘、铁、钼、锰等也是孕中期特别需要重视的微量元素，也应该按需补充。

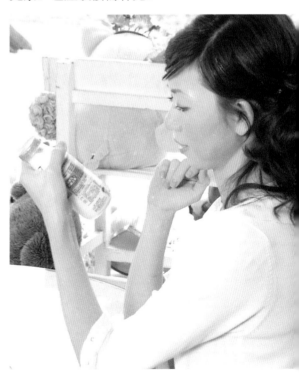

第 *109* 天
本月产检重点：唐氏儿筛查

唐氏儿就是通俗意义上所说的先天痴呆儿，基本没有生活自理能力，一旦出生会给家庭和社会都带来不小的负担。唐筛检查，是唐氏综合征产前筛选检查的简称，目的是通过抽取孕妇血清，检测准妈妈血清中甲型胎儿蛋白和绒毛膜促性腺激素的浓度，并结合准妈妈的预产期、年龄、体重和采血时的孕周等，计算生出唐氏儿的危险系数。在科学技术比较发达的今天，孕早期的唐氏儿筛查技术已经成熟，准确率可以达到95%左右，建议准备做唐氏儿筛查的准妈妈可以提前打听一下自己所在城市是否能做以及在哪家医院做。

哪些准妈妈应该做筛查

一般来说，高龄准妈妈怀唐氏儿的概率明显较高，不过因为环境恶化，适龄准妈妈也不排除这种可能，所以唐氏儿筛查不是高龄准妈妈的专利。

做唐氏儿筛查须知

1 唐氏儿筛查目前认为最好的时间是孕15~20周，需要抽血，不过不需要空腹，准妈妈吃饱了再去医院也没有关系。筛查结果在大约1周以后出。如果评估结果高风险，则需要在20周以前做羊膜穿刺检查，进一步确定，羊膜穿刺的结果的准确率会有所提高。

2 唐氏儿筛查结果是风险评估，只能说明胎宝宝有多大的可能是唐氏儿，并不绝对，因此这项筛查现在受到的质疑比较多，做与不做是个问题。因为毕竟是一种风险评估，高风险的结果可能生出健康的宝宝，低风险的结果也可能生出唐氏儿，所以准妈妈感觉这项筛查的意义不大。有些医院为提高安全性，评估比较保守，所以高风险比例偏高，也让准妈妈产生了不信任。在这种情况下，准妈妈一定要考虑好，如果打定主意，即使是唐氏儿也会生下来，并好好地抚养他，不想去做筛查，也不强迫。如果决定做，建议找口碑好的医院、医生做，这样做出来的结果准确率会更高些。

第110天
产检报告的英文缩写怎么看

准妈妈们都有这样的一个发现，每次产检后，当拿到产检单子时，上面写的几乎都是些英文字母的缩写，要想知道结果，必须求助于医生，但是产检医生不一定有时间一一做解释，准妈妈还是可以自己先了解一下的。

GP：指胎盘的级别，分为0，I，II，III级，到孕28周以后才会出现在产检单上，28周时多是0~I级，到36周左右可以为I~II级，到40周左右为II~III级。II级以上表示胎宝宝成熟了，达到III级说明胎盘成熟并趋于老化了，需要尽快生产。

AI：指羊水指数，AI值小于8厘米为羊水过少，大于18厘米为羊水过多。AI值与GP值结合可以判断胎宝宝成熟度。

FL：指股骨长径，是大腿骨的长度，正常值比相应月份的BPD值小2~3厘米是正常的。FL值和BPD值综合，可判断胎宝宝大小，当两值相加大于17时，有巨大儿的可能。

BPD：指胎头双顶径，是头从左到右最长部分，在孕5月以后，这个值基本与怀孕月份相符，当孕满7月时，BPD值为7厘米，孕满8月为8厘米。孕8个月以后，平均每周增长0.2厘米为正常，足月时应达到9.3厘米或以上。

S/D：指脐动脉收缩压与舒张压比值，与胎宝宝供血情况相关，随着孕周增加，S下降，D升高，比值下降，近足月妊娠时该值小于3。

LOA，ROA；LOP，ROP；LSA，RSA：指胎位，每组的第一个字母代表先露的骨在左侧还是右侧，第二个字母代表先露的骨的名称，顶先露为O，臀先露为S，面先露为M，肩先露为Sc，第三部分代表的是骨在骨盆之前、后或横。例如顶先露，枕骨在骨盆左侧，朝前，胎位即为LOA，是最常见的胎位。

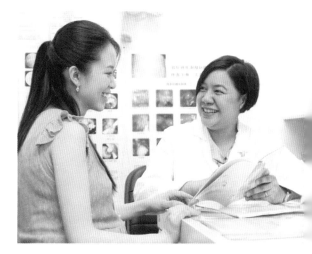

第111天

腹式呼吸法给子宫提供新鲜空气

胎宝宝生长迅速，到孕晚期，胎宝宝的身体会将子宫完全占领，此时子宫的空间将会很狭窄，而能够获得大量新鲜空气的腹式呼吸则能起到很大的作用。腹式呼吸法能刺激人体分泌微量的激素，使人心情愉快，准妈妈这种愉悦的心情也会使胎宝宝感觉很舒服，同时，还能为子宫传送更多的新鲜空气。所以，从现在开始，准妈妈就可以开始练习腹式呼吸法。

腹式呼吸前的准备

首先要找一个空气流畅、清新又比较安静的地方，比如公园，也可以在自己家里进行，需要先把室内的窗户打开通一下风，然后在床上或是在地板上进行，此时要注意保暖哦。

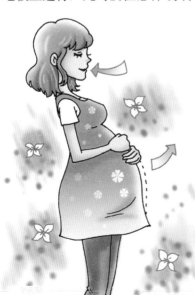

练习前，准妈妈可以轻轻地跟胎宝宝说："宝宝，妈妈现在要把新鲜的空气传送给你了哦，开不开心啊？好，那我们现在就开始吧。"以这样的心情练习，会起到事半功倍的效果。

腹式呼吸法的步骤

1 背部挺直，全身放松，双腿自然盘坐，双手轻轻放于腹部，脑海中想象胎宝宝正居住在一个宽广舒适的空间里。

2 吸气，慢慢地用鼻子吸气，直到腹部鼓起为止，此时气流会带动双手自然分开。

3 呼气，腹部向内收，再慢慢将腹中的气全部吐出去。

请注意要经常练习，为了做得更好更有效果，最好请医师做示范，以免方法错误。

腹式呼吸后的结束活动

呼吸结束后，也别忘了跟胎宝宝交流一下呼吸的效果，准妈妈可以问问胎宝宝："宝宝，妈妈已经把新鲜空气传给你了，你感觉是不是很舒服啊？咱们现在就休息一下吧，下次接着努力哦！"这时，准妈妈不要急忙起身，不妨先享受一下呼吸后的舒缓心情。

第 *112* 天
和老公一起聆听胎宝宝的心跳

听胎心是家庭自我监护胎宝宝的内容之一，除了准妈妈要学会观察胎动以外，准爸爸最好也能学会听胎心。在胎宝宝全身脏器的发育中，心脏是最早有功能的器官，早在第四五周的时候，心脏就开始跳动了。

胎心位置在哪里

要听胎宝宝的心跳声，准爸爸应先找到胎心的位置。胎心位置因胎位而异，如胎头朝下，则在准妈妈脐的右下方或左下方听；若臀在下，那就在脐的右上方或左上方听。最简单的方法是，在产检时请医生帮助确定，然后记住这个位置，以后依样画葫芦即可。

准爸爸贴在腹壁就可听到胎宝宝心跳声

胎心即胎宝宝心跳，胎心音是双音，犹如钟表的"嘀嗒"声，清脆整齐，速率较快。听前准妈妈需要排尿后仰卧床上，伸直两腿，准爸爸可直接用耳朵贴在准妈妈腹壁上听，仔细地听就会听出胎心跳动的节律规则。

胎心反映胎宝宝的情况

胎心起初跳动较慢，到第8周后，每分钟能达到180次左右，第14周以后下降为每分钟140次左右，以后保持在每分钟120~160次。

胎心跳动的速度稳定下来后，可以直接反映胎宝宝的情况，过快、过慢或不规则都说明胎宝宝情况异常，可能是宫内缺氧，准爸爸和准妈妈学会监测胎心音可及时发现胎宝宝的异样情况。

胎心音与其他几种声音的区别

听胎心音不是一下就能掌握的，要学会从其他声音中分辨出胎心音。

脐带杂音：一种酷似吹风一样的声音，是一种单音，速率与胎心相同。

子宫杂音：吹风一样的声音，音调低沉有力，速率与脉搏速度相同。

腹主动脉音：似敲鼓一样的"咚咚"响，速率亦与脉搏相同。

胎动音：一种没有一定规律的杂音，部位多变化，时有时无。

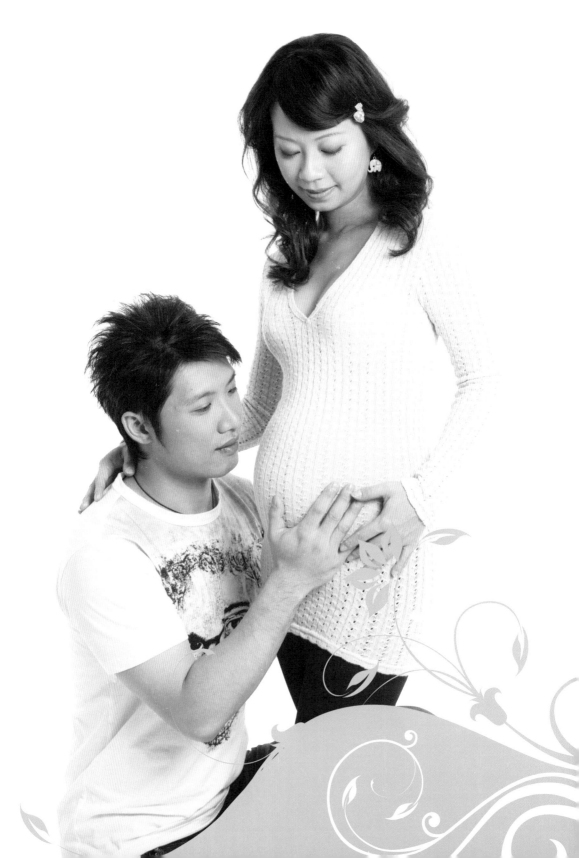

PART 5

孕5月

胎动，宝宝与妈妈的甜蜜沟通

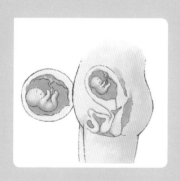

之前宝宝一直在子宫里动来动去，但无奈力气太小，妈妈一直察觉不到，突然在某一个早晨，吃饱喝足的宝宝力气大增，一顿"拳打脚踢"让妈妈终于收到了幸福的讯息。

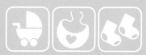

第*113*天

胎宝宝本周发育情况

胎宝宝在这周的生长速度有所减慢，身体长度只达到了13厘米，体重为140~170克。不过，接下来3周生长速度会再次加快，重量和身长都将增加1倍以上。

身体机能的发育情况

在孕17周的时候，胎宝宝的心脏几乎发育完成了。小心脏的搏动非常有力，频率还是比成人快很多，也比将来出生时快不少，每分钟130~150次，产检的时候，有了监听胎心音这个项目。不过此时的胎心音必须用胎心仪才能听到，听诊器还做不到。

这时候的胎宝宝，开始具备了听觉功能，逐步能够听到准妈妈身体内部比如血流、心跳、肠鸣等声音。这些声音是宝宝对妈妈的最初记忆，在出生后，如果把宝宝放到妈妈的腹部，宝宝听到这些熟悉的声音就会安静下来。

现在胎宝宝的骨骼大多数都还是软骨，不过开始变硬，而且骨骼表面开始覆盖一层卵磷脂，卵磷脂对骨骼有一定的保护作用。

外形的变化

一种特殊的脂肪——棕色脂肪在这段时间里开始形成，这种脂肪在成人身体中很少，主要在婴儿时期发挥作用。宝宝出生时，它堆积在颈部、肩胛处，如果外界温度低，其细胞的脂类就会分解、氧化，并散发大量的热能，让刚从温暖的子宫里出来的宝宝，能够适应子宫外相对寒冷的环境。所以，这种脂肪对宝宝来说是很有意义的。

在这一周，胎动时不时会出现，不过没什么规律。胎宝宝还喜欢把脐带当作自己的玩具，兴致勃勃地拉或者抓。不用担心他会伤害到自己，他已经具备了自我保护能力。

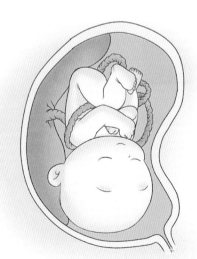

第114天

孕中期要预防低血糖

怀孕后，人体的新陈代谢加快，胰岛血流量比没怀孕时增多，故胰岛生理功能非常旺盛，准妈妈血中胰岛素水平偏高，以致血糖容易偏低。准妈妈要谨防低血糖，低血糖反应一旦出现，发展得非常快，如果不能得到及时的治疗，可导致昏迷、死胎的严重后果。

低血糖症状

低血糖的症状包括头晕、头痛、心慌、手抖、过度饥饿感、出汗、面色苍白、打冷战、异常烦躁、哭喊、易怒、攻击性强、口唇麻木、针刺感、全身乏力、视物模糊等，如果准妈妈出现了以上2~3种症状，说明可能血糖有些过低了，需要及时补充糖分，任何形式的精制糖如果汁、糖果、口服葡萄糖等都可以，否则情况严重，出现神志不清、全身抽搐、昏睡甚至昏迷等，会危及生命。

低血糖的预防

1 身边常备零食。正常情况下，出现低血糖一般是因为饮食量不足或没有按时进餐、运动量增加而未及时调整饮食，使得能量不能及时供应所引起的，因此平时在身边带些零食，是很有必要的。只要不让自己出现饥饿状态，就不会发生低血糖。适合准妈妈平时带在身边的零食包括：

苏打饼干：苏打饼干含丰富的碳水化合物，可以迅速供给能量，是很好的充饥食品，准妈妈感觉饿的时候，吃两块，就可以抵挡一段时间。

糖果：万一发生了低血糖，及时吃两颗糖，症状马上就可以缓解。

2 减少单独外出。准妈妈独自外出，发生低血糖是很危险的事，万一出现了，要及时向周围人求助，并说明情况，以免耽误时间，使情况变得严重。

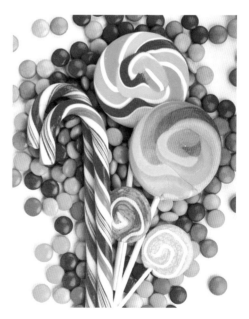

第115天
准妈妈胃口不佳怎么办

过了孕早期，准妈妈孕吐的问题会大有改善，而且，随着胎宝宝的成长，所需的营养越来越多，与之相应的，准妈妈的胃口会越来越好。然而也有些准妈妈过了孕早期，仍然没胃口，这就会耽误胎宝宝的成长，因为孕中期是胎宝宝生长发育的关键时期。在这时没胃口，一定要想办法改善了。

改善饮食

准妈妈没食欲，很有可能是饮食不合口味。有些准妈妈喜欢味道厚重的食物，但孕后饮食必须清淡，胃口就会不好。既然不能放太多盐、味精烹调，就可以多选一些自身就带香味

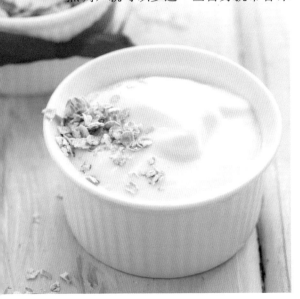

的食材，比如香菜、韭菜、香椿等，也可以放一些无盐的调味料如新鲜番茄汁、无盐醋渍小黄瓜、柠檬汁、醋、无盐芥末、丁香、肉豆蔻等增加饭菜的香味。另外，也可以把水果入菜，能够大大提高准妈妈的食欲。另有些准妈妈本身饮食清淡，怀孕后则需要增加鱼、肉的摄入，准妈妈可能也会表现出没有胃口，这种情况，可以将鱼、肉与蔬菜等清淡食材混合烹调，也可以提高营养摄入的全面性。总之，只要让色香味都符合准妈妈的口味标准就可以了。

促进消化

有些准妈妈胃口不佳，主要是因为消化不良，吃下去的食物不消化，胃里没有空当，自然没胃口再吃东西。所以，胃口不佳的时候，还要改善体质，一方面多运动，增加消耗量，另一方面吃一些有助消化的食物，比如山药、大麦茶、酸奶、橘皮茶等，可以帮助消化，慢慢就能有好胃口了。

此外，如果准妈妈的孕中期恰逢炎热的夏季，也会引起食欲缺乏的问题，此时准妈妈要注意防暑降温，以防胃口不佳。

第 *116* 天

孕中期可有适度性生活

孕早期和孕晚期是严禁性生活的，而孕中期却相对安全，因为进入孕中期后，胎盘形成，胎宝宝进入了稳定期，此时羊水也有所增多，可以缓冲外界的刺激，所以威胁他安全的因素减少了很多，准妈妈和准爸爸的性生活可以恢复了。而且，适度的性生活有益健康，还能使准父母的感情升温。研究表明，在孕期有恩爱性生活的准父母生出的宝宝反应更敏捷，语言发育更早，身体也更健康。

孕中期性生活注意事项

需要提醒准父母的是，此时过性生活也不能肆无忌惮，还是要时刻考虑到胎宝宝的安全，采用合适的方式方法才行。

首先，性生活的姿势要有所选择，以不压迫到准妈妈的腹部为准，一般女上位、后进式更适合，常规的男上女下的方式要避免，这样的姿势不但可能压迫到胎宝宝，还可能压迫到准妈妈背部的大血管。

其次，性生活的刺激要适度，由于全身血液增加，此时的准妈妈要比孕前敏感得多，如果刺激过度，引起子宫的强烈收缩，还是会影响到胎宝宝的。所以，包括乳房在内，刺激一定要适度和温和，避免猛烈的撞击和揉捏等。

再次，孕期的准妈妈抗病菌能力较低下，所以过性生活一定要做好局部清洁，之前、之后都要用清水清洗或者使用保险套，减少感染概率。

在性生活中，要以准妈妈的感觉为重点，一旦不适，要马上停止。另外，如果准妈妈有异常的出血现象，或者有严重并发症、有自然流产和习惯性流产史，那么在整个孕期都应该避免性生活。

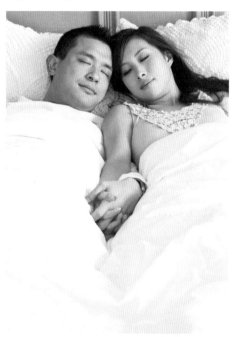

第 *117* 天

带胎宝宝一起去旅行吧

久静思动，经过孕早期3个月的静养，准妈妈一定特别渴望解除"禁足"，来一次旅行，让身心彻底放松一把。孕中期是个不错的时期，因为进入孕中期后，准妈妈和胎宝宝都比较稳定，是旅游的最佳时间段，不妨让老公安排一次短期旅游，释放一下。

出门旅游前，最好能结合自己的身体情况，跟医疗人员做一个比较全面的沟通，充分听取医生的建议，然后再做出最后的决定。

不适宜前往的地方

1 传染病流行的地区、公共卫生条件和医疗条件差的地方应避免。

2 交通不方便的地方也不要选择。

3 高海拔地区氧气不充分，是不适合选择的地点；同样，潜水、洗温泉、爬山也不适合。

4 人多拥挤、空气不好的室内，过度刺激的旅游景点如电影院、悬崖等也应尽量避免。

适宜安排旅行的地方

出发前准爸爸应对目的地的安全情况和医疗资源做一个全面了解，那些卫生条件好、治安好、医疗资源充足的地方应该是这次短期旅游的第一选择，比如博物馆、美术馆、平原风景区等，就是比较理想的旅游场所。

选择安全的出行工具

应尽量选择平稳、颠簸少的交通工具，火车、大型游轮是比较好的选择；容易造成眩晕、呕吐的交通工具应该避免，例如长途汽车，如果需要乘坐飞机则要尽量选择宽敞、靠近走道的位置。

如果就在家附近，有条件的话也可以考虑自驾车，在途中，如果出现身体不适可尽快停车休息。

带够所需的物品

药品：口服的肠胃药、止泻药，外用的酒精棉片、止吐药、优碘、外伤药膏、创可贴、清凉油等，要注意各种药品的使用最好能征得医生的同意。

食品：可准备些薄荷糖、果仁、葡萄干、甘草柠檬，甚至芝士、酸乳酪等，可慢慢咀嚼，能增加食欲，减少恶心的感觉。

其他：随身携带产前检查手册、保健卡、医生的联络方式、护垫等。

第 *118~119* 天

给宝宝取个可爱的小名吧

经过一百多天的相处，准妈妈已经与腹中的胎宝宝亲密无间，常常感觉世界上任何美妙的词汇都不足以形容自己对他的爱。不妨给宝宝取一个可爱的小名来表达这份难以言表的欣喜感觉吧。

小名是给宝宝爱的礼物

每个人都有属于自己的名字，有的时候还不止一个，除了大名外还会拥有一个小名，其实，名字除了方便分辨和称呼外，还有其他的含义，它寄托了父母对孩子的希冀和爱意，让孩子更显得独一无二，也是父母给孩子的一份礼物。当准爸妈叫着给宝宝起的小名与他交流时，心里一定满满的都是喜悦，那么，给宝宝取个小名吧，把这份爱的礼物送给他。

让胎宝宝也参与到生活中来

如果已经为宝宝取好了名字，准妈妈和准爸爸可随时随地地呼唤他，在日常生活中有很多这样的机会，例如散步的时候可以说："××，我们在散步，有没有打扰到你睡觉呢？"如果遇到胎动，还可以说："××，再给爸爸妈妈伸一下腿。"在做每件事情的时候，都不忘记让胎宝宝也参与进来。

呼唤小名可促进胎宝宝语言和智力发展

在胎儿期如能多呼唤胎宝宝的名字，每次交流前都用小名轻声而充满爱意地跟他打个招呼，那么胎宝宝出生后，再次听到同样的呼唤会感到熟悉和亲切，在新环境中不会感到紧张和不安，从而帮助他从心理上尽快适应，这对促进宝宝日后语言和智力的发展很有意义，同时也丰富了宝宝的精神世界。

有人做过这样一个实验，在孕期给宝宝起一个小名，并常常呼唤，宝宝出生以后，当听到呼唤他的小名时，会突然停止吃奶或在哭闹中安静下来，甚至还会露出似乎高兴的神情。

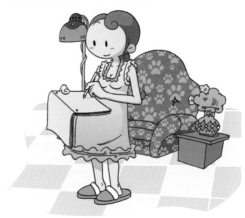

第120天

胎宝宝本周发育情况

孕18周的胎宝宝身体长度大约为14厘米，体重约200克，下肢比上肢长，身体的总体比例更加协调，看上去很漂亮。

身体机能的发育情况

大脑的发育仍在飞速进行，小脑两个半球正在形成，两个大脑半球在不断地扩张，扩张得逐渐接近小脑，神经元树突形成。此时的大脑具备了原始的意识。不过因为中脑还没有充分发育，所以大脑还不具备指挥肢体做出动作的能力，现在的动作都是无意识的。

胎宝宝的肺功能在此时也更加完善，开始了正式的呼吸活动，不过跟前兆呼吸时期的锻炼活动一样，进入肺部的是羊水而不是气体。羊水这时候的用处越来越多，吞下去的羊水一部分进入肺部练习呼吸，一部分还会进入泌尿系统形成尿液，一部分进入消化道，形成胎便，等等。所以，羊水不仅仅是保护胎宝宝，还是他练习各项本领的材料。

在18周的时候，如果是女宝宝，阴道、子宫、输卵管等已经各就各位，如果是男孩，他的外生殖器更加清晰。

能感觉到胎动了

随着身体发育的完善，胎宝宝更爱活动了，胎动逐渐频繁了起来，此时做B超，时机对的话，有可能会看到胎宝宝吮吸、吞咽、踢腿、滚动、伸手、抓脐带等动作。许多准妈妈这周能第一次感觉到胎动，准妈妈不妨记录下这个令人振奋的日子。

此外，胎宝宝的听觉能力越来越好，不但能听到准妈妈子宫里的声音，也能清楚地听到准妈妈说话的声音。这时是进行对话胎教的好时机，准妈妈如果经常跟胎宝宝说话，胎宝宝就会对准妈妈的声音逐渐熟悉，这种熟悉在宝宝出生后会有明显的体现。

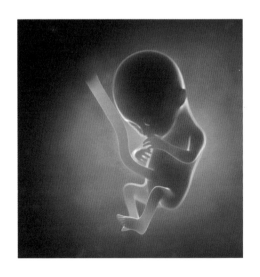

第 121~122 天
令人激动的胎动

约在孕8周的时候，胎宝宝就已经在运动了，不过此时的胎宝宝较小，而且胎动动作非常轻微，所以准妈妈感觉不到。比较敏感或有怀孕经验的准妈妈在孕16周可以感觉到，大多数准妈妈需要在18~20周的时候才能感觉到。

胎动的感觉

胎动最初的感觉很轻微，像鱼在游动或翅膀在扇动，有经验的准妈妈知道是胎动，没经验的准妈妈只当作胀气。慢慢地，胎动就会变得明显起来，当胎宝宝翻身的时候，因为动作较大，准妈妈可以感觉到下腹部有翻滚和牵拉的感觉，如果胎宝宝是四肢在运动，则会有拳打脚踢的感觉，有时候也会感觉到胎宝宝像是在颤动或蠕动，像是打嗝一样。较大的动作，可以从准妈妈的腹壁看出来，腹壁会这里突起来那里凹下去地起伏。

太早关注胎动不必要

胎动在孕5~7月这段时间还不算太规律，比如在早上出现过几次，正当准妈妈热切盼望再次出现的时候，反倒又一动不动了，这时候准妈妈就会感觉不安。其实有的时候，只是胎宝宝的动作比较小，并不是没有胎动，而准妈妈感觉不到，就会误以为是没有胎动。有时候突然在从来没出现过胎动的时候又胎动频繁，则会让准妈妈以为出了意外。关注不规律的胎动，只会增加准妈妈的压力。

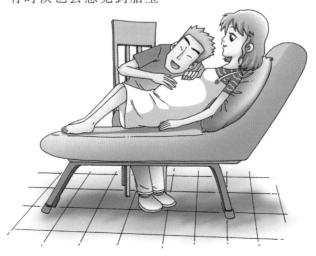

第 *123~124* 天

准妈妈情绪管理：化解工作压力

孕期坚持工作的准妈妈难免经常需要承受工作的压力，但准妈妈所承受的压力会直接传达给腹中的胎宝宝，不好的情绪会影响到胎宝宝的发育。所以准妈妈要学会巧妙化解工作的压力。

合理安排工作

1. 适度放低对自己的要求。有些准妈妈是工作狂，工作努力而要强，不能忍受自己任何的不完美，然而事实上，怀孕后准妈妈的精力和记忆力难免会有所下降，准妈妈要接受这个事实，不要对自己过度苛刻。

2. 将工作内容进行分类，挑选其中比较重要的尽力做好，状态好时抓紧时间多做一些工作，提高工作效率。

3. 和老板、同事建立良好的关系，愉快的办公室氛围也会让准妈妈心情轻松一些，必要时还可以请同事帮忙分担一些工作。

4. 减少所关注的琐事的数量，对自己无法控制的事情就由它去，别给自己增添无谓的压力。

排解压力的方法

1. 适度活动。不要连续地坐在那里工作，抽空起来走动一下，即使上厕所、喝水也会让准妈妈暂时得到放松。如果可能，吃完午饭后在单位附近散散步、晒晒太阳当然更好。

2. 饮食减压。钾、维生素C、B族维生素、DHA等微量元素都是舒缓压力、愉悦心情的好帮手，准妈妈可以在饮食上多下点功夫，将香蕉、橙子、鱼油等带入办公室，作为充饥零食，既营养又减压。

3. 写日记减压。记孕期日记绝对是个可以抚平心绪的好方法，边想象胎宝宝的模样边记录下孕期的趣事和自己内心的感受，偶尔也可以将自己的小烦恼说给胎宝宝听，相信会让心情变得轻松愉快起来。

4. 倾诉减压法。心理压力大时可以找好朋友聊聊天、发发牢骚，但不要经常这么做，因为过度的倾诉会强化负面的情绪。

5. "暴力"宣泄法。买一个可以减压的发泄玩具球随身携带，烦躁时就捏一捏或摔一摔它，让压力在"暴力"中得到释放。

第125天

准妈妈情绪管理：正确处理家庭矛盾

怀孕后，由于体内激素的变化，准妈妈情绪容易不稳定，加之孕期繁杂事多，难免与丈夫发生矛盾。发生矛盾并不可怕，可怕的是矛盾得不到解决，情绪得不到梳理，日积月累，就会使矛盾加深。所以，学会如何正确地处理家庭矛盾是非常重要的。

不要无理取闹

准妈妈容易犯的一个毛病就是以怀孕的名义，无理闹三分。虽然准爸爸会一而再地包容忍让，但也许就在心里埋下了一些裂痕，给以后的生活带来隐患。所以准妈妈要学会就事论事，以解决问题为首要目标，采取怀柔的方式解决，而不要动不动就发脾气。

在吵架前先冷静一下，问自己3个问题：我到底为什么生气？这件事情是否已经严重到了需要通过吵架来解决的地步？吵架能解决这个问题吗？如果先冷静下，准妈妈也许会发现有些事情其实根本不值得去争吵。

有技巧的吵架会让夫妻双方的情绪得到释放，让对方更加理解自己，而没有技巧的吵架只会加深双方的裂痕。因此，准妈妈在吵架时要跟丈夫达成以下共识：

1 发生口角时，要就事论事，不要伤及无辜，牵扯出一大堆陈年旧事，将对方的父母、朋友、同事挨个数落一遍，这样不论青红皂白地无限扩大战场，逞一时口舌之快，只会激化矛盾，对解决问题毫无益处。

2 夫妻间发生争执往往没有固定的答案，多数是看待事情的角度问题，而不是是非问题，因此吵架只要点到即可，不要过分较真，如果非要分出是非对错，拼命抓住对方语言上的漏洞，据理力争，极力驳倒对方，一定要吵赢，结果往往会伤了感情。

3 不要冷战。吵过之后要及时沟通，通过理智的方法解决矛盾，否则会使问题就此"结冰"，要想再打破坚冰，则不是一件容易的事，长此以往，彼此间的隔膜会越来越深。夫妻没有隔夜仇，吵架后一定要主动打破僵局，寻求和解，做好"善后"工作。

第 *126* 天

和胎宝宝玩踢肚游戏

胎宝宝在母体内有很强的感知能力，与胎宝宝做游戏不但可以增进胎宝宝活动的积极性，而且有利于他智力的发育。

"踢肚游戏"就是特别适合这个时期胎宝宝的胎教法，通过用手掌轻轻拍击胎宝宝，以诱引他用手推或用脚踢的回击，通过这种游戏达到胎教的目的。

据专家测定，经过踢肚游戏胎教法训练的胎宝宝出生后，学习站立和走路都会快些，动作也较灵敏，而且不爱啼哭，相比未经过这种胎教训练的宝宝更活泼可爱。

踢肚游戏怎么玩

1 做踢肚游戏前，先进行一段时间的抚摸。准妈妈尽量全身放松，可以平躺在床上，在腹部松弛的情况下，用一个手指轻轻按一下胎宝宝后抬起，如果有轻微胎动，则表示胎宝宝立马就有反应，也可能需要坚持一阵子胎宝宝才会建立反应。

2 当感觉到胎宝宝踢肚子时，轻轻拍打被踢的部位，然后等待第二次踢肚。通常1~2分钟后胎宝宝会再踢，这时候再轻拍几下，接着停下来。

3 待宝宝再次踢肚的时候，准妈妈可以更换拍打的部位，胎宝宝会向改变的地方去踢，但应注意改变的位置不要离胎宝宝一开始踢的地方太远。

4 这个游戏可每天进行两次，每次几分钟，最好在每晚临睡前进行，因为这时胎宝宝的活动最多，但需要提醒准妈妈的是，玩这个游戏时间不要太长，以免引起胎宝宝过于兴奋，这样准妈妈会无法安然入睡。

玩踢肚游戏的注意事项

1 坚持在固定的时间进行，每天2次，养成规律，这样才能让胎宝宝"心领神会"。

2 室内环境要舒适，空气新鲜，温度适宜。准妈妈应避免情绪不佳，保持稳定、轻松、愉快、平和的心态。

3 不宜跟胎宝宝玩踢肚游戏的情形：临近预产期；有不规则子宫收缩、腹痛、先兆流产或先兆早产现象时；曾有过流产、早产、产前出血等不良产史等。

4 玩游戏时，若是胎宝宝反应过于强烈，比如用力挣脱或蹬腿等，就应马上停下来。

第 *127* 天
胎宝宝本周发育情况

进入孕19周，胎宝宝的身体长度会达到15厘米，体重则可以达到240克左右。

身体机能发育情况

胎宝宝的整个消化器官有效运行，消化功能有了更大进步，十二指肠和大肠开始固定，胃逐渐增大了，比一粒米还要大一些。此时胎宝宝仍然在不停吞咽羊水，锻炼消化功能。

在本周，大脑发育的重点发生了转移，神经元增加速度放慢，而神经元上的树突开始快速增加。树突可以将各个神经元连通起来，这样神经元之间的连通就迅速增加。神经元之间连通增加后，互相之间的信息传递就会变得多起来。树突的增加对大脑的发育来说，比神经元数量增加的意义更大。

此外，胎宝宝的大脑出现了一个重要的变化，就是各大感觉器官诸如味觉、嗅觉、触觉、视觉、听觉等都开始独立、分化出来，都在大脑中占据了专门的区域，开始分区域发展，因而大脑的功能越来越细化，越来越完善。

胎宝宝现在也许能够听到周围发生的事情，他能听到的声音主要有准妈妈的血液流过血管的声音、胃部消化的杂音以及准妈妈说话的声音。研究显示，胎宝宝在学习分辨准妈妈与其他人的声音，并且很快会显示出对准妈妈的声音的偏爱。

形成胎脂

在羊水里泡的时间长了，现在的胎宝宝又多了一层保护自己的措施——胎脂。胎脂是由皮质和脱落的上皮细胞结合形成的，呈白色，覆盖在胎宝宝的整个身体表面，将胎宝宝的皮肤和羊水进行了有效的隔离，避免被羊水过度浸润，同时也能保护皮肤不发生皱裂、硬化或擦伤等问题，同时还能为胎宝宝提供营养，并在出生时减少与产道的摩擦，起到润滑作用。胎脂的出现还能说明一个问题，就是胎宝宝的皮脂腺已经开始工作，能分泌皮脂了。

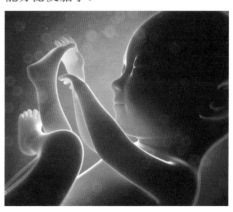

第128天
预防妊娠高血压疾病

妊娠高血压是准妈妈特有又常见的疾病，多出现在孕5月以后，最主要、最明显的表现是高血压。单纯的血压升高，还不是很严重，但是如果伴有水肿、尿蛋白等，就要警惕了，这可能引发子痫。子痫是严重疾病，一旦发生抽搐、昏迷、心肾功能衰竭，可导致母子死亡。子痫是妊娠高血压继续发展的后果，预防子痫就必须预防妊娠高血压。

哪类准妈妈易患妊娠高血压疾病

有些准妈妈比其他准妈妈更容易患上妊娠高血压，一般来说，以下几种准妈妈通常容易患妊娠高血压疾病：

1 初孕的、年龄小于20岁或大于40岁的准妈妈。

2 怀有双胞胎或多胞胎的准妈妈。

3 家族中有高血压遗传的、对高血压易感的、有血管性疾病、肾病、糖脂代谢异常等疾病的准妈妈。

4 体重超标或营养不良的准妈妈。

妊娠高血压疾病的预防

妊娠高血压重在预防，那些被医生评定为患妊娠高血压疾病风险较高的准妈妈，一定要注意以下几点：

1 重视产检，每次产检都会量血压，如果有异常可以及时发现，加强监测，能有效预防病情进一步发展。

2 要多关注自己的身体，每周增重超过500克或者出现不易消退的水肿或者水肿超过腰部以上都要及时报告医生，加强管理。

3 要合理安排饮食，最重要的一点是烹调的时候少放盐，每天摄入盐分不要超过5克，口味偏重的准妈妈，烹调时可以混合一些钾盐到钠盐里，既能提升菜肴味道，又能控制钠盐摄入，同时还能为准妈妈补充些钾。

4 一些调味料里含有盐分，准妈妈要注意，以免在不知不觉中多摄入了盐分。比如酱油中就含有较高的盐分，6毫升的酱油含有的盐分约为1克，烹调时要换算成盐分对待。

第 *129* 天

控制好体重的增长幅度

怀孕期间，准妈妈的体重会增加，体重增加的幅度在一定程度上也影响着准妈妈和胎宝宝的健康。如果体重增加不够，胎宝宝的成长就会受限制；增长太多，要么是胎宝宝成为巨大儿，造成难产，要么就积聚在准妈妈的身上，威胁准妈妈的健康，比如患上妊娠糖尿病、妊娠高血压等。所以准妈妈要控制体重的增长幅度，既不要太大也不能太小。

孕期体重会增加多少

孕期体重增加来自两个方面，一个来自于胎宝宝，胎盘和胎宝宝最终重量会达到3.75千克，羊水也将达到1千克；另一个来自准妈妈自身身体的变化，比如乳房增重约1千克，子宫达到1千克，血液、体液增加各约2千克，各类营养物质理想增加值大约为3.5千克。当然，这是一个参考值，准妈妈的体重增加不可能完全按照这个数据来，只要不是太离谱就可以了。

体重增加量与孕前体重相关

孕期体重增加多少合适，跟准妈妈孕前的体重相关，可以参考BMI值来衡量。BMI为体重指数，计算方法为体重（千克）/身高（厘米^2），BMI值小于18，在孕期增加12.5~18千克都为正常，BMI值在18~24之间的在孕前期重增加11.5~16千克为正常，BMI值在24以上的，体重增加7~11.5千克为正常，总体来说增长值在12.5千克左右为最理想，孕中晚期每周增加350~500克最好，在这个范围之外的都需要调整。

关注异常体重

体重增加一般都比较平稳，不能出现突然迅速增长或忽然下降、不增长的现象。准妈妈可以准备一台体重秤，每周测量一次，做成一个表格，体重增加情况就更明了了。测的时候，最好能穿同样的衣服，并用同一台秤，这样数据更准确。另外，产检要坚持做，一旦有体重异常，医生能够及时发现，会给准妈妈提出建议，准妈妈照做，就安全多了。

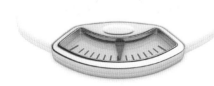

第130天

警惕孕期头痛

有些准妈妈在孕初期出现了头痛现象，这多数是激素影响了大脑的血液回流造成的。这种头痛会随着孕初期的结束而结束。但有些准妈妈的头痛持续到了孕中期以后，还有些准妈妈在孕初期没事，进入孕5月后，反而出现头痛症状。

排除疾病因素

不管是孕前就有头痛的毛病还是孕初期开始的或者是孕中期开始的，在产检的时候都要告诉医生，医生会结合其他检查判断这种头痛是正常反应还是病理反应。不要认为这跟怀孕没关系就不说，容易耽误治疗。

孕期头痛，应与妊娠高血压疾病相鉴别，要注意监测血压有无升高，检查尿常规有无蛋白尿或水肿等症状。

如果在孕晚期突然出现头痛和头痛加重现象，还伴有耳鸣、心悸、呕吐、胸闷症状以及视觉改变、上腹部尖锐疼痛、突然的体重增加或手部、脸部肿胀等，可能是先兆子痫，要尽快看医生。

如何缓解头痛

激素变化引起的头痛只是一种普通的怀孕反应，无须药物治疗，只要注意调理，就会慢慢缓解了。

首先，保证营养，让大脑能获得足够的能量供应；经常做头部体操，避免长时间坐在电脑前或伏案工作，防止大脑缺氧。

其次，讲究饮食均衡搭配，含优质蛋白质的食物、新鲜蔬菜、水果等都要适当食用，不要偏食。

再次，要注意休息，疲劳是诱发准妈妈头痛的导火线，包括眼疲劳也会导致头痛，因此准妈妈要尽量减少工作时间，不要过度用眼，并保证充足的睡眠。

此外，不良姿势也会引起头痛。准妈妈不妨检查下工作用的椅子、电脑屏幕和鼠标垫，以及汽车后视镜的位置。在家里，如果床上的枕头过高，可能会导致脖子"落枕"，并引起疼痛。

还有，压力大、心情抑郁也会导致头痛，准妈妈要学会自我放松，多到户外走走，呼吸新鲜空气。

如果头痛严重，无法缓解，可以请医生开药。

第 131 天
出现水肿怎么办

进入孕中期后，胎宝宝的体积不断增大，压迫到了骨盆静脉和下腔静脉，使得腿部的血液不能顺畅回流，部分的液体就渗透到了其他的组织中滞留下来，水肿就形成了。准妈妈可以试着用大拇指按压小腿的胫骨，如果皮肤出现凹陷后不能很快地反弹回来，这就说明下肢已经水肿了。一般情况下，水肿都在孕晚期出现，不过有些准妈妈在孕5月以后就有水肿现象了。

正确护理

1 把脚垫高。下肢尤其是脚部离心脏太远，静脉血回流的动力很小，把下肢抬高，依靠惯性的作用将脚部的血液送回心脏，水肿也就自然而然会慢慢消失。

2 经常运动。运动是促进血液循环的好方法，不过准妈妈不能做剧烈运动，散散步或者在征询过医生的意见后适当游游泳，都是消除水肿的好办法。

3 坚持按摩。按摩能够促进血液循环、消除水肿。每天睡前，准爸爸可以坚持给妻子做按摩，消除疲劳，预防水肿，准妈妈的睡眠质量也会有所提高。

4 衣着舒适。不要穿过紧的裤子和鞋袜，因为会导致身体血液循环不畅，引发水肿的可能。此外，腿部水肿会有轻微的胀痛，宽松的穿着有利于舒适透气。

饮食调节

1 饮食宜清淡。烹调用盐和含盐食物都不能多吃，以减少身体中液体的滞留。还有难消化的食物也是引起水肿的原因之一，如油炸食品，也要少吃。

2 冷冻食物不能多吃。冷食会影响血流速度，加重水肿。

需要就医的情况

孕期水肿是正常的生理现象，正常都出现在下肢，如果出现了下面的情况，就应及时就医：

1 水肿到了腰部以上，甚至手部都出现水肿，这就是病理性的了，可能是营养不良或者是妊娠高血压的表现。

2 水肿部位有刺痛和麻木感，或者干脆一点感觉都没有。

此外，经常出现身体水肿的准妈妈要多留心其他身体指标，因为孕期水肿也可能跟一些疾病有关。

第132天

泡脚、按摩脚部要注意安全

泡脚可以促使血液循环加速，这样就能让胎盘获得更多的血液、更多的氧气，对胎宝宝的发育很有益，同时泡脚是一种很好的放松方式，对缓解腿脚水肿也有效果，准妈妈可以天天泡泡。不过，泡脚也有安全问题需要注意：

水温不宜过高

准妈妈泡脚应使用温水，因为如果水温持续超过39℃，有可能造成胎宝宝脊髓缺损，因此泡脚最好的温度应控制在38℃，水温不要太高。

不宜长时间泡脚

许多准妈妈在怀孕前都有用热水泡脚的习惯，但怀孕后就不宜这样做了。准妈妈泡脚的时间一般15~20分钟就足够了，因为长时间的热水刺激，可能会引起子宫的反应。事实表明，长时间热水泡脚后，胎动会明显增加。

泡完脚后注意保温

泡脚最好的用具是木盆，热量散失较慢，如果用铁盆，就备一壶热水放在边上，水凉了就加点，泡完脚之后，要及时擦干，穿上袜子保暖，不要等着自然干，以免带走脚部大量热量。尤其是夏天炎热时，不要泡完脚之后就光着脚在地板上走。

足底按摩需谨慎

泡脚后，不要随便做足底按摩，脚部的穴位极多且复杂，分布也密集，没有专业知识而过度刺激足底，很有可能会影响胎宝宝的安全，最大限度就是在脚底快速摩挲几个回合即可，不要用力按压。特别要提醒准妈妈，足跟是生殖腺的反射区，踝骨下方的窝对应的是子宫，都不能过度刺激。

习惯到足疗馆去泡脚按摩的准妈妈，在孕期可能要歇一段时间了，除非这间足疗馆真的是特别专业，对孕期按摩也有专业的认识，而自己又特别信任，才可以去。另外泡脚用的药材一定要慎重选择，有强烈活血作用的药材不能用，一旦引起子宫收缩就不妙了。

第 *133* 天

大肚准妈妈洗澡要注意安全

由于机体内分泌的改变，新陈代谢逐步增强，汗腺及皮脂腺分泌也随之旺盛，准妈妈必须保持经常沐浴的习惯，但准妈妈的肚子越来越大，行动也越来越不方便，洗澡成了一件大工程。因此，在洗澡时，准妈妈一定要增强安全意识。

做好防滑措施

洗澡最容易发生的危险是滑倒，因此准妈妈要做好防滑措施。

1 在卫生间里铺设防滑垫，尤其是在会淋水的地方铺好，在卫生间装好手柄，洗澡和进出卫生间的时候尽量扶着走。

2 不要穿容易滑倒的鞋，购买有防滑底的拖鞋穿着，洗澡时注意避免香皂水或沐浴露等滴落在地上。

3 洗澡的时候，可以带一张凳子进洗澡间，上面铺上干净的毛巾，坐在上面洗就会轻松很多。不过要提醒，凳子用完了一定要拿出外面来晾干，避免滋生细菌。

4 洗澡的时候，要告知家里人自己在洗澡，同时不要锁门，万一发生意外，家人可以及时进入救助。

让准爸爸帮忙

大肚准妈妈洗澡最困难的是洗小腿、脚和后背，建议准妈妈不要勉强自己，如果每天都洗澡，就不用特别认真搓洗，简单将身体表面冲洗一下就干净了，如果需要搓洗小腿、脚、后背，可以请准爸爸帮忙。

其他注意事项

1 洗澡水的温度不能太高，不要超过38℃，高温会影响胎宝宝的稳定，另外高温容易让准妈妈发生晕厥。

2 不能空腹洗澡，容易出现低血糖；也不能饱腹洗澡，由于饱腹时消化道血流量较少，会妨碍食物的消化和吸收，引起肠胃疾病，另外，心脏等部位供血不足，容易诱发心脑血管意外。

3 孕期要使用淋浴，不要泡澡，以免脏水倒灌，引起阴道炎。

4 洗澡的时间不能太长，浴室空气流通不畅，时间太长会导致缺氧，影响准妈妈和胎宝宝的健康。

第 *134* 天

胎宝宝本周发育情况

本周胎宝宝的身长为16～25厘米，体重250～300克。胎宝宝现在建立起了作息规律，时睡时醒，醒着的时候，可以在子宫里像鱼一样慢慢游动，或者做一些大幅度的动作，有时运动得太剧烈，还会让准妈妈晚上睡不好觉。

身体机能的发育情况

消化道仍然在不断完善，胃内出现制造黏液的细胞，这些细胞在将来消化食物时都是必不可少的。消化道功能的锻炼也在继续，吞咽下的羊水经过消化后，聚集在肠道内，形成胎便，越聚越多。但此时，胎宝宝绝不会将胎便排出去，一直要等到出生后才排出，这样可避免胎便污染羊水。

这时，骨骼发育加快了，四肢、脊柱进入了骨化阶段。骨骼骨化对钙的需求非常大，准妈妈在此时一定要注意补钙，如果饮食中的钙不足，还要通过钙制品补充。

外形的变化

孕20周的胎宝宝更加好看了，嘴变小了，两眼更靠拢了些，眼距不再那么大了。不过胎宝宝的鼻子还不太好看，鼻孔偏大，而且是朝天鼻。在此后的一段时间内，鼻尖仍在发育，以便让鼻孔朝下，改变朝天鼻的状况，不过这需要很长的时间，在宝宝出生后，他的鼻子也还有朝天鼻的味道，需要1~2年的继续发育才能完全改观。

胎宝宝具备的能力

胎宝宝现在特别喜欢中低频声音，准爸爸的声音正好具备这个特点，准爸爸要多跟胎宝宝说话，而且胎宝宝的大脑在这个阶段有了记忆功能，多跟他说话，可以让他记住准爸爸的声音。这样在他出生后，爸爸的声音也能对他起到安慰作用。

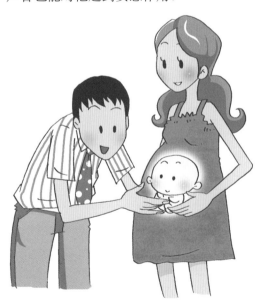

第135天
孕期患病切忌擅自用药

孕期用药需要谨慎，因为许多药物可造成胎宝宝畸形、流产等后果，但孕期时间这么长，准妈妈也很难保证不生病，如果生病了硬扛着不用药，也会使准妈妈的病情无法控制，结果同样会影响胎宝宝的健康，比用药的后果可能更严重。要知道的是，并非所有药物都不能吃，孕期生病了，还是要积极治疗的。

孕期生病应看医生

准妈妈生病了，不要擅自用药，但也不要拖着，一定要去看医生，并告知医生自己是孕妇，让医生来制定治疗方案。因为还是有一些药物，对准妈妈和胎宝宝的影响比较小。

尤其需要注意的是，包装上写有"孕妇禁用"或"孕妇慎用"的药物，都含有不利于胎宝宝的成分，准妈妈不要使用。

医生开药后，准妈妈应按照最少有效剂量、最短有效疗程使用，避免盲目大剂量、长时间使用，避免联合用药。

中药的安全隐患

因为中药是公认的不良反应小，不是化学制剂，比较安全，有些准妈就想当然地认为孕期不能吃西药，可以吃中药，从而治病、安全两不误。这种想法是绝对错误的，对于准妈妈来说，生病看医生是首选，擅自用药哪怕是中药也是大忌。

外用药也有安全隐患

孕期不但不能乱吃内服药，外用药也要谨慎使用。因为外用药虽然不是直接进入体内，但是它可以渗透皮肤被吸收进血液，引起胎宝宝中毒，严重时会造成胎宝宝神经系统器官的损害。

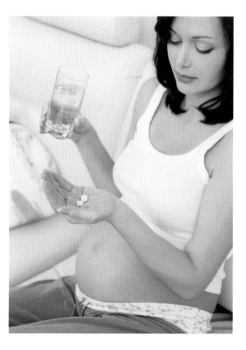

第*136*天
了解羊膜穿刺

羊膜穿刺是目前最常用的一种产前诊断技术。穿刺时，医生在超声波探头的引导下，用一根细长的穿刺针穿过腹壁、子宫肌层及羊膜进入羊膜腔，抽取20～30毫升羊水，通过检查其中胎宝宝细胞的染色体、DNA、生化成分等，以确诊胎宝宝是否有染色体异常、神经管缺陷以及某些能在羊水中反映出来的遗传性代谢疾病。

羊膜穿刺适合哪些准妈妈

如果有以下情况的，准妈妈可以跟医生商议，看是否需要进行羊膜穿刺：

年龄在34岁以上的准妈妈。

本人或直系亲属曾生育先天缺陷儿者。

母血筛查唐氏综合征结果异常者。

家族中有遗传性疾病者。

本人或配偶有遗传性疾病者。

本人或配偶有染色体异常者。

本次怀孕疑似有染色体异常者。

习惯性流产者。

羊膜穿刺时间和流程

如果需要做羊膜穿刺术，最好在孕16～18周时进行，这个时期的羊水量等指标比较方便检查。

在正式抽取羊水前，医生会用超声波为准妈妈检查，确定怀孕周数和胎宝宝的大小、位置、数目等。然后找出最合适下针的位置，在皮肤上进行消毒，并盖上无菌单。接着医生就会用穿刺针刺入羊膜腔内，抽取适量的羊水。抽完后需要稍坐休息一会儿，如果没有不适就可以回家了。

羊膜穿刺的注意事项

1 事先了解羊膜穿刺的目的和安全性。

2 先天畸形儿的成因很多，染色体异常只是其中的一部分。因此，染色体正常并不能保证胎宝宝一定正常，其他该做的产前检查仍需按医生的指示进行。

3 羊水细胞培养成功率并不是百分之百，如因故无法得到染色体分析时，有可能需要再穿刺一次。

4 做完羊膜穿刺术当天不要洗澡，还要好好休息2～3天。检查结果一般会在2周左右出来，但医院不同，时间可能也不一样。

第137~138天
调整心态，远离失眠烦心

怀孕后雌激素和孕激素的水平都会大大上升，这就会导致内分泌发生紊乱，而身体一时承受不了这些变化，就会发生一系列的问题，如失眠、烦心、头痛等。如果准妈妈恰好是思虑太多的性格，则更会导致睡眠质量差。所以，准妈妈要调整好自己的心态，利用一些小技巧，来提高睡眠质量。

让大脑放空

睡前精神要平稳、镇静，可以适当听听音乐、散散步，但不要做剧烈运动，也不要看惊悚、悲伤或搞笑类的影视剧或图书，这会刺激脑细胞，使准妈妈变得兴奋，不易入睡。缩短每晚看电视的时间，并定时上床睡觉。在睡觉前，准妈妈要强迫自己不要去想任何事情，让大脑保持放空状态。

放松身体

每天晚上洗个温水澡或泡泡脚，还可以让准爸爸帮忙按摩，准妈妈的身体得到放松，自然就能轻松入睡。另外，睡觉时要注意调整睡姿，养成侧卧的习惯，以促进血液回流，减轻心脏负担，从而提高睡眠质量。

创造良好的睡眠氛围

选择家里比较安静的房间作为卧室，并将卧室布置得温馨舒适，创造良好的睡眠氛围。如果卧室的灯光太亮，就可以适当地调暗一些；如果噪声太大，则可以挂上厚厚的窗帘或贴上隔音壁纸来隔绝噪声。另外，不要在卧室里放置电视，或者在床上看书、工作，这些都将成为入睡困难的影响因素。

睡前不要吃太饱

睡前2小时内不要再吃一些难以消化的食物，否则肠胃消化食物产生的气体会滞留在体内，影响睡眠，而且睡前饱食容易使脂肪囤积，造成肥胖。晚饭最好安排在睡前4个小时左右，不要吃得太饱。

温牛奶可助睡眠

睡前半小时喝一杯温牛奶。牛奶具有很好的安眠作用，它含有色氨酸和肽类两种催眠物质，能够促进大脑细胞分泌出使人昏昏欲睡的神经递质——五羟色胺，并能调节人体生理功能，使人感到全身舒适，而且还能解除疲劳。

第 *139* 天

职场准妈妈必备的舒适小道具

怀孕后还坚持上班会感觉到比较辛苦，不能像在家里那么舒服自在。可是只要花心思添置点小道具，准妈妈也能制造出一个舒服的工作环境，让职场生活轻松一些。以下是一些简单易行的方法：

折叠床

经过一上午的紧张工作，准妈妈通常会感到比较疲惫，而且随着胎宝宝的增大，长时间地坐着也会使腰背酸痛，所以准妈妈最好能中午小憩一会儿，有条件的话，可以要求单位给自己腾一间空余的小房间，准妈妈可以在房间里备一张折叠床。

一把舒服的椅子

长时间保持着坐姿会使准妈妈的背部感到疼痛，而一把舒服的椅子则可以使准妈妈避免这个问题。如果可能的话，最好是一把可以调节高度的椅子。把它设定好，最好是可以使膝盖弯曲呈90度。

小凳子

在办公桌前放一个小凳子或小木箱，坐下来工作时就把双脚搁在上面，可以有效缓解小腿水肿。凳子的高度可以自己选择，以感觉舒适为宜，如果高度不够，也可以在上面垫几本书。

靠垫、小木槌

将一个柔软的靠垫放在椅背上，这样靠在上面工作就舒服多了。久坐或久站容易腰酸背痛，用小木槌敲敲打打有助于减轻肌肉疲劳。

小风扇

夏天，准妈妈可以买个小风扇摆在办公桌上，就可以安然度过整个夏天了。不但实用，而且还能将办公桌装点得活泼可爱，一举两得。

暖手鼠标垫

在寒冷的冬天操作鼠标和键盘，经常会感觉手部冰凉，准妈妈可以为自己备一款暖手鼠标垫。只要将上面的USB接口插在电脑主机上，一会儿就变得暖烘烘，手放在里面一点都不会凉了。

小毯子

夏天如果办公室的空调温度太低，将小毯子盖在身上可以避免受凉；到了冬天，将它盖在腿上或披在身上，就可以防寒保暖了。

第140天
如何保持好职场形象

准妈妈既然选择了继续留在岗位上，就不要以怀孕为借口，容忍自己邋遢和懒散，要尽力保持好专业的形象，穿着打扮、言行举止都要注意。

穿着打扮要利落

现在有很多孕妇装剪裁合理，既照顾到了大肚子，又体现了干净、利落的作风，而且颜色简单、柔和，准妈妈可以把这样的衣服多备几套。另外，并不是只有孕妇装和宽松衣服才是准妈妈的选择，弹性较大的裙子、裤子都可以穿，只要不感觉到压迫、不舒服就完全没问题。

所以，不要总是想着大一号的衣服，而是尽量合身，合身的衣服看上去干净、整洁，更有职场特点。在款式、花色上，要注意避开那些图案复杂、颜色鲜艳的衣服，尽量以深色系衣服为主，搭配一些漂亮、鲜艳的配饰，提亮整体感觉就可以了。但是，鞋子一定不能穿高跟的了，即使工作要求也要避免。

准备一个专门的收纳箱

把孕妇专用的小道具收进专门的收纳箱。怀孕后，办公室里必然会备一些准妈妈日常需要用到的物品，比如睡午觉用的毛毯、垫脚的小凳子、维生素瓶子、零食、润肤产品等，一定要放到看不见的柜子、箱子里，不要统统堆到办公桌上。

注意言行举止

言行举止要符合职场特点，打起精气神，不要表现得懒洋洋的，那样会让跟自己合作的人感到劳累。另外，平时谈论的话题尽量集中在工作上，不要总是围绕着怀孕，当有人问起时，也可以简单带过，感谢一下别人的关心即可，不要没完没了地聊，那样容易给人不严肃的印象。

重要的事情记录下来

怀孕后准妈妈精力有所分散，记忆力也会有不同程度的下降，这是很正常的，暂时没有好办法来缓解。但准妈妈不必过于苦恼和自责，只要手勤一点，养成随手记录的习惯，把重要的事记录下来，就不会造成不必要的忙乱。

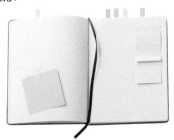

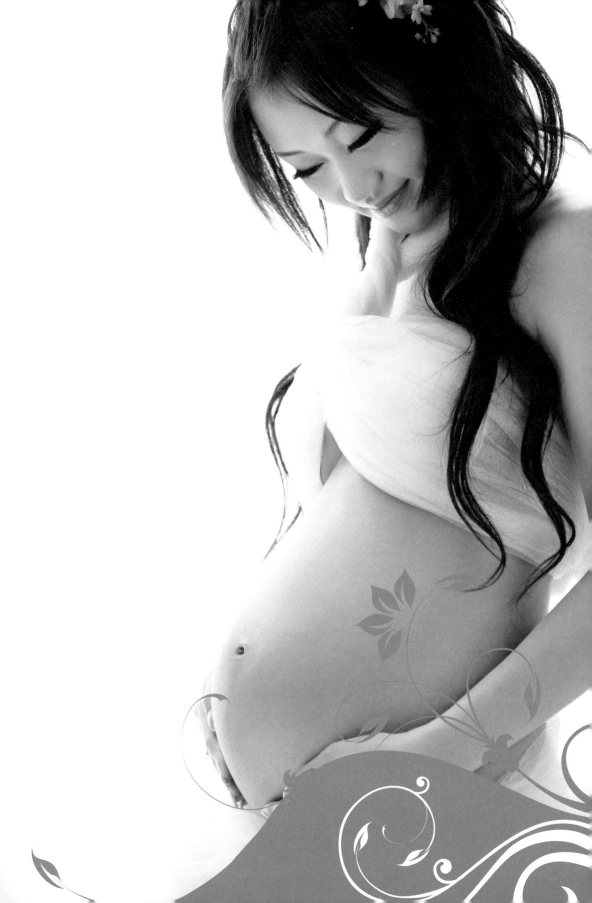

PART 6

孕6月
跟胎宝宝的初次相见

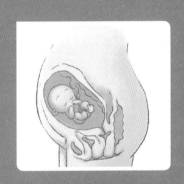

宝宝长得到底是像自己还是像他爸爸？纠结了6个月的问题总算有答案了。隔着肚皮拍的相片虽然像素不够高，但第一次看到胎宝宝肉嘟嘟的小手小脚、清晰的眉目，是不是让你的心都融化了？

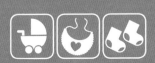

第 *141* 天
胎宝宝本周发育情况

孕21周的胎宝宝身体长度大约18厘米，体重在300~350克，从这个时候开始胎宝宝的体重还会大幅度地增加。

身体机能的发育情况

胎宝宝身体的基本构造进入了最后完成阶段，心跳声规律有力，只要方法正确，用听诊器就可以清楚地听到胎宝宝的心跳声了。胎宝宝的大脑发育仍在继续，大脑褶皱出现，小脑后叶开始发育，并且出现了海马沟。

外形的变化

从外形上看，现在的胎宝宝已经像一个新生儿了，头部已经接近完美，鼻子、眼睛、眉毛、嘴巴、耳朵都已经各就各位，每一个部分都位置正确、形状完整、清晰可见，身体比例也更加和谐，头部只占到整个身体的1/4，比起前段时间头部占到整个身体的1/3进步非常大。

胎宝宝的能力

胎宝宝的听觉能力也在不断提高，能够听到准爸爸和准妈妈的声音了，不妨多跟胎宝宝聊聊天、讲讲故事。此外，外界比较大的、突然的声音可惊扰到他，用力关门的巨响、瓷碗打碎的声音、夫妻之间的争吵、电话的铃声都有可能惊醒正在睡觉的胎宝宝，出现最猛烈的胎动，要尽量避免出现这样的情形。

此时子宫内的空间比较大，所以胎宝宝的活动幅度较大，踢腿、屈体、伸腰、滚动等动作都做得不错，还会把手举起来放到嘴里吮吸。活动频率也较高，这种运动幅度和频率会一直持续，直到孕后期胎宝宝长得充满子宫后，运动才会减少。

另外，提醒准妈妈一点，胎宝宝现在对胎盘的依赖非常强烈，准妈妈现在一定不要接触烟酒，以免导致胎盘供血不足，影响胎宝宝身体或智力发育。

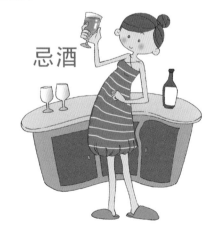

忌酒

第142天

坚持睡午觉

为了给胎宝宝创造一个良好的环境，一定要保证充足的睡眠时间。准妈妈的睡眠时间应比正常人多一些，每晚最少8～9小时，每日午间最少也要保证1～2小时的睡眠时间，一上午的活动可能让准妈妈感觉劳累了，劳累的时候人容易心情烦躁、情绪不稳，如果在吃过午饭后，能好好睡个午觉，哪怕只有10分钟，也可以让准妈妈恢复精力、平复心情，所以在孕期要保证睡午觉。

职场准妈妈要创造条件午睡

在职场的准妈妈，要设法找个可以睡午觉的地方，公司里有休息室再好不过，自己备一张折叠床、一条毛巾被、一个抱枕，吃完饭就可以到休息室睡个午觉了。

如果没有休息室，就要看看会议室、会客室等是否能利用一下，比如将会议室的长椅拼接起来当床，会客室的长沙发也很不错，跟负责这些地方的同事打个招呼，就可以在这里午睡了。如果实在没有这样的地方可以利用也要睡午觉，用闲置的椅子或凳子将脚垫高，上身靠着椅背眯一会儿就可以了。

如果公司实在没有地方可供午睡，准妈妈可以考虑在离公司最近的地方租一间房子，供中午休息之用。

要提醒准妈妈的是，午睡不能趴在桌子上，一方面会压迫到腹部，另一方面眼睛受压过大，而且趴桌子睡觉会使脑部供血不良。

闲居准妈妈要保持规律作息习惯

闲居在家的准妈妈睡午觉的条件就好多了，随时都可以睡，但也容易发生问题，要么因为准妈妈没有上班的压力，早上能够多睡一会儿，到了中午没有睡意，不睡了，要么就是睡午觉睡得太多，一睡三四个小时，这都不太好。

人每天的正常睡眠时间是8个小时，准妈妈应该保证晚上睡9个小时，中午睡1小时左右，养成习惯后，就不要随便改变。所以，建议准妈妈无论早上还是午睡都不要赖床，坚持有规律的作息，睡醒了就起来。

第143天
准妈妈应远离铅污染

研究发现，铅对怀孕的威胁非常大，血铅水平越高，不仅流产风险越大，而且会使血压升高，降低铁的吸收率。此外，铅可以毫无障碍地进入胎盘，蓄积在胎宝宝的肝脏中，影响其生长发育、神经发育等，所以准妈妈一定要远离铅污染。

小心日常生活中的铅污染

1 汽车尾气中含有大量铅，准妈妈要少在公路旁逗留，自己也不要过多开车；如果家中有以开车为职业或者长时间与汽车接触的人，每天要清洗或更换工作服。

2 不使用含铅超标的化妆品。

3 在室内，要采取有效净化空气的措施，选用效果上佳的空气净化器或种植植物调节湿度，可减少悬浮颗粒物，进而减少铅尘。此外，准妈妈要远离吸烟人群。

远离饮食中的铅

饮食中铅来源比较多，应注意避免食用。

1 餐具：带漆的筷子和内壁色彩鲜艳的餐具都含有一定量的铅，要少用，最好用天然竹筷子和没有装饰的餐具，所有餐具都尽量少在高温情况下使用，以免有害物质释出。

2 罐装食品如各种罐头、听装饮料，方便食品如方便面、薯片、牛肉干等，近海海产品如各种贝类、鱼类产品以及爆米花、皮蛋等都含有一定量的铅，在孕期都要少吃。

3 长时间不流动的自来水也容易被铅污染，再次打开比如早上打开水龙头，最好待水放出3~5分钟后再用，如果有条件可以在管道上安装除铅过滤器。

重视营养元素的补充

缺钙可让骨骼中的铅出现转移，缺铁可增加铅对人体的毒性作用，锌能减少铅蓄积和抵抗铅的毒性作用。当身体里缺少钙铁锌时，铅更容易进入并留存在体内，而当体内铅过多时，更不利于钙铁锌缺乏的改善。

因此，准妈妈要重视足够的优质蛋白和多种维生素的摄入，避免机体出现钙铁锌的缺乏。饮食上可以选择能净化机体内环境的食物，如绿豆、血制品、海带、海藻、葡萄等食物。

第 *144~145* 天
准妈妈坐飞机注意事项

准妈妈由于工作或别的原因，有时候会需要搭乘飞机出行，那么，准妈妈到底能不能乘坐飞机呢？

孕中期可适当乘飞机

怀孕中期属相对稳定时期，孕吐的现象已经过去，流产的风险也低。因此准妈妈在身体健康的情况下，可以和其他旅客一样乘飞机旅行。为防患于未然，最好征求妇产科医生意见，进行孕期各项检查，并将自己的体检报告随身携带。

各航空公司对准妈妈乘坐飞机都有一定的规定，一般来讲都允许孕27周以前的准妈妈乘坐，孕28~36周的准妈妈要有医生证明才能乘坐，怀孕36周以后就会拒绝乘坐了。

准妈妈乘飞机注意事项

1 因为各航空公司规定不尽相同，坐飞机前，最好先打电话问清楚细节问题。如果需要医生出具证明，就要弄明白对出证明的医生和医院有什么要求，对医生证明的具体内容有哪些要求等。一般来说，医生证明内容应包括怀孕周数（在36周以上的还要注明预产期）、旅行的航程和日期、是否适宜坐飞机、坐飞机需要提供何种特殊照料等。这个证明书，应在乘机前72小时内填写，必须有医生签字和医院盖章才有效。

2 坐飞机需要经过安检，准妈妈对其安全性也有疑虑，事实上这点倒是安全的。如果准妈妈着实有疑虑，还可以要求安检人员贴身检查，这样就可以不用仪器了。

3 为保证旅途更安全舒适，准妈妈可以选择靠近过道的座位，方便起身活动；在飞机上每隔1小时走动一下，让下肢血液循环畅通；穿宽松、柔软的衣服，注意保暖；在背后放个小枕头，以缓冲颠簸。

4 在旅途中一旦发生产科急症，如不明原因的腹痛、阴道出血、宫缩、阴道大量排出水样液体(羊膜破裂)、阴道排出组织或血块，应及时报告乘务员，请求帮助。

第 146~147 天
给胎宝宝来点音乐

音乐胎教是胎教内容中很重要的一项，一方面，音乐胎教能使准妈妈心旷神怡，产生良好的心境，并将这种信息传递给腹中的胎宝宝，使其深受感染。另一方面，优美动听的胎教音乐能够给胎宝宝留下深刻的印象，激发其艺术潜能，为后天造诣打下基础。因此，准妈妈每天都要安排一定的时间进行音乐胎教。在胎教过程中，要注意下面的事项：

选择平和优美的音乐

不同的音乐可以引起胎宝宝不同的反应，研究发现，当准妈妈听悲情、摇滚、爵士、交响乐时，胎宝宝会显得烦躁不安，动作比较激烈，而听平和、轻松的轻音乐和喜乐的民乐时，胎宝宝的动作就非常舒畅、自在。因此，胎教的音乐并非准妈妈喜欢就行，综合起来看，有助于放松身心，能安抚焦虑感觉的音乐更适合胎教，一套音乐准妈妈听了之后感觉呼吸通畅、身体放松，这就是好的胎教音乐，放给胎宝宝听不会有错，如果准妈妈听了之后感到特别兴奋或者特别悲伤，情绪有较大波动，就不适合胎教。

音量不要太大

注意给胎宝宝放音乐时，音量不要太大，跟正常说话声音差不多的分贝，大约60分贝就好，准妈妈离发声源也不要太近，离开1~2米为好，千万不要把放音机或耳麦直接放在肚子上，另外也不要用耳塞长时间听音乐，用耳塞听音乐，胎宝宝听到的声音要比准妈妈听到的还大，对他的听力很不利。

准妈妈的哼唱是最好的胎教音乐

其实，准妈妈唱歌比放音乐效果更好，因为唱歌时，准妈妈的声带会振动，声带振动带动内脏平滑肌振动，并传导到子宫，传递给胎宝宝，促进他触觉能力和运动能力发展。而且唱歌是一种主动活动，不会出现听音乐时的心不在焉，能够优化准妈妈的心情，进而让胎宝宝感觉愉快。唱歌时小声哼唱配合轻轻的摇摆效果最好，最好不要太大声。

第 148 天
胎宝宝本周发育情况

第22周的胎宝宝现在身长19~22厘米，体重350~400克，在这个时候的胎宝宝体重开始大幅度地增加，身体比例也比较协调，看上去已经很像小宝宝的样子了。

身体机能的发育情况

胎宝宝身体内部的发育仍然在悄悄进行，此时，恒牙牙胚在慢慢发育，牙尖出现在了牙龈内，长恒牙的准备已经做好。恒牙牙胚发育的同时，乳牙也在发育，乳牙的牙尖也已经出现了。恒牙和乳牙的发育需要钙质，所以准妈妈不要中断补钙。

本周，胎宝宝的生殖系统有了新的发展，如果是个男宝宝，他的精巢已经形成，如果是女宝宝，她的阴道中间会形成中空，从形态上更接近成人。

胰腺现在处于稳步的发展当中，这个腺体对人体来说有着重要的作用，它担任着内分泌和外分泌的双重责任。

胎宝宝的肺里面，"呼吸树"的"分枝"和负责分泌表面活性剂(一种有助于肺部肺泡更易膨胀的物质)的肺部细胞正在发育。有意思的是，现在的胎宝宝还会咳嗽或打嗝呢。当他咳嗽时，准妈妈会感觉到腹中有什么东西在敲打。

胎宝宝的外形特征

此时的胎宝宝皮肤红而多皱，看上去就像一个小老头，整个身体都皱皱巴巴的，因为他的皮下脂肪还没有充分发育起来，非常薄，只占到全身重量的1%，皮肤撑不起来，就显得多皱。皮下脂肪会不断蓄积，不过还需要较长的一段时间才能将皮肤绷紧。到时胎宝宝就会呈现出光滑、圆润的可爱模样了。皮下脂肪的蓄积不但使胎宝宝圆润，还会让其体重迅速增加。

胎脂仍然覆盖在皮肤表面，使胎宝宝看上去滑滑的，这层胎脂要在出生后几天内才会消失，有一部分被宝宝自身吸收，还有一部分被衣服摩擦脱落，当然，太厚的地方比如腋下的胎脂还需要爸爸妈妈帮他擦掉。

第 *149* 天
孕期怎样着装更漂亮

随着身材走样，准妈妈开始担心自己穿什么都不好看，其实只要学会搭配，孕期也可以穿得很漂亮：

准妈妈可以买一些基本的衣服，例如样式简单的黑、白色长裤，自由搭配不同的上衣，冬天建议购买背心裙，里面可以更换不同的上衣，夏天短裤是居家休闲的必备品，此外，可能也需要一两套较正式的服装，重要场合时可以穿着。

同时，准妈妈需要根据自己的身材特征选择服装：

1　胸部丰满的准妈妈不要穿细肩带的衣服或洋装，以免看来不平衡，同时避免穿高腰或胸线下的衣服，以免胸部显得更明显。

2　身材瘦削的准妈妈可以多穿背心裙，注意领口不要太低，此外还要留意肩膀宽度是否合适。

3　身材娇小的准妈妈应选择轻巧、可爱的孕妇装。若是二件式的套装式孕妇装，需要注意上衣不要太长，这样会让身形看起来比较修长。

4　身材高壮的准妈妈在购买衣服时一定要考量胸部、肩膀的宽度，可以选择连袖的孕妇装，布料上不要挑选太蓬松感的衣服，以免看起来显得更臃肿。

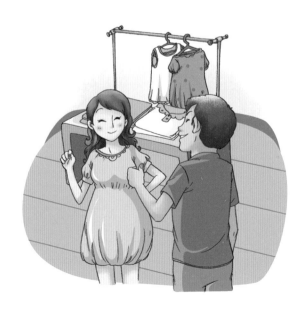

第150天
补钙后为什么小腿还抽筋

有些准妈妈在孕期一直坚持补钙，却仍然有小腿抽筋的现象，这往往是补钙方法不正确导致补充的钙剂没有被身体吸收造成的。

正确的补钙方法

1 正确选择钙剂。就种类来说，碳酸钙补钙效果最好，其中的钙元素含量在所有钙制剂中是最高的，葡萄糖酸钙的钙元素含量最低，可不选，而有些钙制剂是用贝壳烧制的，属劣质产品，含有有害重金属，要注意剔除，不要购买那些非正规厂家的产品。另外，有些复方钙制剂含有维生素D，吸收率较高，可以购买。

2 少量多次补充效果好。比如每天喝牛奶500毫升，分成2~3次喝，补钙效果比1次性服用效果好，若是钙制剂，可以选择剂量小、每天需多次服用的品种。

3 选择最佳的补钙时间。血钙浓度在后半夜和早晨最低，因此，在睡前30分钟补充，吸收效率最高。

4 钙容易与食物中的植酸和草酸相结合形成难以吸收的钙化物，如果补钙的同时食用了这些食物，钙的吸收率就会受影响，所以在饭前、饭后不要立即服用钙制剂或喝牛奶，一般在每两餐之间补钙最合适。

5 磷酸、钠会排挤体内的钙，所以含有大量磷酸的碳酸饮料、可乐、咖啡、汉堡包最好不吃，含钠的盐要适当少吃。脂肪酸和钙结合也可形成钙化物，准妈妈也不能吃太多油脂类的食物。

其他原因引起的抽筋

需要注意的是，准妈妈小腿抽筋并不一定就是缺钙引起的，比如受寒也会引起抽筋，夏天在空调房里很容易受凉导致气凝血滞，所以一定要注意保暖。

长时间保持一个姿势也会压迫神经和血管导致抽筋，所以，准妈妈要经常活动身体，不要总保持一个姿势。

此外，穿过紧的鞋子和裤子、睡觉时把被子捂得紧紧的，都会使小腿过度紧张，也会使脚底肌肉紧绷，而紧绷的肌肉是最容易引发抽筋的。

第151天
准妈妈的洗发妙招

怀孕后，由于皮脂腺分泌旺盛，头皮屑、出油等问题也会加重，一天不洗头就会又痒又油。那么，准妈妈该怎样方便地洗头呢？

根据发质决定洗头频率

中性发质：2～3天洗一次头即可，洗得太勤反而对头发不好。可以使用婴幼儿专用的洗发水，这类洗发水性质比较温和，且含有不掉泪配方，对皮肤和头发的刺激相对较小。

干性发质：头发的吸水和保水能力差，摸起来粗粗的、干干的，甚至一折就断。需要拉长洗发时间间隔，3～5天洗一次头即可，否则容易使头发变得更加干燥。

油性发质：头发容易出油，脏得很快，因此要经常洗头，1～2天洗一次。洗头时不要将洗发水直接倒在头发上，而是要在手中揉出泡沫后再用来清洗头发，护发素也不要涂抹在发根部位。

选择省力的洗发姿势

随着肚子的逐渐变大，孕妈就不适合再弯着腰洗头了。这时可以坐在带有靠背且坐下来后膝盖可以弯成90°的椅子上，头往前倾，用喷头慢慢地冲洗头发。如果自己动作不便，可以让准爸爸帮你洗。

洗发步骤和动作

先要倒着把头发梳通，梳理时切忌用力拉扯，然后用清水冲洗头发上的灰尘、污垢。洗发时将适量洗发水倒在手上，加水揉搓出泡沫，均匀涂抹在头发上，用指腹轻轻按摩头皮，不要用指尖抓挠，按摩后停留5分钟，然后用温水冲洗干净。

去理发店洗头

去理发店洗头的好处是可以躺在那里，而且不用自己动手，可以省不少力气。不过提醒准妈妈的是最好自己携带洗护发用品，不用理发店的洗发水。

一句话提醒：洗完头后不要用吹风机吹干，而要用毛巾尽量擦干头发，若是在理发店洗的，则等全部晾干后再走。

第152天
准妈妈做家务要适度

准妈妈适当做些家务，不仅能锻炼身体，整洁干净的家居也能让准妈妈身心愉悦。但准妈妈做家务一定要适度，千万不能勉强自己。

孕期做家务要量力而行

那些平时对家务精益求精的准妈妈要认识到，怀孕后的身体灵活度和体力大不如孕前了，不要在家务方面要求太严格了。比较好的方法是将家务细分，每天完成一部分，几天一循环，基本保持整洁就可以了。

家务繁多，单靠自己可能完成不了，这时候准妈妈要懂得动员全家来帮忙，将那些完成不了的家务分配出去。

做家务的时候，要慢慢来，不要想着一口气做完，累了就休息一会儿，过程中要多关注肚子，不要尝试危险动作，不要压迫或拉扯到肚子，如果突然出现腹部阵痛，要马上停下动作，卧床休息，休息后仍得不到缓解，要尽快就医。

做家务时，尽量不要使用化学用品。厨房墙壁、器皿上容易粘油烟而难以清洗，准妈妈可以用类似锡箔纸类的美化贴纸贴到墙上，想要清洁墙壁时，只需将纸撕掉，就可以轻松又方便地达到清洁效果了。排油烟机的清洁也是同样道理，准妈妈可以购买滤网，将其整面铺上，如果油烟很多时，只需撕掉换张新的就可以了。

有些准妈妈不适合做家务

1 体态臃肿、灵活度不够的准妈妈做家务容易滑倒或受伤，应尽量避免做家务。

2 医生告知有先兆流产、早产预兆，或是做试管婴儿的准妈妈，都需要卧床休息，不要做家务，正在活动性出血或出现破水的，只做简单家务都会诱发子宫收缩，也最好不要做家务。

3 做家务过程出现呼吸急促，每分钟超过30次的，心跳加速每分钟超过100次的准妈妈，应立即停下手头的活，卧床休息。

做完家务后，准妈妈一定要适度休息，休息时尽量把双脚抬高，比如坐着时腿脚放在椅子上，躺着时双腿下垫枕头等，能避免太疲劳而发生脚部抽筋或水肿。

第 *153* 天

拍一套美美的大肚照吧

对于许多仅生育一个宝宝的妈妈来说，人生中挺着大肚子的经历只有一次；虽然母子情缘很长，然而，与宝宝如此紧密接触的时间也不过十个月而已。所以，准妈妈不妨用镜头记录一下这一段宝贵的时光吧。

最佳拍摄时间

拍孕妇照最好选择在孕22～30周之间进行，因为太早了肚子还没有突出来，太晚了肚子太大，行动不方便，容易发生意外，而且肚形也不好看，有的准妈妈还会有妊娠纹。

拍大肚照注意事项

1 选择专业拍孕妇照的影楼并提前预约协商，选择在没有其他顾客的时间段里拍摄，不然要等很长时间，体力上支撑不住。

2 在春天或夏天拍摄，这样服装的选择范围会大一些，如果是在寒冷的冬季，露出肚子拍摄时就很容易着凉。

3 最好带上自己的化妆品和孕妇装，影楼里的化妆品和服装有太多人使用和穿着过，不能保证干净、卫生。

4 拍摄当天去影楼前要洗澡、剪指甲，并在肚子上涂抹润肤油，这样肚子会好看些。

5 准妈妈的抵抗力偏弱，尽量不要涂指甲油，妆也要化淡一些。有些影楼为了追求效果，会要求在肚皮上画彩绘，所用的颜料往往是化学用品，质量也无法保证，因此最好不要画，以免间接影响到胎宝宝。

6 拍摄时间不要太长，也不要设计高难度动作，以免引发意外。别忘了让准爸爸也一起合拍几张温馨照。

自己动手拍大肚照

影楼拍摄虽然快捷，但也有许多问题，比如人多、服装不卫生、收费高、创意有限、雷同程度高……所以，准妈妈不妨自己开动脑筋，自己在家里拍一套独一无二的大肚照吧，这可是非常有意义的。

自己拍摄的优点很多，准妈妈可以自己过一把服装设计的瘾，拍完后在电脑里PS一下，背景、主题、意境都可以按照自己的喜好来，效果不比影楼里拍的差。而且自己拍的真实自然，还省钱呢！

第 *154* 天
手工胎教：剪纸

剪纸是一门很通俗的艺术，它来自于生活，准妈妈对它自然不会有陌生感，只要拿起剪刀和纸，准妈妈就会发现剪纸是一件有乐趣的事情。

剪纸的胎教意义

准妈妈自己动手绘画、剪纸也是胎教的内容之一。剪纸既可以提高准妈妈的审美能力，产生美的感受，还可以释放内心情感，调节心绪平衡。即使并不是很专业，准妈妈在剪纸的过程之中也可以获得快乐和满足。

剪纸是一种艺术胎教，可以培养宝宝未来的专注力。准妈妈不用计较自己剪得好不好，只要自己享受到剪纸的快乐，向胎宝宝传递深深的爱，传递美的信息就可以了。

一种简单的剪纸法

今天就来试一试剪纸吧，虽然准妈妈现在看不见腹中的胎宝宝，但是却可以想象他未来的样子，一定是个可爱的小天使。准妈妈不妨用自己的巧手给胎宝宝"张罗"些玩伴吧，剪纸——小男孩和小女孩。

在剪纸的时候，准妈妈别忘了向胎宝宝描述剪的是什么，长什么样，还可以向他描述剪纸的过程，这样同时也进行了语言胎教，也会更富趣味。

1.准备材料：剪刀、铅笔、橡皮、方形纸（如果不想去采购，手边的彩色广告纸、废报纸、彩色硬纸也都是很好的材料）。

2.手工步骤：

第一步，将一张方形纸对折，裁成两半，成长条形。

第二步，分别将长条形纸向前、向后连续翻折，对齐，成屏风样。

第三步，将折好的纸张压平，分别勾出男孩、女孩的轮廓，将不要的部分描黑。

第四步，剪去描黑部分，注意不要将手部剪断，展开，一群手牵手的小男孩小女孩就出现了。

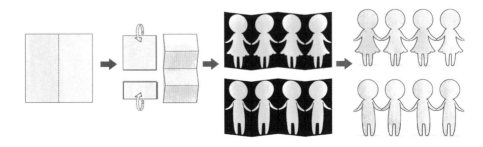

第155天

胎宝宝本周发育情况

孕23周的胎宝宝可以算是很健壮了，体重已经到了400克左右，有少数可能还会达到450克，身长变化不大，大概20厘米左右。

身体机能的发育情况

本周胎宝宝的骨骼和肌肉都已经初具规模，身材比例也很匀称，在本周，胎宝宝肺部的血管开始形成，呼吸系统正在快速的建立之中，羊水吞咽的练习仍然在一刻不停的持续中，呼吸能力就在这吞咽练习中不断增强。

在这个阶段，特别可喜的一个发育成果是胎宝宝的视网膜形成了，因此他具备了微弱的视力。在大约孕26周的时候，胎宝宝的眼睛就会睁开，到时候他会努力观察子宫内的情况，并感受到来自外界的光照。不过因为子宫里的空间较小，所以胎宝宝的视力范围也小，只能看到正前方30厘米以内的事物，要等出生后才会随着视野的不断扩大而逐渐接近成人的视力。

胎宝宝的听力现在已经很不错了，对声音很敏感，喜欢轻柔、舒缓，不喜欢激烈、粗暴，听到摇滚乐会反应剧烈，变得烦躁，听到轻音乐则会安静下来，准妈妈可以通过听不同的音乐，观察胎宝宝的反应。胎宝宝此时开始记忆声音，子宫里的声音他都能记下来。有人做过实验，出生后的宝宝如果烦躁不安，给他听录下来的胎心音，他很快就能安静下来。

胎宝宝的外形变化

本周胎宝宝的皮下脂肪仍然不多，胎宝宝整体上仍然维持红而多皱的状态。不过随着体重的增加，多皱的状态就会改变。此外，胎宝宝的嘴唇、眉毛和眼睫毛已清晰可见，变得非常漂亮了。

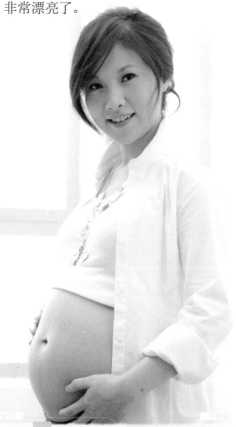

第 *156* 天
预防腰背酸痛

随着怀孕时间增加，体内激素的改变，特别是孕激素的影响，使得骨盆关节韧带松弛，松弛后引起耻骨联合轻度分离，分离后导致关节的疼痛。再加上子宫向前增大，逼迫着准妈妈挺起身子，头和肩向后，腹部往前突，腰也往前挺，时间久了就会引起腰背酸痛了。准妈妈要学会保护好腰背部，预防腰背酸痛。

如何预防腰背酸痛

1 注意睡姿。准妈妈不要睡太软或太硬的床，睡上去背部可以平贴床面是最好的。如果是侧卧，两腿间夹个枕头，后背垫个枕头，如果是平躺，膝下垫个枕头，头部枕着的枕头不要太高或太低，头颈部能尽量平直或下颌稍微内收都比较好。

2 选择有扶手和靠背的椅子，坐时背部、腰部要紧贴椅背，臀部尽量往后坐进椅子，让身体和椅子完全贴合，臀部与背部接近90度，膝盖与小腿成90度，这样身体肌肉就不会太疲劳。工作时，可在腰后放一个小枕头帮助支撑腰椎，背部保持正常的曲度，让椅子尽量靠近工作台，大腿与上半身的夹角略大于90度。

3 站着时膝盖要向前弯曲，肩部稍向后仰，腹部向前突出。站立时间不要太长，要时不时活动一下。

4 动作缓慢。站起来时不要太快，要用双手扶着椅子扶手，手臂与腿部一起用力，慢慢将身体撑起来；起床时要先转到侧卧位，再用上面的手将上半身撑起，然后顺势顺着床沿放下脚，最后坐直上半身，这样对腰部的伤害是最小的。

留意是否有病变

腰背酸痛还有一种原因是孕期输尿管受到神经体液变化的影响，而使输尿管变粗，肌张力减小，蠕动减弱，尿流动的速度减慢，引起感染。在妊娠中期的时候，会引起肾盂和输尿管的扩张，容易压迫右侧输尿管，压迫右侧神经，引起慢性肾盂肾炎，而引起腰背部的疼痛。

准妈妈腰背酸痛虽然不适，但应该还在可承受的范围，但如果右侧腰部痛得比较厉害的话，就应该去医院检查，看看是否有慢性的肾盂肾炎、泌尿系统的感染。

第157天

准妈妈要学会吃粗粮

有些准妈妈不爱吃粗粮，觉得口感粗糙，也有些准妈妈拿粗粮当主粮，这都是不对的。粗粮细粮营养成分各有不同，最好的方法是搭配着吃。

吃粗粮的好处

我们平时吃的大米白面经过加工，B族维生素流失很多，而粗粮中含有较多的B族维生素，正是准妈妈所需要的。另外，粗粮的纤维素比较丰富，适当食用能有效预防便秘。研究还表明，进食粗粮后，人体血糖变化较小，有利于控制血糖，患有妊娠糖尿病的准妈妈合理食用尤其有好处。所以准妈妈不宜顿顿精米精面，五谷杂粮都要吃一些。

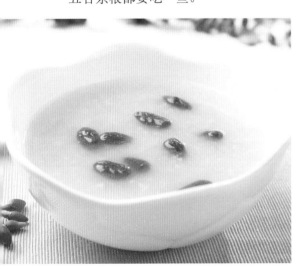

吃粗粮宜有度

粗粮的种类很多，包括玉米、小米、杂豆、荞麦、燕麦、红小豆、绿豆等五谷杂粮，另外有些加工程度较低的米、面也算粗粮。

吃粗粮有好处，但并不是吃得越多就越有益，因为粗粮比较难消化，吃多了容易引起消化不良，而且摄入太多，人体对蛋白质、脂肪和微量元素的吸收都会受影响，容易导致营养不良。《中国居民膳食指南》建议，准妈妈吃粗粮每天要控制在50克以内，不要超量。

粗粮细粮搭配吃

准妈妈的饮食讲究营养均衡、粗细搭配、荤素搭配，粗粮毕竟口感粗糙，难以下咽，不宜单独食用，把粗粮和细粮结合起来，比如把豆类和大米混合、小米和大米混合煮成粥，把牛奶加入麦片中做成麦片粥，把黄豆和玉米磨成粉熬成糊，或者跟面粉一起蒸馒头或者做面条等，就可以实现粗粮细吃，不但风味好，而且营养全。

此外，吃粗粮的时间最好安排在白天，因为粗粮难以消化，夜里肠胃蠕动较慢，消化能力弱，粗粮会增加消化负担。

第*158*天
准妈妈妊娠瘙痒症

准妈妈在孕6~7个月的时候，可能出现皮肤瘙痒的现象，大多数的皮肤瘙痒是正常的生理现象，跟体内激素水平的变化有关，这种情况下的瘙痒对胎宝宝没有太大的影响。但也有一种瘙痒叫妊娠胆汁淤积症，这时候准妈妈就应引起警惕了。

瘙痒时怎么办

瘙痒虽不是病，痒起来却非常难以忍受。准妈妈平时应做好防护工作，以减少瘙痒的困扰。

1 瘙痒出现时，准妈妈尽量不要抓挠，可能越抓越痒，一旦抓破，发生感染会更麻烦，如果实在无法忍受，可咨询医生用药。

2 不要刺激皮肤。洗澡时水温适度，不应过热，最好不要使用香皂或沐浴露，穿棉质透气的衣服，不要穿化纤类的，衣服不要太紧绷，洗完澡后应立即用干毛巾擦拭干净。

3 饮食清淡，少吃刺激性食物。不要吃辣椒、韭菜、大蒜、海鲜等，多吃新鲜蔬菜、水果，多喝水，并保持心情舒畅和排泄通畅，这样皮肤瘙痒的症状就可以略微缓解。

警惕妊娠性胆汁淤积综合征

妊娠胆汁淤积症是只有准妈妈才会发生的特殊病症，每100例准妈妈中有2.3～3.4人发生。皮肤瘙痒是首先出现的症状，大多发生在孕28～30周，但最早在孕12周即可发生。随着孕期的进展，皮肤愈来愈痒，以躯干及下肢为主，严重者可波及全身，夜间尤甚，影响睡眠，瘙痒难忍时抓痕累累。

妊娠性胆汁淤积综合征对胎宝宝的威胁是很大的，严重时可导致胎死腹中的后果。异常瘙痒和正常瘙痒有比较明显的区别，正常的妊娠瘙痒一般都集中在腹部，而异常瘙痒，瘙痒感觉可遍布全身皮肤。

另外，患妊娠性胆汁淤积综合征的准妈妈眼内或皮肤表层可见黄疸出现，并伴有呕吐、恶心等症状。

不管是否正常瘙痒，产检的时候，准妈妈都应该告诉医生，医生会判断是否需要做妊娠性胆汁淤积综合征的相关检查，如果结果异常，需要入院治疗。

第 *159~160* 天
给准妈妈按摩的注意事项

给准妈妈按摩不仅可以缓和神经，缓解身体酸痛，还可以提高睡眠质量，对于准妈妈以及腹中的胎宝宝都非常有好处。但是，由于准妈妈不同于普通人，按摩还需要特别注意一些事情。

掌握好按摩时间

孕早期3个月内不宜按摩，容易发生流产。孕中期和孕晚期可适度按摩，但要注意频率不可过繁，时间不可过长。一般来说，孕中期每周按摩1次，孕晚期每周按摩2次或以上，每次时间不要太长，20~30分钟即可。

控制好按摩力量

人体对疼痛的承受力各有不同，而男性的手劲又比较大，所以准爸爸在帮准妈妈按摩的时候，手法应温柔平和，力量要轻重适宜，以准妈妈感觉舒服最重要。用力过猛、刺激太强反而容易产生反效果。

另外，准爸爸的手一般比较粗糙，按摩前要洗净双手，抹上润肤油。

按摩应适可而止

每次按摩时，一般原则为先轻后重，按摩范围由小到大，按摩速度也要先慢后快，力量恰到好处，既要有效又要让准妈妈感到全身轻松，使得不适症状好转，同时还要不时观察准妈妈的表情，询问她的感觉如何，若出现不良反应就要立刻停止。

避开禁忌部位

按摩前先要对需要进行按摩的部位了解清楚，以免伤害到重要组织。腹部最好不要按摩刺激，对容易引起子宫收缩的敏感部位，乳房和大腿内侧也不要加以刺激。

准妈妈的有些穴位也是不宜进行刺激的，否则容易出现不良反应。准爸爸要事先了解好哪些是禁忌穴位，以免误按，引发意外，如：

肩井穴：位于肩上大椎与锁骨肩峰端的连线中点。若刺激太强容易使人休克，对胎宝宝不利。

合谷穴：位于拇指和食指间的虎口处，按压会促进催产素的分泌，具有催产作用，中医无痛分娩时用。

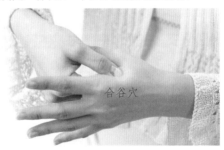

合谷穴

第161天
和胎宝宝一起学首节奏明快的曲子

虽然每天都给胎宝宝放音乐，但胎宝宝最喜欢的声音，仍然是准妈妈的声音，无论准妈妈是天籁之音，还是五音不全，在胎宝宝听来，都是最美妙的旋律。所以，准妈妈不必担心自己没有音乐细胞而拒绝给胎宝宝唱歌，胎教与表演不同，只要对胎宝宝怀有一片深情，那么准妈妈的歌声在胎宝宝听来就是最悦耳动听的。

胎宝宝容易被节奏明快的乐曲所吸引，那么，准妈妈就和胎宝宝一起，来学一首欢乐明快的歌曲吧。

适合准妈妈学的歌

大部分童谣都节奏欢快、朗朗上口，充满了想象力和童趣，适合作为准妈妈哼唱的曲子，以下是几首经典的曲子，推荐给准妈妈：

1 《小燕子》：边唱边联想燕子飞舞的动作，如果准妈妈擅长讲故事，用童话般的语言将春天的景象描述给胎宝宝听也不错。

2 《歌声与微笑》：边唱边在脑海里构成一幅幅春花遍山野的美丽画面。

3 《早操歌》：学唱时想象一下春、夏、秋、冬四季的变化，假设胎宝宝正在做早操。

哼歌谐振法

准妈妈用柔和的声调唱轻松的歌曲，同时想象胎宝宝正在静听，从而达到心音的谐振，这就是哼歌谐振法，这是一种通过哼唱乐曲进行的胎教，如果准妈妈会乐器的话，还可以边唱边听边弹奏乐器，这样的全身心互动效果会很不错。

给胎宝宝重复哼唱

打扫房间、做饭、晾晒衣服……无论何时，只要有兴趣，准妈妈都可以哼唱刚学会的这首曲子，让胎宝宝多听一听自己的歌声，既传递了爱的信息，又能促进胎宝宝的健康发育。在多次重复中，还能锻炼胎宝宝的记忆力。

要注意的是，在给胎宝宝哼唱时声音不要太大，小声说话时那个音量就很好。

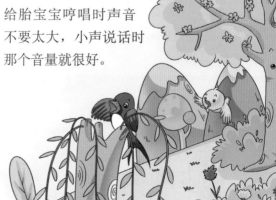

第 *162* 天

胎宝宝本周发育情况

孕24周的胎宝宝体重有500~550克了，身长也有25~30厘米，这个增长速度是前所未有的，很惊人。

身体机能发育情况

胎宝宝在孕24周的时候发育得已经接近成熟儿，尤其是肺部发育得非常好，血管更加丰富、呼吸树逐渐繁茂，而负责分泌表面活性剂的肺部细胞液正在形成，呼吸功能越来越完善。此时的胎宝宝学会了咳嗽，咳嗽的动静在准妈妈听起来可能就像打鼓一样。

胎宝宝的大脑现在进入了发育的成熟期，大脑内的数百万神经正在发育，数目已经接近成人，并且连接成形，也接近成人。神经鞘这个时候也逐渐形成，对神经起到了保护作用。随着大脑的发育，各种感觉器官更加敏感，能够区别苦味、甜味，而感觉器官传递过来的信号，大脑也有了意识，对听到的、看到的信号都有感受，所以此时准父母一定要注意规范自己的行为。

外形的变化

24周的胎宝宝五官已发育成熟，面目清晰，眉毛和睫毛清晰可见，头发则变得浓密。此时做四维彩超的话，能够清晰地看到胎宝宝的五官了。

胎动变得有规律

快速的生长让胎宝宝占据了子宫中相当大的空间，不过目前还影响不到他的活动。此时胎宝宝体格发育得较结实，四肢活动活跃。接下来的一段时间，胎动将变得规律，准妈妈可以开始记录胎动了，这对监测胎宝宝的健康很有益。

要注意的是，虽然此时的胎宝宝生命力已经很顽强了，如果意外早产，可以存活几个小时，但还没有顽强到可以继续生存下去的程度，即使有医生尽心照顾，也做不到，所以这时候准妈妈一定要保护好自己和胎宝宝。

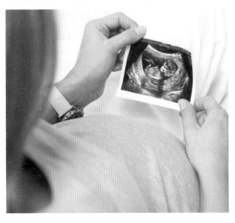

第 *163~164* 天
本月产检重点："糖筛"

妊娠糖尿病如果得不到及时有效的控制，可导致母婴死亡，因此做"糖筛"是非常必要的，尤其对于本身就属于高危人群的准妈妈来说更是如此。

一般的"糖筛"安排在孕24~28周之间，此时体内各种导致糖尿病的因素最活跃，不容易漏诊。高危的要早一些，在孕20周左右。

妊娠期糖尿病的高发人群

1 身体过胖。若怀孕前体重指数在24以上(体重指数=体重千克数/身高米的平方)，应提高警惕。

2 年龄在30岁以上，尤其是35岁以上的准妈妈。

3 家族中有糖尿病患者，尤其是一级亲属(包括父母和兄弟姐妹)中有糖尿病患者时，准妈妈孕期患糖尿病的可能性明显增加。

4 孕期的尿常规检查经常出现空腹尿糖阳性或孕期反复患外阴阴道念珠菌病。

5 以前怀孕时出现过不明原因的反复自然流产、胎儿宫内死亡、胎儿畸形等情况或曾分娩体重大于4千克的胎儿。

6 曾患过妊娠期糖尿病者。

7 怀孕过程中发现胎宝宝比实际孕周偏大或者出现羊水过多。

"糖筛"的注意事项

1 空腹抽血，一般都安排在早上8~10点半之间，过时就不做了，所以准妈妈要早点到医院找医生，并且早上什么都不要吃，口渴只能喝少许水。

2 遵医嘱在抽血前1小时喝下半杯溶解了50克葡萄糖的水，在1分钟内喝完。从喝完后开始计时，1小时后抽血。如果路程太远，超过1小时，考虑在路上就将糖水喝下，自己看好时间。

3 "糖筛"或"糖耐"前一天，最好以吃清淡的素食为主，米饭也最好少吃。做个清炒苦瓜，降血糖。晚上超过8点以后就不要进食，水也少喝。

4 一般在孕24~28周"糖筛"过了，就不需要再次做"糖筛"，但如果出现了总是感觉饿，体重增加较快、羊水较多、胎儿偏大时，应怀疑糖代谢可能出了问题，需要医生结合其他情况判断。

第165天
血液量增加，谨防静脉曲张

由于怀孕时全身血流量会增加，使得原本闭合的静脉瓣膜分开，造成静脉血液的逆流；再加上胎宝宝和子宫随孕期的增加而变大，压迫骨盆腔静脉和下腔静脉，使得下肢血液回流受阻，造成静脉压升高，许多准妈妈会产生严重程度不等的静脉曲张或微血管扩张。曲张的静脉主要出现在双腿，在身体其他部位，例如颈部及会阴部也可能会出现。

静脉曲张的表现是在接近皮肤表面的地方突起来，看起来弯弯曲曲的，呈现蓝色或紫色，就像静脉血管从皮肤上突出来了。静脉曲张不会有什么不舒服的感觉，可能有时候感觉静脉曲张部位周围的皮肤发痒、抽痛和灼热，但不太美观，所以还是要预防。

1 做到不穿紧身衣服，不喝酒，睡觉左侧卧，控制体重，不提重物等常规要坚持的保健措施。

2 避免高温。有的静脉曲张患者会陷入一个误区，在静脉曲张痛痒的时候，用热敷的方法来缓解，建议准妈妈不要这样做，这只会让病情更严重，因为高温可使血管扩张。

3 抬高腿部。不管坐着、躺着，都尽量让腿部高一些，坐着时在脚底垫盒子或凳子，睡觉时在小腿下垫枕头，帮助腿部的血液能顺利流回心脏。另外坐着的时候不要跷二郎腿，避免下面的腿压力过重。

4 不长时间站或坐。长时间的坐和站会让血液循环不畅，无论是工作还是闲居都要适当活动，并坚持锻炼，坚持散步对缓解静脉曲张预防效果很好。

5 穿专门的孕妇静脉曲张弹性袜。弹性袜从脚踝开始，顺着腿部向上，可以逐渐减轻腿部受到的压力，可以很好地预防和缓解静脉曲张。不过这种袜子比较厚，天热的时候准妈妈可能不想穿，建议还是经常穿着，否则严重的静脉曲张会让自己更难受。

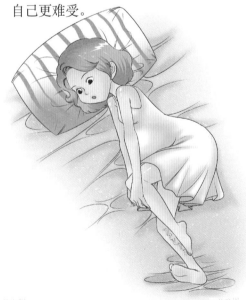

第166天

什么是晚期流产

一般人都认为流产易发生在孕早期，但过了孕12周以后，也可能发生流产，在孕28周以前的流产叫作晚期流产。此时胎宝宝已经相当大了，发生早产现象多半不是胎宝宝的问题，而是准妈妈身体状况的缘故，所以医生会采取安胎的策略，让胎宝宝尽量在母体内待到预产期满。

晚期流产的原因

1 情绪急骤变化。准妈妈的情绪受到重大刺激，过度悲伤、惊吓、恐惧及情绪过分激动，可引起体内环境失调，促使子宫收缩引起流产。

2 准妈妈患有某种疾病。如子宫宫颈机能不全，子宫畸形或有子宫肌瘤会引起流产；感染病原体如李斯特病菌、弓形虫等，病原体通过胎盘传播给了胎宝宝；其他疾病如自我免疫失调、糖尿病、高血压、癫痫病、肾病或镰状细胞贫血等，都会引发流产。

3 胎盘功能不佳，胎盘发育不良。胎宝宝在母体内生长发育，主要通过胎盘将母体的营养物质和氧气输送到胎宝宝，如果胎盘发育不良或出现疾病，胎宝宝得不到营养物质和氧气而停止生长会引起流产。

4 胎宝宝发育有问题，比如染色体异常、神经管缺陷、Rh血型不合、先天性心脏病等。

5 准妈妈受到外伤。准妈妈的腹部受到外力的撞击、挤压，以及跌倒或参加重体力劳动、剧烈体育运动都容易引起晚期流产。

另外，当怀有双胞胎或多胞胎的时候，发生晚期流产的概率也较单胎大，而当准妈妈年龄超过30岁、超过35岁，流产概率都会渐次提高。

晚期流产的征兆

晚期流产会表现出一定的征兆，如果准妈妈有阴道出血、腹部绞痛、子宫收缩、腰酸、腹部下坠、早期破水、泌尿道感染及生殖道感染等，应及时就医。

准妈妈一定要坚持产检，发现子宫、胎盘有问题，可及时保胎。超过35岁、双胞胎或多胞胎，产检密度要适当增加。

第 *167* 天
吃坚果有助于挽救记忆力

怀孕后，准妈妈的记忆力有可能会变差，不是丢三落四就是很快忘记一些事情。这是很正常的事情，大部分准妈妈都会遇到，虽说"一孕傻三年"，但记忆力减退并非不可逆转，比如，吃一些坚果就对挽救记忆力很有好处。

对准妈妈的记忆力有益的坚果

1 核桃。核桃是公认的补脑"神果"，核桃仁富含蛋白质和多种人体必需的不饱和脂肪酸，这些成分都是大脑组织细胞代谢的重要物质，能滋养脑细胞，增强脑功能。另外，核桃仁对预防动脉硬化、降低胆固醇和保护肝脏有益。其中所含的大量维生素E还具有养颜润发的作用。

2 葵花子。葵花子含有丰富的铁、钾、镁、锌等微量元素，具有预防贫血的作用；亚油酸可以促进大脑发育；葵花子中含有的维生素E还有增强孕酮的作用，可以养颜安胎。

3 榛子。榛子含有多种不饱和脂肪酸、磷、铁、钾、维生素B_1、胡萝卜素等营养元素，经常吃可以明目健脑，丰富的纤维素还有帮助消化和防治便秘的作用。

4 腰果。腰果含丰富的蛋白质和脂肪，能够迅速补充体力和消除疲劳，还能润泽干燥的肌肤，也是准妈妈补充铁、锌的良好食物来源。

吃坚果须知

1 坚果含油脂较多，每天吃数粒即可，吃多了影响消化，容易导致腹泻。最好作为早餐或两餐之间的加餐，这样营养才能被身体充分利用。

2 炒制和盐焗坚果容易上火，过多的钠盐摄入也会导致水肿和高血压，以生吃或者入菜为佳。

3 吃坚果时最好不要剥掉果仁表面那层皮，否则会损失一部分营养。

4 如果吃了坚果之后出现面部红斑、瘙痒、眼角充血、耳根部溢液等，则说明对坚果过敏，以后应尽量少接触坚果及其制品。

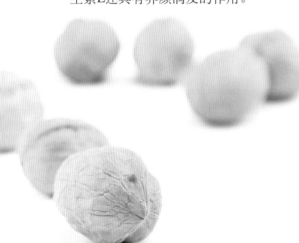

第168天
胎宝宝越来越喜欢准爸爸的声音

有些准妈妈会发现，虽然自己与胎宝宝心血想通，但胎宝宝似乎更青睐于与准爸爸交流，每次胎宝宝听到准爸爸的声音都会显得特别活泼。这不是一种错觉，科学家通过对胎宝宝的听觉功能试验得出结论：胎宝宝最容易接受类似男子声的低频声音，出生前如果经常听到这样的声音，出生后宝宝再听时便会停止哭闹，露出笑容。

胎宝宝爱听准爸爸的声音

胎宝宝对准爸爸的声音总能有积极的反应，主要是由于准爸爸特有的低沉、宽厚、粗犷的声音更容易传递到羊水中，更适合胎宝宝的听觉功能，因此胎宝宝会对准爸爸的声音更敏感，做语言胎教的话，准爸爸是一个很合适的人选。

准爸爸进行语言胎教的要点

对胎宝宝来说，相比准妈妈，准爸爸是一个较为陌生的存在，因此，准爸爸如果想取得与胎宝宝间的亲密感，就要经常与他说说话，而使胎宝宝很快熟悉自己的声音，并深深烙印在脑海中，这也对他的发育很有帮助。

1 从心理上重视语言胎教。有些准爸爸压根不相信胎宝宝能听见自己的话，也有些准爸爸本身就不擅长"温柔"的表达，因此对胎教不重视。要提醒准爸爸的是，不要觉得这可有可无，尤其是不要抱着应付一下的心态，在与胎宝宝说话的时候，要充满爱心，富于感情。

2 不管是准爸爸对胎宝宝的独白还是和准妈妈一起与胎宝宝对话，都要记得面带笑容，洋溢着欢笑的声音会变得更加动听，而且还能营造一个温暖舒心的氛围。

3 如果对话的时候，胎宝宝跟准爸爸互动，比如他在妈妈的肚皮上顶起了一个小鼓包，那准爸爸一定不要忘了夸赞一下他，赞美会让他更高兴，胎教效果会更好。

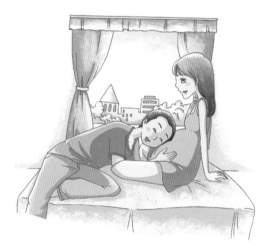

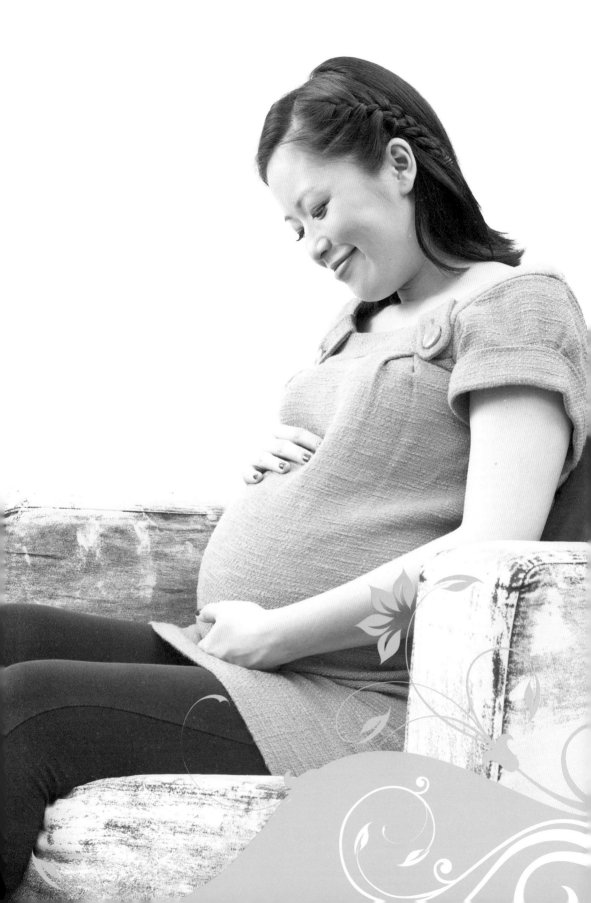

PART 7

孕7月

胎宝宝进入快速生长期

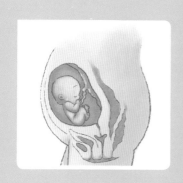

每天跟胎宝宝玩一会儿已经成为你的必修课，虽然还未出世，聪明的宝宝却已懂得配合你玩游戏，果然是"名师出高徒"，真是太有成就感了！

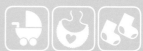

第169天

胎宝宝本周发育情况

本周胎宝宝又有了新的变化，身长和体重的发育又进入了一个新的数值段，大脑等器官发育也进入了一个新的阶段。身长达到30厘米以上，体重能够达到600~700克。

身体机能发育情况

本周进入胎宝宝大脑发育的第二个高峰期，神经细胞增殖虽然仍在继续，但不是最重要的变化了，更重要的发育任务是增加神经元之间的连通。神经元之间的连通使得脑神经细胞的兴奋冲动得以传导。另外，在接下来的4周时间里，脑沟脑回会迅速增多，大脑皮质面积也快速增大，几乎接近成人大脑。大脑的发育让胎宝

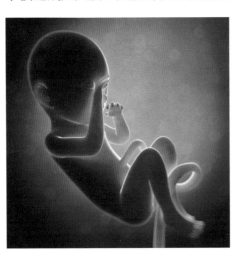

宝的意识越来越清晰，反应也越来越灵敏，外界的各种刺激和动静都可能引起他的反应。

胎宝宝反应灵敏，能对准妈妈的刺激给出反应，如果准妈妈抚摸或拍打腹部，胎宝宝会手舞足蹈做出回应，还会顺着准妈妈用力的方向翻身打滚等，这个阶段是整个孕期中最有趣的阶段，准妈妈可以坚持跟胎宝宝玩这样的游戏，促进胎宝宝的大脑和身体发育。

胎宝宝的味蕾正在形成，这时候准妈妈吃的食物，胎宝宝都可以尝到味道了。这时候准妈妈如果偏食，宝宝将来也会偏食，并与妈妈的口味偏好保持一致，他更喜欢那些在胎儿期能经常尝到的熟悉味道。

外形的变化

体重增加了以后，皮下脂肪就多了一点，现在看上去就已经饱满了很多，不过皮肤表面皱纹还存在。还有一点能够看到的变化是头发的质地和颜色现在有了一些个人的特色，不再像以前一样只是一些细小的绒毛了。另外，胎宝宝现在能够睁开眼睛，如果用手电照射腹部，他会做出眨眼的动作。

第170天

妊娠糖尿病准妈妈的饮食须知

很多准妈妈在怀孕前未发现自己患有糖尿病，怀孕后却出现了糖尿病，这种就是妊娠期糖尿病。妊娠期糖尿病的出现给准妈妈带来诸多烦扰，不过，也不必过于担心，妊娠期糖尿病靠严格的饮食控制和运动疗法就能够控制住血糖，饮食控制是妊娠期糖尿病治疗的基础。

妊娠期糖尿病的危害

妊娠期糖尿病属于高危妊娠疾病，是妊娠期较为常见的并发症之一，对胎宝宝的影响主要是引起巨大儿，增加分娩难度，可诱发早产等。对准妈妈的影响主要是诱发酮症酸中毒。

饮食控制要点

1 饮食清淡，不宜过咸过油。控制植物油及动物脂肪的用量，避免油炸、煎、熏等烹调方式，多选用蒸、煮、炖等烹调方式；忌动物性脂肪油、奶油、猪油、黄油等；汤以素汤为主，少食排骨、骨头汤。

2 培养良好的饮食习惯。少食多餐，定时定量定餐定性，不过饥过饱；控制甜食、水果及脂肪量高的食品摄入量。 草莓、苹果和猕猴桃应优先选用，香蕉、甘蔗、龙眼和葡萄等含糖量较高故不宜多吃。

3 合理配餐，不偏食，食物种类多样。根据食物交换表拓宽食谱，在总热量限定的前提下，多选用血糖指数低、高膳食纤维含量的食物，以减少体内血糖浓度的波动。

4 认清需少食或忌食的食物种类。精致糖类，如白砂糖、绵白糖、红糖、冰糖等。甜食类，如巧克力、甜饼干、甜面包、果酱、蜂蜜等。高淀粉食物，如土豆、山芋等。油脂类，如花生类、瓜子、核桃仁、松子仁等。熬煮时间过长或过细的淀粉类食物，如大米粥、糯米粥、藕粉等。

5 注意含糖饮料的控制。含有精制糖的饮料，如汽水、果汁、果味茶以及大部分甜点，无论是正餐还是零食都不要吃。而含有乳糖的牛奶也要控制在每天两杯以内。

所以说即使有妊娠糖尿病，准妈妈也不必太恐慌，只要遵照医生嘱咐，合理安排饮食，就可以控制住血糖水平。

第 *171* 天
控制血糖水平的小技巧

患有妊娠糖尿病的准妈妈，除了采用饮食调养以外，还需采取多种方法进行调整，才能更有效地控制血糖的水平。

1 烹饪方式对血糖的影响。烹饪是我们日常饮食必不可少的一道程序，准妈妈需要了解一下烹调方式对血糖的影响。烹调方式对食物升糖指数的影响很大，同样的食物，成熟度越高，食物升糖指数越高；食物加工越精细，升糖指数也越高；水分含量越少，升糖指数越高；膳食纤维含量越少，升糖指数越高；削皮的比不削皮的升糖指数高。由此可知，平日饮食不要太精细，菜品也不要做得太熟太烂，这样对糖尿病的准妈妈是有好处的。

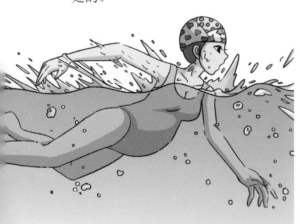

2 遵营养师建议。有条件的话，可以找一个专业的营养师，请他根据自己的体重、身高、体力活动、胎儿需求以及糖耐量水平，结合自己的口味，为准妈妈制订一套合理的饮食方案。营养师首先会确定准妈妈每天需要的卡路里，然后安排准妈妈每日饮食、每餐饮食量，以及如何合理摄入合适的蛋白质、碳水化合物、脂肪等。听从营养师的安排，控制血糖水平是非常有效的。如果自己没有营养师资源，可以向产检医生咨询，请他推荐一个。

3 适当运动，控制血糖。适当的运动可降低妊娠期的基础胰岛素抵抗，对维持血糖水平的稳定、减少降糖药物的使用等均有重要作用，是妊娠期糖尿病的预防和综合治疗措施之一。在充分评估和排除禁忌证的情况下，准妈妈需要开展相应的孕期运动。

孕期运动应以业余运动或者娱乐性运动为主，常用的一些简单可用的有氧运动包括游泳、散步、骑车、孕妇体操、瑜伽运动等，这些都是患有妊娠糖尿病的准妈妈可以选择的运动形式。

第 172~173 天

准妈妈可以开车吗

在车辆日益普及的今天，车辆已经逐渐成为家庭中的必需品，尤其是对于职场准妈妈来说，搭乘公共交通出行比较辛苦，开车相对舒适一些。那么准妈妈能否开车，开车又要注意些什么呢？

可适当开车

一般来说，怀孕后的准妈妈开车对自身及胎宝宝的影响并不是很大，但是准妈妈不应该频繁开车，长时间开车，因为长时间保持坐姿，会影响下肢的血液循环，对分娩也会产生不良影响的。适当的开车是可以的，需要注意安全。

此外，孕早期和孕晚期最好不要开车。有条件的话，让准爸爸开车或者搭乘同事的车是一个不错的选择。

开车的注意事项

1 系好安全带。上车后第一件事就是要把安全带系上，将这个动作培养成一种习惯，以免在车启动后或中途想起来再系而分神。系安全带的时候，不要让安全带压迫到肚子，可以调整到胸部的位置。

2 保持一个舒服的姿势。开车时，准妈妈尽量让自己保持一个舒服的姿势，可以把座椅适当往前拉，使腰背能够贴近椅背，另外在腰部放一个靠垫支撑，膝后窝处也放一个小垫子垫高，这样保持一个舒服的状态，使自己不至于太累。

3 车速要平稳。在符合限速的要求下，尽量将车速放慢，不要抢道，也不要超车，避免发生碰撞或急刹车受到惊吓。另外，准妈妈最好不要在高速公路和乡村小路上开车，以免精神过度紧张或道路颠簸而影响胎宝宝。

4 开车时间不要太长。对于准妈妈来说，要注意控制开车时间，不可时间太长，尽量控制在1小时之内，一旦感觉劳累、精神不好或发现自己不能专心开车了，要马上靠边停车休息一下。

5 准妈妈不要开新车。新车里一般会留有装修、装饰污染的问题，在使用的前3个月内，有皮革和塑胶散发出的刺鼻化学味道，对胎宝宝有一定的影响。

第174天

这些疼痛要当心

怀孕是准妈妈经历的一个很幸福的过程，但是在漫长的怀孕过程中，准妈妈的身体难免会有各种疼痛和不适，对于有些疼痛必须引起重视，以免产生不良的后果。

手痛：主要是指拇指、食指、中指指端感觉异常或手指疼痛，夜间更为严重，主要原因是妊娠生理性水潴留造成的。疼痛的时候，轻轻按摩手指5分钟可缓解。另外，日常生活和工作中，注意减少使用电脑的时间，睡觉时在手和手腕下垫个枕头也有很好的缓解作用。

胸痛：孕期胸痛好发于肋骨之间，像神经痛，可能是因为缺钙导致，也可能是膈肌抬高所致，可咨询医生，通过补钙或服用少量镇静剂的方式来缓解。

臂痛：孕晚期，准妈妈把胳膊抬高时，有时会感到手臂疼痛，像蚂蚁在手臂上缓慢爬行一样，这是因为子宫增大，压迫脊柱神经导致的，平时注意避免做牵拉肩膀的运动和劳动，疼痛就可以减轻，分娩后就会自然消失。

头痛：在孕5月以后突然出现头痛，若同时伴有血压升高和水肿严重的情况时，要警惕子痫先兆，一定要及时去医院检查诊治，以免耽误病情。

腰背痛：孕期腰背痛大多是因为准妈妈为调节身体平衡，过分挺胸而引起的脊柱痛，在晚上及站立过久时疼痛更为严重，经常变换体位，适当减少直立体位可改善疼痛状况。

腿痛：孕期腿痛主要是因为缺钙或缺B族维生素所致，服用钙片或B族维生素药品或多吃含钙及B族维生素较高的食品可起到良好的效果。

骨盆区痛：骨盆韧带在妊娠末期处于被压迫、牵拉状态，常会引起疼痛，稍用力或行走时疼痛会加重，卧床休息是最好的缓解方法。

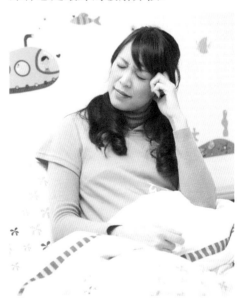

第175天

双胞胎准妈妈的注意事项

怀双胞胎是令全家高兴的事情，也是幸运的事情，但在高兴之余，准妈妈也要意识到怀双胞胎的身体负担要比单胎重得多，而各种风险的概率也高一些，所以要特别注意保养。

1 营养要充足、合理，食物要易于消化。双胞胎需要的营养更多，所以怀双胞胎的准妈妈要比单胞胎的准妈妈更注意营养的补充。

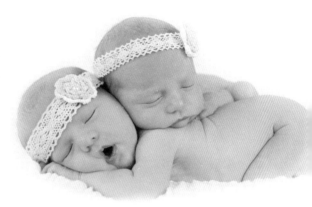

2 注意休息，防止早产。双胞胎使子宫膨大过度，当子宫难以再继续拉长以适应胎宝宝的成长时，就会发生早产，双胞胎早产的概率较大，而休息是避免早产的最主要的方法。从孕28周起，怀双胞胎的准妈妈就可考虑休产假了，之后多卧床休息，每天睡眠时间以不少于10小时为宜。如有条件，准妈妈应及早住院待产，这可保证准妈妈休息和减少早产的发生，以保证顺利分娩。

3 认真及时做好产前检查。怀双胞胎容易发生前置胎盘，一旦发生胎盘早剥，就会出血，这种出血是渐进性的，先有少量出血，停止数天后出血量增加，最后发生大出血，如果在睡眠中发生大出血得不到救治是很危险的。准妈妈要密切注意产前出血，一旦发现少量出血就要到医院检

查、治疗，必要时需要住院治疗，所以加大产检密度，遇到不适情况，早发现早治疗是必要的。

4 预防贫血。准妈妈一般都有生理性贫血，在双胎妊娠时更为突出。怀双胞胎的准妈妈患贫血的概率高达40%，所以要特别注意营养的及时补充。含铁较多的动物性食物如猪肝和其他动物内脏，蔬菜中的白菜、芹菜等可多食。但不要多吃菠菜，因为菠菜中的鞣酸会妨碍铁质的吸收。

5 最好选择剖宫产。怀双胞胎的准妈妈患妊娠性疾病、难产和产后出血的概率要更高，所以还要遵医嘱，注意加大产检密度，并且早些入院待产。双胞胎在34~38周出生都算正常，剖宫产目前是多胞胎出生最安全和最简便的方式。

第176天

胎宝宝本周发育情况

在孕26周，胎宝宝的身长增长不是那么多，约为32厘米，但是体重增长非常大，可以达到800克。

身体机能发育情况

大脑发育仍处在第二个高峰期，需要较多的对大脑发育有促进作用的营养物质，在这个时期最受胎宝宝大脑欢迎的营养物质是脑黄金和脂肪酸，包括DHA、EPA和脑磷脂、卵磷脂等物质，准妈妈可多摄入含脑黄金和脂肪酸丰富的食物，比如核桃、松子、葵花子、榛子、花生等坚果，另外还可以吃一些海鱼、鱼油等。吃海鱼、鱼油除了能促进胎宝宝大脑发育，还有很多好处，比如预防早产、防止胎宝宝发育迟缓并增加宝宝出生时的体重，另外还能保证胎宝宝视网膜的正常发育。

骨骼、脊椎在这个时候会发育得更加坚固，这样才能对逐渐增重的身体起到有力的支撑作用。另外，乳牙冠大约会形成1/2左右，并在出生前完成基本的发育。这样一来，准妈妈对钙的需求仍然非常高，要继续补充。

胎宝宝的意识逐渐增强，当听到很大的声音时，胎宝宝会做出弹跳和蠕动的动作，好像吓了一跳似的，这说明大脑可以指挥身体做出反应了。

外形的变化

皮下脂肪还没有增加到足够支撑起皮肤的量，胎宝宝尽管圆润了些，但皮肤上的皱纹还在，另外，胎宝宝的皮肤现在已经不那么透明了。惊喜的是，胎宝宝的10个手指头现在发育得非常完美，有时候能抓着自己的脚玩玩。

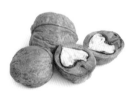 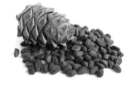 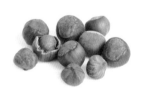

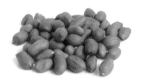 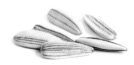 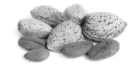

第177天
多吃补脑食物促进胎宝宝大脑发育

每个家庭都希望将来有个聪明伶俐的宝宝，所以准妈妈在胎宝宝脑细胞迅速增殖、大脑的发育处于高速期的阶段，开始有意识地增加补脑食物的摄取量，是十分必要的。

补脑效果较好的几种食物

全麦制品和糙米：糙米中含有各种维生素，对于保持大脑的认知能力至关重要。

核桃和芝麻：这两种物质营养非常丰富，可为大脑提供充足的亚油酸、亚麻酸等分子较小的不饱和脂肪酸，以提高大脑的功能。另外，核桃中含有大量的维生素，对于治疗神经衰弱、松弛脑神经的紧张状态、消除大脑疲劳效果也很好。

鱼类：鱼肉中含有对神经系统具有保护作用的不饱和脂肪酸，有助于健脑。

鸡蛋：鸡蛋富含人体所需要的氨基酸，而蛋黄除富含卵磷脂外，还含有丰富的钙、磷、铁以及维生素A、维生素D、B族维生素等，对于脑部保健十分有益。

常见食物及对应营养素对大脑的作用

营养素	对大脑的作用	对应食物
维生素C、维生素D、维生素E	维生素C能够促进神经传导物质的合成，维生素D可使脑和神经细胞反应敏捷，维生素E让脑筋灵活、清醒	柑橘类的水果（如橙子、蜜橘、金橘、柳丁）、猕猴桃、石榴
维生素A	加强脑神经的联结	鱼油、全脂奶或酸奶深黄色的蔬果如红薯、木瓜、南瓜、胡萝卜
钙	促进脑部骨骼的发育，有效抑制脑神经细胞的异常兴奋，使之保持正常状态	牛奶、钙片、维生素D制剂
铁质	脑神经细胞增生，帮助髓鞘化	猪血、鸭血、肝脏蔬菜类的苋菜、菠菜水果中的葡萄、樱桃、苹果

准妈妈休息好，对胎宝宝的发育是很重要的，不妨在每晚临睡前，先用温水泡脚20分钟，水温不要太高，38℃左右就可以了，让自己拥有一个舒缓的心情入睡。

第178天
补充DHA与EPA

任何智力的发展，都以良好的脑部发育为前提，而营养则是脑部发育的物质基础，在脑部营养素中，DHA和EPA对智力发育至关重要，准妈妈在孕期补充这两种营养元素是十分必要的。

认识DHA和EPA

DHA是构成细胞及细胞膜的主要成分之一，它能够柔化脑细胞，使其增强传递信息的能力，是大脑发育、成长的重要物质之一。孕期补充DHA，能够优化胎宝宝大脑锥体细胞的磷脂的构成成分，刺激大脑皮层感觉中枢的神经元增长更多的触突，促进胎宝宝的大脑发育。另外，DHA还有利于提高胎宝宝视网膜光感细胞的成熟度，促进视力发育，使胎宝宝的眼睛更明亮。

EPA是鱼油的主要成分，属于多不饱和脂肪酸，是人体自身不能合成但又不可缺少的重要营养素，因此称为人体必需脂肪酸。EPA能够促进血液循环，促进体内饱和脂肪酸的代谢，降低血液黏稠度，预防心血管疾病。EPA和DHA同时补充，能够促进胎宝宝智力发育，还可有效减少早产的发生。

什么时候补DHA和EPA

怀孕6个月以后是胎宝宝大脑中枢的神经元分裂和成熟最快的时期，对DHA和EPA的需求量也最大，所以从这个时候开始准妈妈就需要专门进行补充。DHA的每日摄取量至少为200毫克，而EPA具有稀释血液的作用，所以不宜过多服用。

DHA和EPA如何获取

DHA和EPA一般无须特别通过药物补充，从某些食物中就可以获取。

1 孕妇奶粉。市面上出售的孕妇奶粉含有DHA和EPA，且配比更科学，服用更方便。

2 深海鱼类。深海鱼类和贝类的脂肪中含有大量的DHA和EPA，且容易被身体吸收，准妈妈平时可以多吃一些金枪鱼、鲑鱼、三文鱼等深海鱼。

3 坚果类及某些植物油。核桃、榛子等坚果和橄榄油、亚麻油等植物油中所含的亚麻酸，能够在体内转化为DHA和EPA，也可以作为间接补充来源。

4 海藻类。藻类物质受污染小，DHA含量和纯度更高，食用起来更安全。

第179天
了解拉梅兹呼吸法（一）

很多准妈妈在临产的阶段，一方面希望早一点看到自己朝思暮想的宝宝，一方面又害怕阵痛的到来。为了减轻疼痛，人们尝试了各种办法，其中一种被称为拉梅兹的呼吸法学习起来既简单又容易掌握，成为准妈妈孕期与临产时的贴心选择。

什么是拉梅兹呼吸法

拉梅兹分娩呼吸法，也被称为心理预防式的分娩准备法。这种分娩呼吸方法，从怀孕早期开始一直到分娩，通过对神经肌肉控制、产前体操及呼吸技巧训练的学习过程，有效地让产妇在分娩时将注意力集中在对自己的呼吸控制上，从而转移疼痛，适度放松肌肉，能够充满信心地在分娩过程发生产痛时保持镇定，以达到加快产程并让宝宝顺利出生的目的。

拉梅兹呼吸法的五阶段

练习拉梅兹呼吸法前要配合生产中身体的变化和胎宝宝的情况进行，因此，准妈妈要了解与此相关的生产过程：

第一阶段

子宫每5~20分钟收缩1次，每次收缩时长约30~60秒，此时宫颈开3厘米左右。此时用胸式呼吸法。

第二阶段

子宫收缩频繁，每2~4分钟就收缩一次，每次持续45~60秒，此时胎宝宝一面转动，一面慢慢由产道下来，宫颈开7厘米。此时用嘻嘻轻浅呼吸法。

第三阶段

子宫每60~90秒就收缩一次，每次收缩持续30~90秒，宫颈已经全开，胎宝宝马上就要临盆，到了生产最激烈的时候。此时用喘息呼吸法。

第四阶段

此时准妈妈能感觉到胎宝宝已经到了产道口，出于希望生产尽快结束的心理，准妈妈有强烈的想用力的感觉，但医生会叮嘱准妈妈不能用力，因为此时用力，容易撕裂会阴，最好让胎宝宝自己向外挤。此时做哈气运动。

第五阶段

生产马上就要结束了，胎头已经出产道，医生会要求准妈妈用力。此时做用力推。

由此可见，每一个阶段，呼吸方法都不同，要配合好。具体做法，可参考下一节的内容。

第180天

了解拉梅兹呼吸法（二）

拉梅兹呼吸法主要用在生产时，能够让准妈妈把注意力集中在自己的呼吸上，从而转移疼痛，放松肌肉，加速生产。通常，准妈妈从怀孕7个月开始进行拉梅兹呼吸法的训练，由准爸爸陪伴进行，效果将会更好。

练习拉梅兹呼吸法的准备工作是：准妈妈在客厅地板上铺一条毯子或在床上练习，室内可以播放一些优美的胎教音乐，准妈妈可以选择盘腿而坐，在音乐声中，首先让自己的身体完全放松，眼睛注视着同一点。

1 胸式呼吸法：用鼻子深深吸一口气，随着子宫收缩开始吸气、吐气，反复进行，直到阵痛停止。

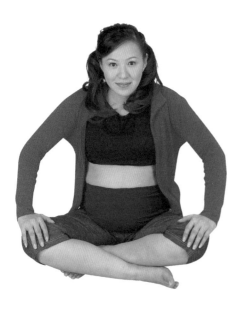

2 嘻嘻轻浅呼吸法：用嘴吸入一小口空气，再从嘴中吐出，将呼吸高位保持在喉咙，让吸入和吐出的气量相等，就像发出"嘻嘻"的声音。子宫收缩加快，呼吸加快，子宫收缩减慢，呼吸放慢。开始练习时，一次呼吸连续20秒，此后慢慢延长，直到一次呼吸可以达到60秒。

3 喘息呼吸法：先将空气排出，深吸一口气，接着快速做4~6次短呼气，感觉像在吹气球，比嘻嘻轻浅呼吸还要浅，也可以根据子宫收缩的节奏调整。开始练习时，一次呼吸练习持续45秒，以后慢慢加长至90秒。

4 哈气运动法：在子宫收缩的时候深吸一口气，接着短而有力地哈气，浅吐几口气后大大吐出所有的气，就像在吹很费劲的东西一样。练习时，每次哈气要直到不想用力时为止，最少要达到90秒。

5 用力推法：长长吸一口气，然后憋气，马上用力，需要换气时，将气呼出，马上再吸满一口气，继续憋气和用力，直到生产结束。练习时，每次呼吸要持续60秒。

坚持练习拉梅兹呼吸法，能让准妈妈在情绪、理智、心理及生理上都做好准备，最好每天都练习一遍。

第 *181* 天
如何选择托腹带

目前市场上妇婴用品琳琅满目，为准妈妈提供方便的托腹带就是其中一种，托腹带可以帮助准妈妈减轻腹部负担，当准妈妈感觉肚子太重，走路的时候需要用手扶着的时候，托腹带便派上用场了，托腹带可以起到帮忙支撑的作用。

哪些准妈妈需要佩戴托腹带

托腹带的作用主要是帮助准妈妈托起腹部，为那些感觉肚子比较大、比较重，走路的时候都需要用手托着肚子的准妈妈提供帮助，尤其是连接骨盆的各条韧带发生松弛性疼痛的准妈妈，托腹带可以对背部起到支撑作用。

腹壁比较松弛，站立时腹壁下垂较严重的准妈妈，比较需要托腹带。一般有过生育史和多胎、胎宝宝过大的准妈妈都容易出现这种问题。另外，腰酸背痛、骨盆痛、耻骨痛的准妈妈戴托腹带则可以缓解疼痛。此外，有些准妈妈临近生产时胎宝宝仍然是臀位，医生做过倒转术后，则很有必要用戴腹带来限制他回到原来的臀位。

选择托腹带注意事项

通常情况下，准妈妈是在孕8月开始戴托腹带的，这个也不是一成不变的，如果准妈妈肚子特别大，在孕7月的时候就可考虑了。选购的时候要注意3点：

1 材料伸缩性好，在强力托起腹部、阻止子宫下垂的时候，不会给腹内的胎宝宝太大的压力和束缚，另外透气性要强，戴上不会闷热。

2 尺寸要能调整，可以随着腹部增大而增大，给腹部足够的空间。

3 从款式上来讲，有的是将腹部全部覆盖住的，还有的只托在腹部下方，哪种款式都是可以的，关键是要选一个方便穿脱的，在平时使用和产检的时候都不会特别麻烦。

正确使用托腹带

托腹带买回来后，还要正确地使用，不能过松或过紧，过松起不到支撑作用，过紧则可能会影响胎宝宝的发育或活动。使用的时候最好咨询医生，一般以戴上后能感觉到负担轻了，像有一只手轻轻帮忙托着腹部，但腹部没有束缚感为最好。

第182天

练习毛笔字陶冶美的情操

数千年来，汉字这种独具特色的方块字为书写中华文化、传承中华文明发挥了巨大作用，其无与伦比的美术效果让人叹为观止，是一种富含文化和哲学意味的艺术，其中甚至包含了做人的道理，不能太满也不能太亏。传统的练习汉字的书写工具便是毛笔，怀孕在家的准妈妈不妨拿起毛笔，练习一下毛笔字，既可以加深对中国传统文化的认识，又可以陶冶情操，可谓是一举两得。

练习毛笔字的好处

1 练习毛笔字可融身心于一体，提高自身修养，增添生活乐趣，能使自己心静如水，胸怀豁达，悠然自得。

2 练习毛笔字不仅能使准妈妈得到美的熏陶，而且可以养成坚持不懈的精神。

3 毛笔字是我国的一种伟大艺术，通过练习毛笔字不但可以培养准妈妈的审美观，而且还有助于了解历史以及优秀的书法作品。

4 写得一手漂亮的毛笔字还可送给亲戚朋友或是留给宝宝日后做纪念，使得自己自信心更强，身心更加愉悦，也可以在以后的工作中帮助自己建立更美好的形象。

如何练毛笔字

1 准备好练习需要的工具。买齐所用毛笔、墨汁及纸张，刚开始练习时，选用学生用十五格纸或废报纸都可以，待练习有一定的功力时，再选用宣纸。初步练习，用宣纸太浪费了，毕竟胎宝宝出生后也需要一大笔花销的，这里没必要太浪费。建议刚开始练习颜真卿比较好。

2 从最简单的练习开始。初步练习建议从笔画开始练起，然后逐渐加大难度，这样循序渐进，穿插带笔画的字进行练习，如"三、王"练横画，练熟后就可以临古诗帖。

3 练习要持之以恒。毛笔字最好能天天练，两三天练一次也可以，坚持不懈地练习对身体及性格调整会有益处，不过准妈妈不必拘泥于形式，随心所欲也可。

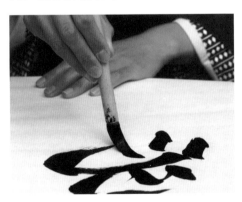

第183天
胎宝宝本周发育情况

孕27周的胎宝宝体重有900克左右了，身长大约为38厘米，身体几乎可以碰到子宫壁，所以他现在活动起来已经不那么自由了。

胎宝宝的外观在本周仍然变化不大，但内在的变化还是在不断发生的。大脑继续在练习发出命令控制全身机能的运作和身体活动的程度。

本周胎宝宝的生殖器官进一步发育，男宝宝睾丸形成了，不过还没有降到阴囊中，如果是女宝宝，现在就已经能够看到突起的小阴唇了。其他的器官虽然接近完善了，但还是需要无限接近完善的，有的器官、功能到出生后还在继续的完善中，从这点看，胎宝宝可是非常努力的。

胎宝宝会逐渐建立起作息规律，多数时间睡觉，少数时间醒着，每天的清醒时间在20分钟左右。很多专家认为，孕27周的胎宝宝会做梦了，这个说法无法确认，但有一点可以确认的是，这个时期的胎宝宝大脑活动非常活跃，记忆能力不断提高，加上耳朵神经网完成了，能够把听到的声音传递给大脑，所以从这个时候开始，他能清楚地分辨并记住妈妈的声音。另外，胎宝宝的嗅觉功能也发挥作用了，听觉和嗅觉记忆是宝宝出生后找到妈妈的最基本依据。

为了避免活动的时候，脐带发生缠绕打结，现在胎宝宝的脐带变得厚而富有弹性，在外面还包了一层结实的胶状物质，保证了血流的顺畅，对胎宝宝的安全是个保护。

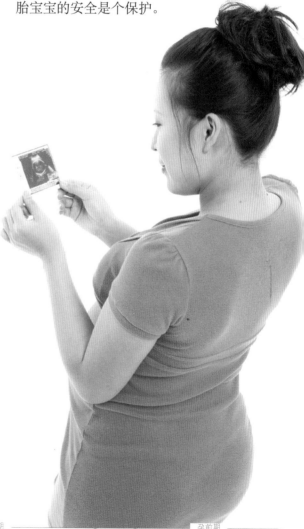

第184天

胃部灼热缓解法

大部分准妈妈会在怀孕期间发生消化不良、胃部灼热的症状，也就是我们俗称的烧心。胃灼热多出现在孕中期和孕晚期，严重的时候准妈妈总想吃冰棍喝冰水，在生产后即可恢复正常。

胃部灼热的原因

1　受到子宫压迫及高浓度的黄体素影响，准妈妈必定经常有胃灼热的感觉，因黄体素会降低肠胃蠕动的速度，让食物停留在胃部的时间变长，使得胃部的食物刺激到食道而引起烧灼感。

2　胎宝宝逐渐长大，子宫不断压迫胃部，使胃的压力过大而无法承受，这也是为什么很多准妈妈发现少吃多餐感觉会比较舒服的原因。

胃部灼热如何缓解

1　减少加重胃灼热的生活因素。避免饮食过饱，饱食可增加胃内压，促使胃酸反流；避免烟酒刺激，烟酒可使食管松弛，咖啡、巧克力、浓茶等也有相似作用；少食产酸过多的食物，如甘薯、南瓜等食物含糖分较多，食后可加重胃灼热；也要少吃水果，避免肥胖。

2　通过药物抑制胃内酸度。避免某些药物，如阿托品、普鲁本辛、氨茶碱等抗胆碱药和茶碱衍生物会使食管下段括约肌松弛，诱发和加重胃灼热。未经医生同意不要服用治疗消化不良的药物。

3　避免饮食过饱，少食高脂肪食物。白天应尽量少食多餐，使胃部不要过度膨胀，即可减少胃酸的逆流。不要吃口味重或油煎的食品，这些都会加重胃的负担。睡前喝一杯热牛奶，也有很好的效果。

4　进餐后3个小时内避免躺着。当躺下来的时候，胃内容物随身体体位容易反流到食管。睡觉时，尽量以枕头垫高头部15厘米，以防止发生逆流。

5　心情放轻松。如果准妈妈感到胃部不舒服的时候，可以转移一下注意力，不要太过集中于胃部的不适应，放松心情很重要。

第 *185* 天
最适合准妈妈的睡姿

胎宝宝通过胎盘与母体进行气体及物质交换，获取氧气、营养物质、排出二氧化碳及废物。胎盘血流量的充足与否，对胎宝宝的生长发育是至关重要的。因此，医学专家对准妈妈的睡姿进行了长期的临床研究和实践后证实：准妈妈在妊娠期，特别是妊娠晚期，采取左侧卧位是最佳睡眠姿势。

1 准妈妈左侧卧位睡姿可以减轻增大的妊娠子宫对准妈妈主动脉及髂动脉的压迫，可以维持正常子宫动脉的血流量，保证胎盘的血液供给，给胎宝宝提供生长发育所需的营养物质。

2 准妈妈左侧卧位睡姿可以减轻妊娠子宫对下腔静脉的压迫，增加回到心脏的血流量。回心血量的增加，可使肾脏血流量增多，改善脑组织的血液供给，有利于避免和减轻妊娠高血压综合征的发生。

3 在妊娠晚期，子宫呈右旋转，左侧卧位睡姿可改善子宫的右旋转程度，由此可减轻子宫血管张力，增加胎盘血流量，改善子宫内胎儿的供氧状态，有利于胎宝宝的生长发育，这对于减少低体重儿的出生和降低围产儿死亡率有重要意义。特别是在胎宝宝发育迟缓时，采取左侧卧位可使治疗取得更好效果。所以，准妈妈采取左侧卧位对于优孕优生、母婴健康都有十分重要的意义。若有下肢水肿或腿部静脉曲张的准妈妈，在取左侧卧位的同时最好将腿部适当垫高，以利于血液回流，减轻下肢水肿。

其他睡姿的危害

1 不宜仰卧。因为仰卧时，巨大的子宫会压迫下腔静脉，使回心血量及心输出量减少，导致低血压，准妈妈会出现头晕、心慌、恶心、憋气等症状，有时甚至会面色苍白、四肢无力、出冷汗等。如果出现上述症状，应马上采取左侧卧位，血压可逐渐恢复正常，症状也会随之消失。

2 不宜右侧卧。右侧卧相对仰卧的害处要小一些，准妈妈适当地采取右侧卧，问题不是很大，但如果长期采取右侧卧则会加重子宫的右旋程度，还有可能影响胎儿的血液供给，造成胎儿慢性缺血缺氧。

3 趴卧。趴卧的坏处就更不用说了，而且进入孕晚期，趴卧这个动作几乎不可能完成。

第186天

不习惯左侧卧怎么办

虽然左侧卧是准妈妈最好的睡姿，但对于孕前习惯俯卧、仰卧或右侧卧的准妈妈来说，强行调整睡姿是很痛苦的，弄不好还会影响睡眠质量，甚至会导致失眠，这时候准妈妈可以利用一些小技巧，来让睡眠更舒适些。

1 巧用靠垫。左侧卧往往会使大肚子下面没有支撑而悬空，让准妈妈感到非常不舒服，这时就可以用靠

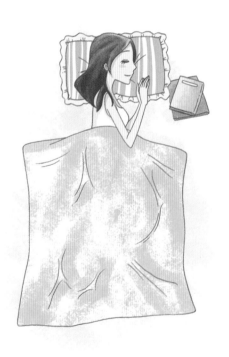

垫来帮忙了。最好选择质地柔软且弹性好的靠垫，不要选择硬质海绵靠垫，因为它的变形度小，和身体及腹部曲线的贴合度比较差，用起来不舒服。侧卧时，将靠垫放置于肚子下，长度最好是能够包覆整个腹部，这样就可以分散腹部重量，减轻背部的负担，还可以在背后也放置一个靠垫，用来调整侧卧时不安定的睡姿。

2 无须绝对保证左侧卧。在长时间的睡眠中，完全保持一种姿势不变是不可能的，准妈妈不要在这个问题上过于纠结。只要保证在清醒的情况下坚持左侧卧即可。事实上，人在睡着后，是会自动调整睡姿的，当一种睡姿感觉不舒服了就换一种，这是保卫自身安全的一种自动措施。另外，胎宝宝也有保卫自己生命的本能，当他感觉不舒服了，马上就会通过异常胎动把妈妈叫醒的，所以准妈妈在睡姿上不必过于纠结。

3 左侧卧时尽量不要把左臂压在身下，可以伸向前上方，同时也不要含胸，这样会舒服些。

第187天

坚持每天数胎动

胎动有一定的规律，初期较微弱，20周后逐渐增强，28~32周最活跃、最频繁，38周以后，胎头开始进入骨盆，胎动又逐渐减少。一般准妈妈会感到上午胎动较均匀，午后胎动最少，晚上6~10时胎动最频繁。对胎动的感觉每个准妈妈各不相同。

正常情况下，在这段时间里，一天之中胎动有两个活跃高峰，准妈妈都能明显地感觉到胎动，一次是在上午7~9点，一次是晚上11点~凌晨1点，其他时间胎动较少。明显胎动每1小时不少于3~5次，每12小时胎动次数为30~40次。不过胎动次数只是一方面，更重要的是要规律。如果胎宝宝胎动次数较多，比如达到了12小时100次，但是出现得很规律，也算正常，最怕的是不规律。胎动的次数多少、强度强弱、频率快慢结合起来更能准确地表现胎宝宝在宫内的情况，如果突然出现剧烈的变化，可能预示胎宝宝比较危险，需要尽快去医院检查确认。

胎动出现得较规律，是否异常就比较好判断了：一般情况下，12小时内的胎动少于20次，为异常；在一段时间内胎动超过正常次数太多太频繁，为异常；无间歇的躁动，为异常；胎动次数明显减少甚至停止，为异常。胎动异常一般都说明胎宝宝在子宫内出现了状况，比如脐带绕颈较紧、胎盘功能障碍，是使胎宝宝缺氧导致的。另外，胎动形式异常，也是不祥之兆，比如强烈的、持续不停的推扭样的胎动或踢动，都要准妈妈警惕。

胎动次数的正常与否，还应当与平时相比。如果平时胎动一直正常，某一天突然出现胎动增多或比以往明显减少，就应引起注意。如果胎动出现异常，准妈妈可以先做一个被动实验，起来活动活动，做做操，同时轻轻拍拍、推推腹部，然后再数1小时，如胎动恢复正常，说明胎宝宝表现良好。如胎动仍持续减慢、减弱，应立即去医院急诊检查。

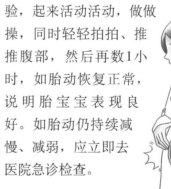
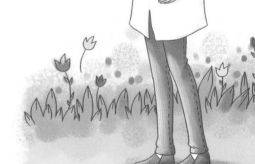

第188天

坚持记录胎动

胎宝宝是一个生命，当他发育到一定的阶段时就会开始活动，医学上称为胎动。胎动出现得较规律之后，准妈妈就可以坚持数胎动，记录胎动了。

如何数胎动

一般从第28周开始数胎动，直至分娩。每天早、中、晚固定一个时间数3次胎动，每次1小时。数胎动时准妈妈可以坐在椅子上，也可以侧在床上，把双手轻放在腹壁上，静下心来专心体会胎宝宝的活动。从胎宝宝开始活动到停止算一次，如其中连续动几下也只算一次。一小时完毕后，整理一下胎动数，将3次数得的胎动数相加，再乘以4，即为12小时的胎动数。如果准妈妈无法做到每天数3次，也可以每天晚上胎动较频繁时数1小时，然后乘以12，一般来说应在20次以上。

数胎动的时候要弄清楚一个动作不能算作一次胎动，一次胎动代表的是持续不断的一组动作，如果动作中间有停顿，且停顿超过2~3分钟，才算作一次。如果在1个小时里，胎动小于3次，就需要给胎宝宝一些刺激，继续再数1个小时。

如何记录胎动

为了更清楚地记录胎动，准妈妈需要做一个表格，将每一个时间段数出来的胎动次数都对应记录在表格上，包括胎动的频率、强弱、出现的时间、持续的时间、间隔的时间、胎宝宝的动作特点，比如是大动作还是小动作，是肢体动作还是整体动作等等，都记录在案。

记录一段时间后，胎宝宝的活动规律准妈妈就会总结出来了，知道胎动什么时间少，什么时间多，两次胎动的时间间隔有多长，这样准妈妈就能明确掌握什么情况是正常的，什么情况是异常的。1个小时里胎动小于3次，经过刺激后仍然没有增加，或者连续记录2小时胎动，少于10次，或者12小时的胎动小于20次，或者胎动突然减少，同比减少30%，都需要去医院检查。

第189天
营造一个舒适的睡眠环境

营造一个舒适的睡眠环境可以让准妈妈睡眠质量更高。

1 将办公用品搬到另一间房去，让卧室只成为安静休息的场所。还可以将明亮耀眼的聚光灯换成柔和的或可以调档的灯，营造出昏黄、温馨的卧室气氛，这也有助于睡眠。

2 卧室要选择采光、通风较好的地方，床铺要放在远离窗户、相对背光的地方，因为在窗户下睡觉容易吹风着凉，从窗户照进的太亮的光线也影响睡眠。

3 床上用品的选择也很重要。要选棉麻织品的床单和被里。床单、被里和人的皮肤直接接触，必须要符合卫生舒适的要求，要有较好的透气性和吸湿性。枕头内的填充品和枕头的高低要适合，一般认为荞麦皮枕芯无论冬夏都适合，不会成为过敏源，可以大胆选用。

4 经常将卧具放在阳光下晾晒，利用紫外线杀菌驱毒，保证卧具的卫生，这对睡眠质量及健康都非常重要。

5 适宜的室内温度为17℃～23℃，适宜的室内湿度为40%～60%。还可配合使用室内空气净化器，经常进行室内空气净化和消毒。

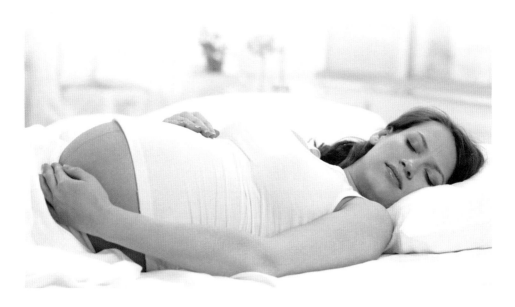

第190天

胎宝宝本周发育情况

进入孕28周，胎宝宝的身长增长不明显，还是维持在上周的状态，约为38厘米，不过体重又长了100克左右，达到了1000克。

身体机能发育情况

满28周以后，胎宝宝的肺发育得比较成熟，如果此时出生，宝宝可以借助呼吸器辅助呼吸来维持生命，之后会逐渐学会自主呼吸，存活概率相当高。另外，胎宝宝在这个时候已经具备了一定的吮吸能力，虽然较弱，但也能吃奶了，如果无法吮吸，还可以借助工具喂食，总之，胎宝宝的生命力已经很了不起了。虽然如此，准妈妈还是不要大意，尽量不要发生早产这种事，早产的宝宝一般体质较差，也较难喂养。

胎宝宝现在的生活已经很有规律了，睡眠有原始的周期规律，醒和睡的时间间隔比较固定，胎动也比较有规律。不过每个胎宝宝都有自己的胎动特点，胎动频率、强弱、发生的时间、一次胎动持续的时间、两次胎动之间间隔的时间都不尽相同，这跟胎宝宝的性格和性别都有一定的关系。

一般文静的女孩，胎动比较有规律、胎动频率较低、强度较弱；而活泼的男孩胎动不太规律、频率较高、强度也较强。准妈妈可以开始正规地记录胎动，如果胎动突然间变得特别频繁或者特别少都要引起注意，可能是胎宝宝不舒服了，需要及时处理。

外形的变化

胎宝宝的脸和身体跟出生后的宝宝外貌几乎毫无二致，头发约为5毫米，唯一不同的一点就是胎宝宝的皮下脂肪相对较少，皮肤褶皱较多，不如新生儿光滑、圆润。

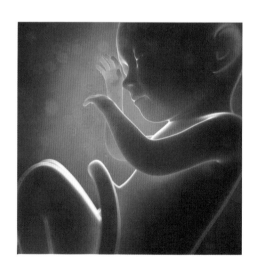

第 *191* 天

四维彩超，快来看看宝宝的模样

四维彩超的全称为四维彩色超声诊断仪，是世界上最先进的彩色超声设备。四维彩超能够多方位、多角度地观察宫内胎宝宝的生长发育情况，并为早期诊断胎宝宝是否存在先天性体表畸形和先天性心脏等疾病提供准确的科学依据。

四维彩超的优点

四维彩超有很多优点，从诊断上来说，过去使用的B超设备只能检查胎宝宝的一些生理指标，而四维彩超还能对胎宝宝的体表进行检查，如唇裂，脊柱裂，大脑、肾、心脏、骨骼发育不良等情况，以便尽早地进行干预，利于优生。

另外，四维彩超还可以做成相册等，作为胎宝宝的留念。随着四维彩超技术的发展，拍摄"0岁写真"也成为潮流，于是出现了专门给胎宝宝拍四维彩超照片的照相馆，除了拍下几张胎宝宝的照片还有几分钟的动态视频，是一个很不错的纪念品。

四维彩色超声诊断仪出色的人体工程学设计，不存在射线、光波和电磁波等方面的辐射，对人体的健康没有影响。

何时做四维彩超

四维彩超也不适宜经常做，以免打扰到胎宝宝的休息，而孕早期能否做，医学界还存在争议，为安全起见，不建议过早做四维彩超。

一般最适合做四维彩超的时间是孕24~28周，此时的胎宝宝肢体及主要器官已全部发育，而且24周左右正是大脑突飞猛进的发育时期，这个时期的胎宝宝结构已经形成，大小以及羊水适中，在宫内的活动空间较大，骨骼回声影响比较小，图像也比较清晰。

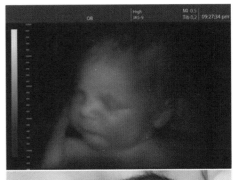

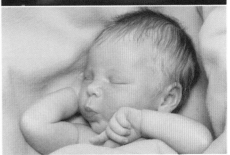

第192天

胎宝宝偏小怎么办

在妊娠期，当胎宝宝长得过小，与妊娠时间不成比例时，就称胎宝宝生长迟滞。胎宝宝在子宫内如果生长迟滞，容易出现很多并发症，危险性较高。因此，定期产检掌握胎宝宝生长状况，及早发现和治疗胎宝宝生长迟滞非常重要。

引起胎宝宝生长迟滞的原因

造成胎宝宝生长迟滞的原因相当多，一般可分为三大类：

1 子宫胎盘功能异常。一般认为胎盘功能不足，使得血流在子宫体和胎盘减少。

2 母体疾病。一般与准妈妈年龄较大、早期发生母体体重增加不良、营养不良、先天性疾病等有关。

3 胎宝宝自身问题。多胞胎、染色体异常、侏儒症候群、先天性成

骨不全症、先天性心脏病、生殖泌尿道异常、中枢神经系统异常等。

如何预防胎宝宝生长迟滞

为了避免胎宝宝有生长迟滞的情形，准妈妈应该尽量远离危险因素，做好产前的预防或治疗工作。

1 避免劳累，多休息。卧床休息可能是胎宝宝生长迟滞治疗中最有效的方法，因为适度休息可增加子宫胎盘血流量，促进胎盘血流畅通，使胎宝宝发育更健康，也可预防早产，特别是对于双胞胎妊娠更为重要。

2 注意孕期健康。怀孕期间要避免有害的生活方式，如抽烟、喝酒，且准妈妈本身要随时注意健康，控制各种并发症，如毒血症、肾脏疾病等。

3 注意营养饮食。补充完整营养高热量的饭食（但不是高蛋白）和胎宝宝出生体重增加有明显关系，有助于减少低出生体重的发生率，准妈妈可在医师或营养师的专业建议下，补充适当的营养需求。

4 采用药物疗法。怀孕早期使用少量的阿司匹林，可预防小血管的栓塞，使子宫胎盘的血流保持畅通，有助于让胎宝宝获得充分的氧气及营养。

第193天

什么是假性宫缩

假性宫缩也叫迁延宫缩，是一种偶发的子宫收缩。分娩前数周，子宫肌肉较敏感，容易出现不规则的子宫收缩，持续的时间短、力量弱，或只限于子宫下部。经数小时后又停止，不能使子宫颈口张开，故并非临产，称为假性宫缩。临产前，由于子宫下段受胎头下降所致的牵拉刺激，假性宫缩的情况会越来越频繁。

假性宫缩症状

假性宫缩的发生比较频繁，且没有规律，间隔时间也长。一般从孕28周开始出现，一直到真正分娩前，会连续发生多天。最明显的表现就是腹部发硬、发紧，有下坠感，一般在睡觉时或走路时就突然出现宫缩。

假性宫缩时不会疼痛，也没有阴道流血或流水的情况出现，不会影响准妈妈的正常生活和工作。

如何缓解假性宫缩

1 保持轻松愉快的心情，紧张焦虑的情绪会给准妈妈带来各种不适感觉。

2 尝试放松练习，或做缓慢的深呼吸。虽然这样做并不能使假性宫缩停止，但能帮助应对不舒适的感觉。

3 无论是工作还是生活，都不要使自己过分劳累，如走太远的路，长时间坐着或者站着，这些情况都比较容易引起宫缩，所以改变活动或姿势，可以缓解假性宫缩。

4 不要经常摸肚子，因为不断地刺激腹肌和子宫，也会引起宫缩。虽然适当的抚摸对腹中的胎宝宝有好处，但是一天中摸的次数太多就会适得其反了。因此，准妈妈要改掉动不动就摸肚子的习惯，要和"抚摸胎教"区分开。

5 洗个热水澡，放松身体，喝几杯水，能缓解假性宫缩。因为假性宫缩有时可能是由脱水引起的，所以适当补充水分，可以缓解假性宫缩。

鉴别异常宫缩

假性宫缩是一种很正常的现象，多数人在怀孕期间都会经历。但是，如果准妈妈的宫缩特别频繁、间隔时间短，而且伴有疼痛、阴道出血等异常情况，就要及时到医院就诊了，以免出现早产。

第 *194* 天

分清楚早产征兆和假性宫缩

早产征兆和假性宫缩是有区别的，这需要准妈妈有所了解与区别，不可把二者混淆，以产生不必要的麻烦。

早产宫缩和假性宫缩在频率、强度、时间间隔和宫缩位置上是不同的，下表为一些简单的识别方法，供准妈妈参考：

	早产宫缩	假性宫缩
收缩频率	规则	不规则
收缩强度	逐渐变强	逐渐变弱，最后自行消失
收缩间隔	越来越短，1小时内可出现4次或4次以上	自行拉长，直至消失
疼痛位置	腰、背、整个子宫	下腹部
不适感觉	休息后没有缓解	休息后改善

早产宫缩指的是准妈妈可以发现有宫缩的现象，下腹发紧、发硬和腹痛是具体的表现。如果准妈妈每10分钟内就有2~3次宫缩，持续的时间在30秒以上，或者阴道还会排出血性的分泌物，就是先兆早产了。此时，准妈妈就需要及时到医院进行检查和观察。早产发现及时，通过医院的保胎措施，往往可以坚持到足月再生。假如在观察的过程中，子宫颈口会有进展性扩张，且宫口也已经开到大于2厘米，早产就是不可避免的了。

而假性宫缩是发生在怀孕期间的不规则的弱的子宫收缩，几乎不会感觉到疼痛。它主要是频繁地出现在夜间，到第二天早晨就会消失。这和临生产前的阵痛是不一样的，但有一些对痛觉比较敏感的准妈妈就会误认为是要生产了。但是，准妈妈也不可以掉以轻心，如果假性宫缩太频繁或存在其他早产的迹象，就要及时去医院做检查。

需要注意的是，准妈妈腹壁很硬的时候，说明子宫在收缩，处于敏感状态，就不要再做抚摸胎教了，更不能揉肚子，以免导致早产。

第 *195~196* 天
脐带——胎宝宝的"生命线"

胎宝宝发育是一个非常神奇的过程，在孕期280天里，胎宝宝有嘴不能进食，有鼻也不用呼吸，脐带是它们最大的依靠，所以说脐带是胎宝宝的生命线一点也不为过。

脐带的作用

脐带是连接胎宝宝与准妈妈的纽带，胎宝宝需要通过脐带来吸收养分，新生命在孕育过程中所需的一切，只能靠胎盘吸附在母体上摄取，通过脐带输送到胎宝宝体内。如果脐带异常，那么胎宝宝摄取养分的过程自然也受到阻碍。所以，脐带是否正常，对胎宝宝能否正常发育至关重要。

脐带异常有哪些

1 脐带绕颈。胎宝宝在妈妈肚子里是不断运动的，有时甚至在准妈妈肚子里翻滚打转，或是踢腿伸胳膊等。在这些"活动"的过程中，由于胎宝宝运动的无序性，有可能就会一不小心被脐带缠绕住。如果缠住了颈部，就是脐带绕颈了。根据产检数据，医生可视情况而决定是否采取措施解决绕颈问题。

2 脐带打结。一般在进入孕中期后，胎宝宝的活动量就会变大，而如果刚好胎宝宝的脐带比较长，在宫腔内形成环套，当胎宝宝拿脐带当玩具，或者在准妈妈肚子里动来动去的时候，一不小心就会弄得脐带打结。如果脐带打结后，胎宝宝在宫内继续活动的话，就容易把脐带结拉得更紧，影响供氧。目前主要通过彩超检查和胎心监护等手段来判断脐带打结情况。

3 脐带脱垂。脐带脱垂主要是发生在分娩的时候。如果胎位不正或胎宝宝过小，脐带就很容易从空隙处滑落到胎宝宝先露部分的下面。这时一旦胎膜早破，脐带就会首先滑落，这样一来胎宝宝的血液供应就会急剧减少，在短时间内就容易出现严重窒息，后果不堪设想。如果发现胎位不正，那么在分娩前为了防止破水后发生脐带脱垂，建议准妈妈最好事先安排剖宫产，不要冒险顺产了。

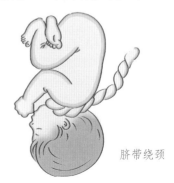

脐带绕颈

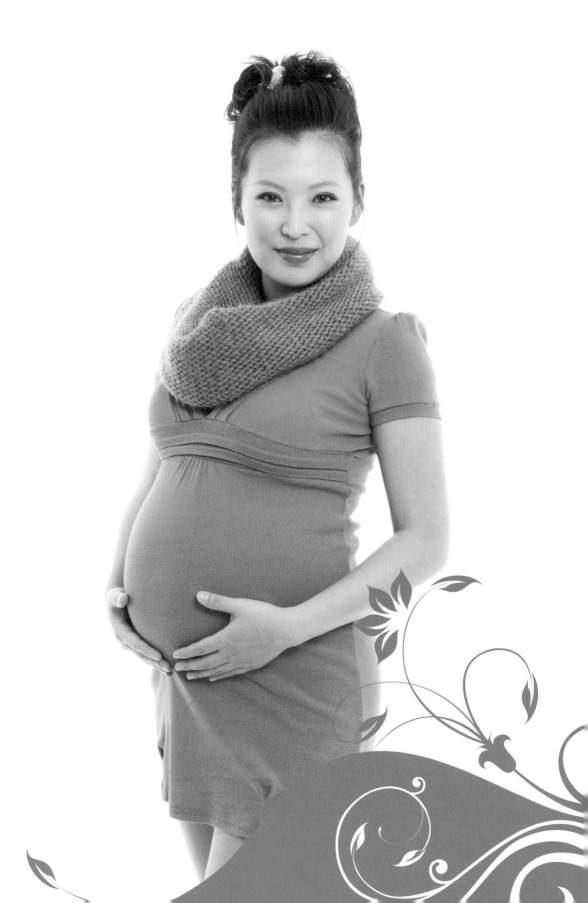

孕8月

胎宝宝越来越顽皮

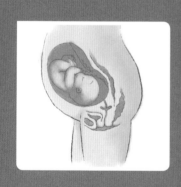

女人一辈子有十个月当女王的机会，在这十个月接近尾声的时候，当然要抓紧时间厚待自己。但厚待可以有，发脾气必须无。负面的情绪伤人害己，对宝宝也不利，还是要适当控制下自己的脾气哦。

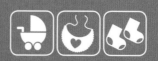

第197天

胎宝宝本周发育情况

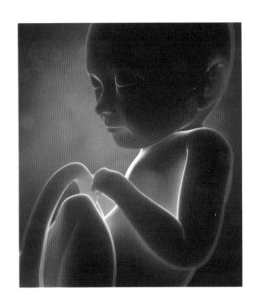

本周胎宝宝体重将达到1300克，身体长度为38厘米，头到臀的部位占了全身比较大的比例。

身体机能发育情况

胎宝宝的大脑进入了一个比较特别的时期，感觉器官和肢体与大脑的互动逐渐频繁，感官获得的刺激传达到大脑，接着大脑处理这些信息，最后给身体做出指示，给出相应的反应，身体的反应和动作反过来又会刺激大脑发育，所以大脑现在的发育动力非常充足，在这个时候，有数十亿的脑神经细胞正在形成，而大脑的发育也让感觉系统更敏感，胎宝宝的听力和视力会更加好、更加敏感。

大脑神经细胞的形成，让胎宝宝的头部持续增大，增大得比其他部位都要重。头部重量重于其他部位，这样也利于入盆的时候头部朝下，形成正常的胎位，使生产的时候更顺利。不过现在的胎宝宝还是有时头朝下，有时头朝上，最终固定在头朝下的体位还需要几周时间。

外形的变化

现在胎宝宝越来越接近新生儿的模样了，头发、手指、脚趾、眼睫毛等微小部分样样俱全，反应能力也接近新生儿，对光照和声音都会有反应。皮下脂肪增长得比较快，在这一周，胎宝宝看上去身体饱满了许多，皮肤虽然还有些小皱巴，但整个身体已经显出光润。

胎动的情况

随着胎宝宝的长大，子宫不得不继续增大，因此子宫向前挺得更加明显，子宫底上升到了胸与脐之间。子宫虽然增大很多，但是胎宝宝还是占据了子宫中的大部分空间。不过这对他的活动影响还不是很大，所以胎动仍然活跃。

第198天
孕晚期饮食要点

进入孕晚期，胎宝宝的大脑、骨骼、血管和肌肉等都将发育完成，各个器官也将发育成熟，皮肤会变得坚韧，皮下脂肪迅速增加，因此孕晚期的营养很重要，除满足胎宝宝生长发育所需外，准妈妈和胎宝宝体内还要储存一些营养素，所以对营养素需求量增加。孕晚期营养要注意以下问题：

1 孕晚期是胎宝宝脑发育的高峰期，足够的脂肪酸可加速脑神经突触间的联系，使胎宝宝的反应更快、更敏感，准妈妈要摄入足够量的必需脂肪酸。其中植物性脂肪酸能保证脑细胞膜的柔软、灵活，对胎宝宝的大脑有利；动物性脂肪酸则让脑细胞僵硬、凝固，对大脑发育有害，可适当多食用植物油，少吃动物脂肪。

2 孕晚期，胎宝宝的骨骼仍然在骨化，准妈妈要坚持补钙，但不要认为胎宝宝长大了，就擅自加大补钙的量，尤其在产前2~4周要控制钙的摄入量，以免胎宝宝钙化过度，骨骼变硬，造成难产。

3 应补充足量的B族维生素。孕晚期准妈妈B族维生素不足，会出现类似早孕反应的症状，甚至影响生产时准妈妈的子宫收缩，导致难产，因此准妈妈要多吃富含B族维生素的粗粮。

4 适当控制进食量。胎宝宝在孕8月后体重快速增长，准妈妈要适当控制进食的数量，含碳水化合物丰富的食物要适当控制，以免胎宝宝体重增加过头，形成巨大儿，造成难产。

5 对于一些含能量高的食物，如白糖、蜂蜜等甜食宜少吃，以防止食欲降低，影响其他营养素的摄入量。有水肿的准妈妈，还应控制食盐的摄入量。

此外，进入孕晚期，由于胎宝宝增大，压迫到准妈妈的胃部，容易导致准妈妈胃部产生胀满感觉，吃不下很多食物，此时适宜多选用体积小、营养价值高的动物性食品，如肉、蛋、奶等，而体积大、营养价值较低的食物如土豆、红薯等则可以少吃些。

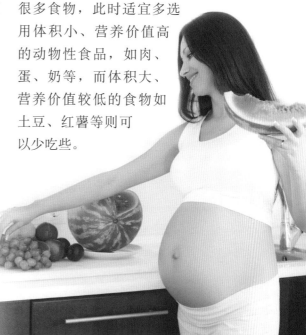

第 *199* 天
防止营养过剩导致胎宝宝太大

进入孕晚期，由于胎宝宝快速生长，所需的营养也会适当增加，许多准妈妈胃口大开，常常在不自觉间摄入了太多的营养。诚然，合理的营养是胎宝宝健康成长的重要条件，但营养过剩对胎宝宝也是不利的。

营养摄入应与需求平衡

营养并非越多越好，对于大部分身体健康的准妈妈来说，只要补充身体所需的食物和营养即可，大量补充是完全不必要的；而对那些身体欠佳的准妈妈来说，也不要盲目乱补，应在医生指导下，缺什么补什么。

营养过剩的危害

1 对准妈妈健康的危害。摄入营养过多，会使多余的热能转变成脂肪，堆积在准妈妈的体内，造成肥胖，而肥胖是与高血压、心血管病、高血脂、高胆固醇血症和糖尿病密切相关的，是许多疾病的高危因素。

2 容易造成胎宝宝过大。过多的营养可使胎宝宝生长发育加速，成为体重大于4千克的巨大儿，巨大儿由于身体过胖、肩部过宽，分娩时容易卡在骨盆里，而过度牵拉还容易引发产伤，如锁骨骨折、胸锁乳突肌血肿等。

3 对胎宝宝成人后的健康也有潜在危害。有研究表明，胎宝宝在宫内的营养环境与成人后的慢性疾病，如糖尿病、心脑血管疾病、高血压、高血脂等代谢综合征的发生也存在密切关系，巨大儿在成年期患这些疾病的概率比出生体重正常的孩子明显增加。

如何防止营养过剩

1 养成良好的饮食习惯。可以少食多餐，将一天的总量分成5～6顿进食，此外，不要吃完饭就躺着。

2 控制进食量。最好不要增加饭量，可多吃些辅食，如蔬菜、豆类和动物性食品等。

3 食物品种要多样化。多吃一些新鲜绿色蔬菜，少食高盐、高糖及刺激性食物。

4 烹饪应按少煎、炸，多蒸、煮的原则。

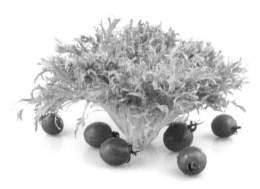

第 200~201 天
孕晚期适合做的运动

孕晚期如果医生没有要求必须卧床静养，准妈妈自己也没有特别不舒服的感觉，就应该继续坚持运动，适当的运动可使准妈妈身体更健康，心情更愉悦，也能让生产更顺利。

散步是最适宜的运动

最适合孕晚期的运动仍然是散步，每天可以早晚各散步一次，散步时间根据身体反应决定，累了就休息，不累就多走一会儿。

腹部比较沉重的准妈妈，在散步时可以戴上托腹带，减轻负担，同时能帮助保持身体平衡。

进入孕晚期，准妈妈要特别注意安全，不要一个人去很远的地方，也不要在人多嘈杂的地方逗留，散步时最好有人在身边陪伴，并避免走坎坷不平的路和下坡路，以防摔跤。

放松运动

除了散步，躺在床上还可以做些运动，帮助放松肌肉。

1 全身放松：仰卧在床上，放一个枕头在膝下，双手平放，两眼微闭，全身放松，放慢呼吸频率，每吸一口气，全身就放松一次，持续进行10分钟。

2 腹式呼吸：姿势同上，吸气时腹部胀起，呼气时腹部收缩，每做5~6次就休息一下。做的时候切勿使劲，要自然松弛。

3 腹肌运动：仰卧在床上，双手放于腰下，脚屈起，脚掌贴地，吸气时腰部微微下压，呼气时全身放松。做10次。

4 舒解腰椎：双脚蹲在地上，双手支撑身体，头部、双肩及背部一起下垂，使脊背弓起，然后抬起头来，双肩及背部随头部一起向上挺起，脊骨向下弯。做10次。

5 会阴肌肉放松：仰卧在床上，双手平放，小腿屈起脚掌贴地，吸气，收紧肛门、会阴及尿道口，维持5~6秒后，放松一下再吸气，收紧。做10次。

运动做完后，马上改为侧卧位，避免长时间仰卧。

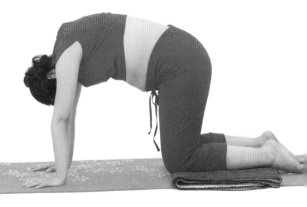

第202天
提早学习简单分娩操

距离预产期越来越近，应该开始做分娩的准备工作了，如果征得医生的允许，准妈妈可以学一学分娩操，分娩操简单而且容易坚持，对于减轻孕期酸痛、辅助分娩很有帮助。孕晚期做分娩操，能减轻准妈妈的紧张心理，还可以更好地配合医生顺利分娩，减少生产时的疼痛。

做操前的准备工作

1 选择做操的场所，可根据家里的情况，选择在床上活动，或者是在垫着垫子的地板上进行，只要是足够伸展身体的安全地方均可。

2 准备一些轻松的音乐在做操时播放，边听音乐边做操可以令身心更为放松。

3 做操前散散步或是在家里走动几圈以热身，做完后也可慢慢走动，放松身体。

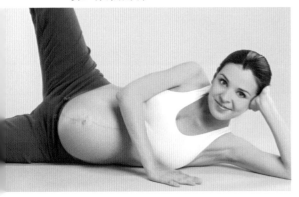

分娩操的做法

第一节，侧卧开胯。侧卧，双腿重叠，呼气则大腿向外打开，吸气则合拢，重复8~10次。

第二节，侧卧伸展。侧卧，用手缓缓将大腿向腹部外侧拉近，保持半分钟。换另一侧重复。

第三节，分腿跪坐。双膝分开，脚尖靠拢，跪坐在一个靠垫上，上身垂直，保持10~30秒。

第四节，分腿儿童式。跪趴，身体向前匍匐在靠垫上，脊柱和肩膀、手臂都放松，保持半分钟。

第五节，骨盆摇摆。四肢着地，脊柱放平，轻轻地左右摇摆骨盆，幅度不宜过大，10次为一组，每天做1~2组，注意不要塌腰，如膝盖不适可在膝下垫块毛巾。

第六节，大腿外展。右腿向前伸直坐在地上，左腿架在右腿上，放松左腿，保持半分钟。换另一侧重复。若是感觉不适，可在两腿间放一个靠垫。

做分娩操时，动作不宜太大，以自己能够承受的程度为宜。如果有不舒适的感觉，应该立即停止，千万不可勉强。此外，做分娩操时最好不要一个人在家做，要选择有家人陪伴的时候练习，以免发生意外。

第 203 天
孕晚期要避免性生活

孕晚期性生活对准妈妈和胎宝宝的危害都很大，此时不应再进行性生活，准爸爸和准妈妈要严格遵守，不可抱有侥幸心理。

孕晚期性生活的危害

进入孕晚期，准妈妈的子宫已经膨胀得很大了，受到轻微刺激都可能发生强烈的收缩，导致早产。另外性生活的机械刺激也可导致胎膜早破，一旦胎膜早破，羊水外流，胎宝宝就失去了保护伞，发生宫内感染和羊水过少的概率大大增大，面临的危险大大增加。

尤其是进入孕10月后，准妈妈宫颈随时可能张开，胎膜破裂的概率大大增加，因性生活而导致宫内感染的概率也增大。调查发现，在分娩前三天内有过性交的，有20%可发生严重的感染，在发生了产褥感染的产妇中，有一半在产前1个月内有过性交。因此，孕期最后1个月是严格禁止性生活的。为了自己和胎宝宝的安全健康考虑，一定要绝对禁止性生活。

转移注意力克制情感

孕晚期禁止性生活，需要准爸爸遵守。在孕晚期，不光性生活导致危险的概率很大，准妈妈的性趣也很低，准爸爸可以做些别的事转移一下自己的注意力，比如想象一下一家三口的生活、看看育儿书等，对准妈妈表达感情只用温柔的拥抱和亲吻就够了。为了不影响准妈妈和胎宝宝的健康，夫妻间不但要学会克制情感，而且最好分床睡，以免不必要的性刺激。

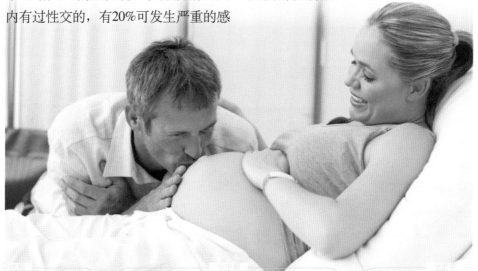

第 204 天

胎宝宝本周发育情况

本周胎宝宝体重迅速增加，最高可达到1500克，身长在本周达到42厘米。

身体机能发育情况

大脑和神经系统仍在高速发育，神经系统已经四通八达，大脑向颅骨外推，折叠形成了更多的沟回，头部更大了。随着大脑和神经系统的发育，感觉器官能力更强，首先视觉能力已经发育到能辨认和追踪光源了。其次，听觉能力达到了相当高的程度，会主动倾听来自外界的声音，最熟悉和最喜欢听到的声音是妈妈的，妈妈的声音对他有明显的安慰作用。

生殖器官发育还没有最后完成，男宝宝的睾丸仍在腹腔中，开始沿着腹股沟向阴囊下降，进入阴囊还需要一段时间，有的要在出生一段时间后才能完成这一步；女宝宝的阴蒂突出，能够通过B超看到了，而覆盖阴蒂的小阴唇还没有最后形成。

外形的变化

胎宝宝体重的增加很大一部分功劳来自皮下脂肪的增加，现在的皮下脂肪已经蓄积到了比较理想的状态，皮肤褶皱不那么多了，慢慢变得平滑起来，胎宝宝就显得光润、可爱了。

胎动减少

由于胎宝宝的体形变大了，子宫里的活动空间更显小了，此后胎宝宝在子宫中的位置就相对固定了，胎动动作也比较受限制了，像转动、翻身等大动作不再像以前那么多了。

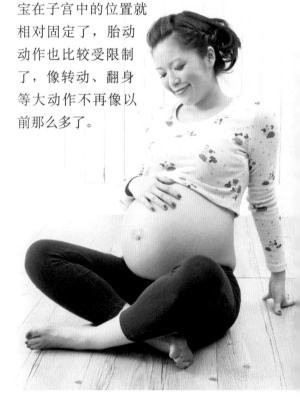

第205天
患妊娠高血压疾病的准妈妈怎么吃

前文提到妊娠高血压疾病的危害和预防，但有些准妈妈没有做好预防工作，在孕晚期患上了妊娠高血压疾病，这就需要在饮食上特别注意。

遵循三高一低的饮食原则

三高一低即高蛋白、高钙、高钾、低钠。高蛋白饮食可弥补尿液中流失的大量蛋白，高钙可增加肠道对钙的吸收，有助于改善高血压，低钠则可减少周围血管阻力，有助于降压。

具体来说，鱼、肉、奶富含蛋白质，是准妈妈每天都应摄入的。每天喝500毫升以上牛奶，再加上适当服用钙制剂，这是高钙的含义。低钠主要指控制钠盐的摄入，每天摄入量要低于2克，含盐量高的食品，一定要避免，如咸菜、火腿、腊肠、咸面包、海带、海蜇等，都不能吃。如果病情严重还要实行无盐饮食。

需要提醒准妈妈的是，鸡蛋是传统的补充蛋白质的食物，但患妊娠高血压疾病的准妈妈不应多吃，因为鸡蛋中的蛋白质分子较小，很容易进入尿液流失，补充效果其实不佳，而且蛋黄中的胆固醇含量较高，不利于降压。

补充维生素C和锌

要多吃水果、蔬菜，摄入足够的维生素C。维生素C可帮助抑制血中脂质过氧化作用，降低妊娠高血压反应。比如号称降压神器的芹菜，准妈妈就可以吃一些，芹菜富含芫荽甙、胡萝卜素、维生素C、烟酸、甘露醇以及粗纤维素等，有镇静降压、醒脑利尿、清热凉血、润肺止咳等功效，常吃对于妊娠高血压疾病的疗效比较显著。

另外，根据研究，患有妊娠高血压的准妈妈血锌含量较低，要多吃瘦肉、鱼虾等加以补充。

控制动物脂肪的摄入

肉类应选用含脂肪较少的鱼肉和鸡肉，如果在孕前就有高血压，还应避免食用高胆固醇的食物，如蛋黄、鱼子、鱿鱼、动物内脏等。

妊娠高血压如果合并肾病，可多吃有利尿作用的食物，如冬瓜、西瓜、葫芦、茄子、茭白、玉米、赤小豆、绿豆、鲫鱼等，对缓解病情有作用。

第 206~207天
帮助缓解便秘的食物

因为胎宝宝还在长大，子宫压迫到肠，加上补钙的原因，准妈妈现在可能频繁便秘，除了适当活动并保持良好的心情外，还应多吃一些对缓解便秘有帮助的食物。

可缓解便秘的食物

红薯：富含利于胎宝宝发育的多种营养成分，同时其所含的食物纤维能有效刺激消化液分泌和胃肠蠕动，促进通便。

酸奶：含有新鲜牛奶的全部营养，其中的乳酸、醋酸等有机酸，能刺激胃分泌，抑制有害菌生长，清理肠道，缓解便秘。

竹笋：富含B族维生素及多种矿物质，具有低脂肪、低糖、多纤维的特点，能促进肠道蠕动、帮助消化、消除积食、防止便秘。

扁豆：豆荚中的膳食纤维丰富，常吃可以促进排便通畅。不过烹煮时间宜长不宜短，没煮熟的扁豆带有一定毒性。

圆白菜：富含维生素、叶酸和膳食纤维，多吃可促进消化、预防便秘，提高人体免疫力。

生菜：极富营养，常食用能改善胃肠血液循环，促进脂肪和蛋白质的消化和吸收，清除血液中的垃圾，排肠毒，防止便秘。

豌豆：富含人体所需的各种营养物质，促进新陈代谢，提高人体免疫力，利于胎宝宝发育，还具有清肠作用，可防止便秘。

此外，适当地吃些香蕉、黑芝麻、核桃仁、优酪乳等，也能帮助润肠通便。

良好的习惯可防便秘

1 定时排便。不管有没有便意，应养成每天早起排便的习惯，长期坚持就会形成条件反射，从而减少便秘的发生。

2 掌握饮水的技巧。早起喝一杯温开水可刺激肠胃蠕动，白天在固定的时间里饮水，大口大口地饮（不是暴饮），使水尽快到达结肠，让粪便变得松软，容易排出。

3 少吃多餐，每次吃到8分饱。每次吃到撑，就说明吃得太饱了。吃得太多会加重肠胃负担，渐渐地导致肠胃运作能力变弱，从而引发便秘。

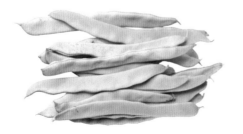

第 208 天
坚持体检，监测腹围和宫高

孕晚期仍然要坚持监测腹围、宫高。

测量宫高腹围的意义

测量腹围和宫高的意义在于，两者结合可以比较准确地判断羊水多少，而且，宫高、腹围与胎宝宝的大小关系非常密切。所以，孕晚期要坚持测量宫高及腹围。

腹围的变化规律

在孕晚期，腹围仍然稳定增长，孕8月上限为95厘米，下限为84厘米，标准值为89厘米；孕9月上限为98厘米，下限为86厘米，标准值为92厘米；到了孕10月，上限为100厘米，下限为89厘米，标准值为94厘米。在孕34周后，如果腹围增长过快，超过上限，可能表示羊水过多。羊水过多预示着准妈妈可能患有某些妊娠并发症，比如妊娠糖尿病、妊娠高血压等，也有可能预示着胎宝宝有缺陷，比如无脑儿、脊柱裂等，都需要做进一步检查进行确认。

不过，腹围增加值还与准妈妈腹部脂肪量有关，另外，也和测量的手法有关，需要多测几次，最终是否增加过多还要由医生来判断。

宫高的变化规律

从怀孕后，子宫就一直在拉伸，位置也不断上升，到了孕32~34周时，宫高应达到胸骨剑突也就是胃部正上方的骨头下1~2横指。此时，宫高如果增长不明显或者有所降低说明羊水可能过少。羊水过少，胎宝宝容易出现宫内窘迫，并增加剖宫产的概率，严重时甚至会胎死宫内。

不过，宫高并非只升不降，到了孕34周以后，一般都不再继续上升了，大部分都会出现下降现象，这是因为胎头开始降入骨盆，胎宝宝和子宫底都整体下移导致的。

还有的准妈妈腹围和宫高都不再增加，可能有其他的疾病，也值得提高警惕，要及时检查。

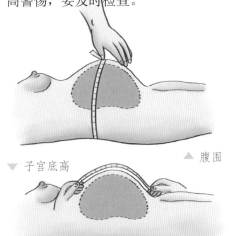

▼ 子宫底高　　　　　　　▲ 腹围

第 209~210 天
羊水过多、过少怎么办

羊水是胎宝宝在子宫中生长的重要物质，过多和过少都不好。羊水在整个孕期是逐渐增加的，在孕早、中期，主要关注是否过多，妊娠晚期主要关注是否过少。当腹围、宫高不符合正常指标的时候，医生可能会安排准妈妈做B超，进一步确定羊水量。B超检查羊水最大池深度大于8厘米，羊水指数大于18为羊水过多，孕晚期若羊水最大池深小于或等于2厘米，羊水指数小于或等于8厘米就为羊水过少。

羊水过多的危害

羊水过多的孕妇易并发胎位异常。因子宫张力大，容易发生早产、胎膜早破。胎膜破裂时，羊水大量

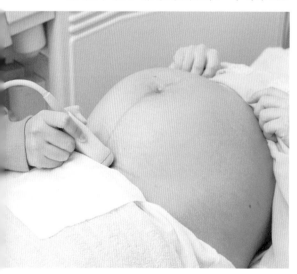

涌出，脐带可随之冲出，导致脐带脱垂。另外，大量羊水迅速流出，子宫容积骤然变小，子宫收缩可引起胎盘早剥。由于子宫肌纤维过度膨胀，产后易发生子宫收缩乏力而导致产后出血，围产儿的死亡率为28%，病死率是正常妊娠的7倍。

羊水过少的危害

羊水在孕晚期突然减少，多是胎盘功能不良、胎宝宝缺氧的表现。孕晚期必须重视羊水过少的问题，如果得不到纠正，在生产时，子宫收缩的压力会直接作用于胎宝宝，胎宝宝会不舒服，如果挤压到了脐带，则可引起胎宝宝死亡。当准妈妈发现胎宝宝在腹部的漂浮感不明显或者胎动减少，可能是羊水过少。

羊水过多或过少怎么办

羊水多还是少，还需要用B超做最终诊断，并通过血生化检验确定胎宝宝的情况，如果畸形，医生会建议终止妊娠，如果正常，医生会采取措施保护胎宝宝。羊水过多的，进行羊膜腔穿刺，放出部分羊水，羊水过少，也做羊膜腔穿刺，注入生理盐水，另外还会指导准妈妈调整饮食来影响羊水量。

第 *211* 天
胎宝宝本周发育情况

本周胎宝宝的体重和身长略有增长，体重约1600克，身长大约为44厘米。

身体机能的发育情况

胎宝宝的主要内脏器官基本都发育完全，胃、肠、肾等功能可以媲美出生以后的水平，消化液正在练习分泌，膀胱在加紧练习储存小便和排泄小便的本领，骨骼、关节很发达，免疫系统也相应发育。

最关键的是肺部发育基本完成，肺泡表面活性物质已经合成，这种物质是肺泡膨胀张开不可缺少的，是宝宝将来实现自主呼吸的关键物质。这种物质非常重要，合成之后，宝宝出生就能进行自主呼吸了，即使此时出生，也可以啼哭，可以自主呼吸了。在体内，胎宝宝的各个器官继续发育完善，肺和胃肠接近成熟，并具备了呼吸能力和分泌消化液的能力。

现在，胎宝宝的大脑反应更快、控制身体更自如了，能够熟练地转头，随意地睁眼、闭眼，当有光线进入子宫的时候，还会把手伸向光源，做出触摸的动作，好像想摸摸光线一样。当胎宝宝伸出手的时候，通过B超可以清晰地看到手指被指甲完美地保护起来了。

外形的变化

在本周，胎宝宝的皮下脂肪更加丰富了。皮下脂肪增厚，将皮肤下的血管都遮挡住了，因此皮肤逐渐由红色变成了粉红色，更像一个新生儿了。

其他变化

进入孕31周，子宫里的羊水有所减少，胎动幅度继续受限制，而且这种限制会一直持续下去，并且越来越大，明显胎动的次数将越来越少。虽然次数减少，但胎动仍然有规律，准妈妈还是要继续关注胎动。

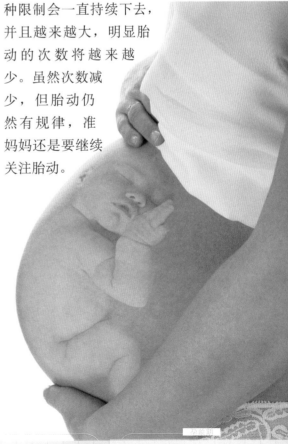

第 *212~213* 天
关注准妈妈的产前抑郁

临近生产，准妈妈会越来越紧张，如果没有得到正确疏导，这种紧张情绪会越来越强烈，进而引起焦虑、急躁、抑郁等不良情绪，严重的甚至会引起抑郁症。

产前抑郁的危害

焦虑虽然是精神、心理问题，但是会严重影响身体健康，产前焦虑过度甚至会导致早产、流产等严重问题。另外焦虑可扰乱激素分泌，使得胎宝宝宫内缺氧或出现产力不足等现象发生。

产前抑郁的原因

现代的准妈妈越来越多患上了产前抑郁，大致原因如下：

1 对生产的痛苦有所恐惧。许多影视剧为了节目的效果，常常会无限夸大生产的痛苦，导致准妈妈心里常萦绕电视、报刊等媒体上渲染生产环节痛苦的情景，并联系到自己的生产，产生了深深的恐惧。

2 担心生产不顺利。有些准妈妈对生产总是过度关注，会关注大量与生产相关的消息，其中难免会夹杂一些负面而又较少出现的生产不顺利的消息，这些会让准妈妈时常产生不必要的忧虑。

3 担心宝宝的健康。总是担心宝宝存在健康问题，担心生下不健康的、畸形的宝宝。尤其有些患有疾病的准妈妈总担心自己的疾病殃及宝宝。

4 担忧宝宝的性别。家人或自己对宝宝的性别有所期待，担心宝宝的性别不符合自己或家人的期待。

5 心情烦躁。因为皮肤瘙痒、腹壁紧绷、下肢水肿等不适，感觉心中烦躁、易怒，也可引发焦虑、抑郁。

6 整日闭门不出，注意力总是集中在种种消极因素上，很容易加重抑郁。

7 职场准妈妈担心宝宝出生后，自己的职业受到影响或家庭经济压力加大。

如果准妈妈正在过度焦虑以上情形中的一种，就要警告自己谨防产前抑郁症，迅速做出改变，采取多种方式缓解抑郁状态，及时调整心态，避免焦虑继续加深。此时如果患上抑郁症，可以延后到产后，对妈妈和宝宝的心理健康都是不利的。

第 214~215 天
及时发现、纾解产前抑郁

产前抑郁是每个准妈妈都可能遇到的问题，也是准妈妈面对即将到来的重大变化的一种正常反应，无须过度紧张，只要及时发现、及早干预和调节，就能恢复正常，如果任其发展到抑郁症，治疗起来就比较困难。

及早发现产前抑郁的苗头

当准妈妈有了以下的现象，可能就是产前抑郁了，要提高警惕：

1 觉得所有的事情都没有意思，没有乐趣，所以整天沮丧、伤心、空虚。

2 难以集中精力，心情烦躁，特别容易发怒或者哭泣。

3 特别敏感，一方面很在意别人说的话，随便一句都会让准妈妈产生负面情绪，觉得委屈；另一方面自己也常常有不应该有的内疚感，觉得自己没用、没希望。

4 常常感觉疲劳，精神不佳、疲乏，睡眠困难或睡眠过度。

5 总是想吃东西或者根本不想吃东西。

如何缓解产前抑郁

1 多跟亲人、朋友尤其是已生育过的好朋友等倾诉自己的焦虑，把自己担心的事说出来，他们会给出切实、有效的建议或意见。即使不能，当了解到其他任何怀孕的女性都会有各种问题，那么自己的忧虑就会少一点。

2 对生产的恐惧多来源于各种影视剧对生产的渲染，也有些是听说了生产的意外事故而心生恐惧。其实，影视剧出于艺术效果的考虑都有所夸大，而现代因为生产而发生严重事故的比例很小，整个生产过程都有医生控制，生产的危险性在现代已经降到了很低，大多数母婴都是安全的，完全不用为此担心。

3 学习孕产知识。对生产的恐惧最根本的原因还是对孕产的无知导致的，准妈妈可以看一些孕产书、电视节目等，充分了解生产是怎么一回事。

4 学会转移注意力。不要老想着生产的事，可以将注意力集中在跟生产相关的事上，考虑生产过程中可能遇到的问题，并决定每个问题的解决方法。充分的准备工作可以给自己很大的信心，也能帮自己将恐惧感转移出去。

第 216 天

孕晚期牙龈出血正常吗

很多准妈妈在孕晚期都可能出现牙龈出血、水肿、脆弱的现象，水肿严重的时候就像牙龈和牙齿已经分离了一样，还有部分准妈妈甚至严重到了没法咀嚼、吃饭的地步，导致准妈妈非常痛苦。那么，为什么孕晚期会牙龈出血呢？

孕晚期牙龈出血的原因

孕晚期牙龈出血、水肿的原因是准妈妈体内的雌激素、孕激素增加较多，牙龈的毛细血管扩张、弯曲、弹性减弱，以致血液瘀滞在牙龈，引发了牙龈炎，是正常现象，会随着妊娠的结束而自动痊愈，如果症状较轻，无须进行治疗。

孕期牙龈肿胀的另一个原因是牙龈毛细血管的通透性比较强，使得大量体液渗入。

如何缓解牙痛

1 保持口腔清洁。得了牙龈炎后，要勤刷牙，有的准妈妈因为担心牙龈出血就减少刷牙次数，这是不对的，可能导致更严重的牙病。不过可以更换牙刷，选一个刷毛更加柔软、刷头有弹性、刷柄弯曲度比较高的产品，这样刷牙的时候牙刷对牙齿和牙龈的刺激比较小，可减少出血现象。另外，要多漱口，每次吃完东西都漱口，尽最大可能保持口腔卫生。

2 适当按摩。准妈妈可以每天按摩牙龈3次，以增强局部血液循环，提高局部抵抗力。

3 注意调整饮食。得了牙龈炎，准妈妈不应吃坚硬的食物，也不宜吃刺激易上火的食物，而应挑选质软、不需要多咀嚼且易于消化的食物，以减轻牙龈负担，避免损伤。此外，孕期如果吃过于油腻肥厚的食物容易导致口腔环境变差，滋生细菌，因此准妈妈要注意饮食清淡。

4 补充维生素C可以增强毛细血管弹性，降低通透性，从而缓解牙龈肿胀。准妈妈可以多吃含维生素C丰富的新鲜水果和蔬菜或者服用维生素C片。

如果牙龈肿胀已经到了影响进食的地步，就需要看医生了，请医生做出适当的治疗，以免耽误胎宝宝的营养供应。

第 *217* 天
冥想胎教，让身心彻底放松

冥想是瑜伽的一项重要内容，有助于放松身心，将它引入胎教中来，可助准妈妈释放紧张、焦虑、担心、恐惧等负面情绪。

静坐，冥想的开始

穿着宽松舒适的衣物，排空膀胱，选择一间干净、明亮且无异味的房间，盘腿或取"万字"坐姿坐在软垫上。腰、背挺直，闭上眼睛，暂时放下内心的困惑，摒除一切杂念，深呼吸，意识保持在清醒与模糊之间，静心聆听自己内心的声音。当准妈妈把注意力集中在某一特定对象之上，并持续不断地朝一个方向"走"时，冥想就发生了。

冥想示例

随着平稳的呼吸，准妈妈可以展开想象：想象自己身着洁白的蕾丝纱裙，头戴各色鲜花编织成的花环，腰间鲜红的丝带随风飞舞。阳光很暖，准妈妈笑着、跳着，不知不觉就来到了一片静谧的丛林中，满眼都是青翠欲滴的绿。小溪蜿蜒着从脚下潺潺淌过，偶尔伴着几声清脆的鸟鸣。空气湿湿的、甜甜的，使人的每个毛孔都张开了"嘴巴"，大口地呼吸着。枝叶婆娑，树影斑驳，一群色彩斑斓的蝴蝶簇拥着一个漂亮的宝宝从密林深处向你飞来，宝宝的周身都散发着金光，像坠落凡间的天使，那么纯洁、安详。准妈妈轻轻地将他揽入怀中，仔细端详着他的脸，长长的睫毛、大大的眼睛、浅浅的酒窝……他朝准妈妈甜甜地笑着……

冥想，不拘内容

冥想就是要打破禁锢的思想，充分发挥想象力。冥想的内容也不固定，准妈妈可以为自己设置不同的场景，把自己想象成某段童话的主人公，或想象宝宝出生后一家三口其乐融融的甜蜜生活，只要能让自己放松、平和就行。

冥想的精髓在于自然和随意，如果准妈妈杂念太多，思想不能集中，这时可采用缓慢而深沉的呼吸，把注意力集中在呼吸上，可以帮助准妈妈安静下来，顺利进入状态。如果实在不行，也不要刻意勉强自己，换个时间或地点再做。

第218天

胎宝宝本周发育情况

胎宝宝的体重在本周有大幅度的跃进，有的能达到2000克左右，不过身长并不会有什么大变化，仍然在44厘米左右。

身体机能发育情况

胎宝宝的神经系统在本周的变化最大，脑细胞神经通路完全接通，并出现了神经冲动，脂质鞘形成，对神经纤维起到了保护作用，可以使神经冲动更快传递。从此以后，胎宝宝进行复杂学习和运动的能力会逐渐增强，意识也会越来越清楚，对外界的刺激更加敏感，而且开始学会区别白天和黑夜。这段时间准妈妈规律作息对胎宝宝将来形成规律的作息习惯很有好处。

各个器官继续完善着自己。胃肠接近成熟，正在做着分泌消化液"课前"预习。肺每天勤奋地锻炼着"身体"，并且从来没有放弃过对呼吸能力的练习。胎宝宝喝进去的羊水，经过膀胱又排泄到羊水中，为出生后的小便功能进行"彩排"。不用担心，羊水有自我置换功能，胎宝宝的小房子不会受到污染。

大多数胎宝宝在这个时候已经基本固定在头朝下的体位了，为出生做着准备，但也有部分胎宝宝没有这样做。

外形的变化

胎宝宝的皮下脂肪继续储备，越来越厚实，连原本皱皱巴巴的小脸蛋都变得光润了。这层脂肪在此后的一段时间还会加速储备，这在出生后还有一个用处，就是保暖。从此时起到宝宝出生，胎宝宝的体重至少还会长1000克左右，这段时间可以看作是胎宝宝的冲刺阶段。

在这段时间里，胎宝宝的身体、四肢、头部的比例将发育得更协调。此时的胎宝宝胎毛开始脱落，不再像之前一样毛茸茸的了，只在背部和双肩还留有少许，这样在他出生后就不会显得毛茸茸的了。脱落的胎毛会被胎宝宝吞下去，最后形成胎便储存在肠道里。

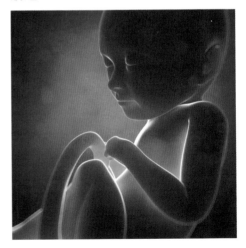

第 *219* 天
食物优劣排排坐

不同的食物所含营养成分不同，因此营养价值也有高下之分，对人体的作用有主次、先后之别。孕晚期的准妈妈胃容量减小，在选择食物的时候就要注意按照食物的营养价值进行排序，优先摄入主要的、营养价值高的食物。

就食物种类来说，水最重要，以下依次是蔬菜、粮食、水果、奶类、豆类、蛋类、肉类、油脂类，每个种类越来越少。其中，水以自来水烧开的白开水最佳，矿物质含量适中，微生物、细菌含量少，最接近人体体液，矿泉水矿物质含量偏高，纯净水矿物质含量偏低，不宜长期饮用，另外营养水、饮料、茶水要少喝。其余，每个种类的食物又都可以依据颜色来划分优劣、排座次，安排进食主次。

1 蔬菜。绿色蔬菜每天的需要量最多，其下依次是白色、黄色、红色、黑色，最后是紫色。

2 肉类、蛋类。白色肉是最优质、最主要的，应摄入最多，包括鱼肉、鸡肉，其下是红色肉，包括猪、牛、羊。

3 主食。白色的大米、小麦粉是主要的，黄、绿、红、黑、紫色的主食要依次减少。

4 水果。黄色为主要的，如橙子、柚子、梨子，绿色、红色、白色、紫色、黑色依次减少。

选择有主有次，进食有优先有靠后，不过并不是二者择一，一种食物即使营养价值再高，也不可能提供全部营养，还是要多种结合，所以孕晚期准妈妈进食的原则是，不能用次要食物取代主要食物，但也不能不吃次要食物。

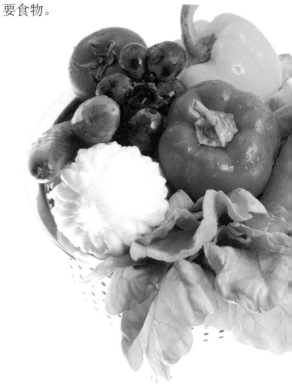

第220天

准妈妈咳嗽的食物治疗法

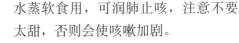

准妈妈孕期要注意预防感冒，但百密难免一疏，虽然准妈妈一直小心防范，但还是不能保证不感冒。孕晚期如果感冒咳嗽，不光咳起来容易腹部疼痛，每一次咳嗽准妈妈也都会格外担心胎宝宝的安全。咳得太多或太过激烈，还会使腹压增加，严重的甚至导致早产。所以，咳嗽一定要治疗，不过医生因为担心影响胎宝宝，用药通常较为温和，药效缓慢。因此在配合医生用药时，准妈妈可以采用食疗的方法，既安全又有效。

止咳的食疗法

1　烘烤橘子：在橘子底部挖一个洞，塞入一些盐，用铝箔纸包好放入烤箱中烤15~20分钟，去皮趁热吃或者把橘皮晒干，加水煮茶，对治疗咳嗽都有奇效。

2　冰糖炖梨：将新鲜的梨去皮、去核，放入锅中，加适量冰糖，隔水蒸软食用，可润肺止咳，注意不要太甜，否则会使咳嗽加剧。

3　川贝炖梨：将新鲜的梨去皮、去核，加川贝粉2钱，放入锅中隔水蒸软，趁热食用。

4　白萝卜饴：将白萝卜切成1厘米大小的方丁，放入干净、干燥、带盖子的容器中，加满蜂蜜，盖紧盖子，腌渍3天后放入冰箱保存，每次食用时舀出少许加温开水饮用。如果没时间腌渍，可将白萝卜磨碎，加1/3量的蜂蜜拌匀，再加温开水饮用，止咳效果都很好。

5　糖煮金橘：将金橘洗净，每个金橘用牙签戳2~3个洞，加水淹没煮沸后，加入冰糖，继续煮至软烂，趁热食用。没喝完的，放入冰箱保存，每次食用取一些加温水即可。

以上方法功效都差不多，准妈妈可选择自己喜欢吃的和方便获得的食材做食疗。

止咳要注意忌口

在做食疗的同时要注意不吃糖果、饼干等甜食，也不吃冰冷的、干的、易上火的食物，这些都不利于咳嗽痊愈。另外，在咳嗽剧烈的时候，含一口温开水在口中也有很好的止咳效果。

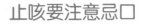

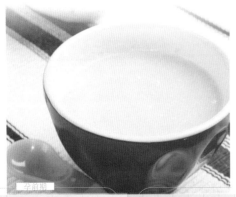

第 *221* 天
孕晚期运动禁忌

到了孕晚期，准妈妈的肚子变得越来越大，行动也越来越不便，但还是应该坚持运动，否则肌肉和韧带容易僵化，体力也会下降，到分娩时很有可能会体力不支，使产程延长。孕晚期的运动要非常注意安全，尤其要注意以下这些禁忌。

不宜过急

临近产期，此时的运动应以缓慢为原则，建议选择舒展运动，加强盆底肌肉训练，同时加强腿部、手臂等肌肉训练，为分娩做好体能和肌肉训练。如散步、做孕妇体操等，动作要慢，时间也不宜过长，避免剧烈运动导致早产。像骑车、滑雪等需要用到腰腹力量的运动，不适合准妈妈。

不宜跑步

跑步属于激烈运动，震动性较大，剧烈的颠簸是早产的致命因素。所以这时候准妈妈千万不能再跑步了，无论是在平地上还是在跑步机上。即使在有些紧急情况下，比如赶公车，也不能像孕前那样争先恐后了，要时时刻刻为腹中的胎宝宝着想。

不宜攀高

准妈妈一定要避免爬上爬下的运动，比如踩着凳子从高处拿东西或晾晒衣物，一是容易摔倒，二是腰腹部受到拉扯容易伤及腹中的胎宝宝。取高处的东西一定要借助工具或者让家人代劳。另外，爬楼梯也属于攀高运动，所以在上下楼时也要特别小心。至于爬山等运动，就更是想也不要想了。

不宜打球

羽毛球、网球、乒乓球等运动都属于瞬间爆发力极大的运动，突然用力会引起胎动不安，严重的会导致流产。即使不流产，岔气腹痛也是非常难受的。

不宜远行

进入孕晚期，准妈妈的活动范围也要适当缩小，即使是散步，也只在离家较近的范围活动就可以了。远离人群的地方不要去，离家或离医院太远的地方也不要再去了。

要注意的是，有些小区有专门的健身区域，里面的体育设施不是专门针对准妈妈设计的，而且多为铁质器材，容易磕碰到，所以准妈妈最好不要使用。

第222天
为即将到来的宝宝布置一间婴儿房

离宝宝出生的日子越来越近了，准妈妈需要做的准备工作也越来越多，为避免到时候手忙脚乱，不如趁着现在还有空闲时间，为宝宝准备一间安全舒适的婴儿房吧。

安全是首要原则

刚出生的宝宝对子宫外的环境还不适应，抵抗力较弱，因此房间里的家居和墙漆要采用环保材料，以免宝宝受到有毒气体的伤害。不要一味追求视觉的漂亮，其实旧房间比装修不久的新房间更适合宝宝。

宝宝房间不要放置过多的物品，婴儿床周围及上方不要摆放过多的杂物，防止碰落砸伤宝宝。

出于安全的考虑，在宝宝1岁以内一般不适合单独睡一间房，所以在宝宝房里也要给妈妈准备一张大床。

如何让宝宝房更舒适

在朝向方面，最好选择朝南的房间作为宝宝房，这样一天之中就能接受相对充足的阳光照射。

室内要经常通风，保持空气新鲜。室温要保持在16℃～24℃之间，同时空气不能太干燥。可在宝宝床的床头挂一个温度计，以便随时观察温度的变化。

宝宝床不要放在窗边，以免宝宝受风感冒以及阳光直射宝宝的眼睛。另外，灯光也不宜过强，柔和的光线才不会刺激宝宝的眼睛。

宝宝房的整体颜色宜选用淡雅、柔和又不失活泼的暖色调，如粉色、黄色、橘色、淡绿等，尤其是淡蓝色，对宝宝的中枢神经系统有良好的镇定作用。不要大面积使用容易产生压抑感的冷色调，还要注意墙壁、天花板、窗帘等色调的统一。总之色彩要丰富、温暖、明快，有利于促进宝宝的视力发育。

宝宝房的装修不要过于复杂，否则随着宝宝的长大，室内风格需要变换时就不太方便了。

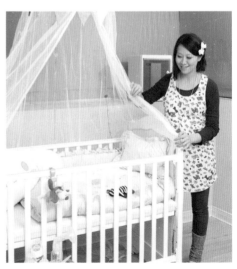

第223~224天
做好休假和工作交接计划

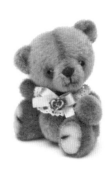

上班的准妈妈在怀孕后期差不多要请产假待产了。不在公司的这段时间，有许多工作必须先准备好交代给同事，不可过度劳累。按照法律规定，正常生产的准妈妈一般享受14周产假，其中产前可以休假两周，准妈妈应提前决定好休假时间，并做好工作交接。

什么时候开始休产假

休产假的时机可以根据自己的身体状况来决定。如果产检一切正常，工作到预产期前1周也可以；如果身体不允许，那就提前一点开始休产假，不过产后休息的时间就会相对短一些。另外也要根据天气情况，如果是在夏天或冬天，天气太热、太冷，上下班不方便，那就可以早点休。总之，休假开始时间可以由自己灵活掌握。

做好工作交接准备

如果打算休产假了，那么至少要提前1个月开始准备交接工作。工作的交接大体可以分为以下三个方面内容：

1 和领导交谈。这项工作很重要，它将关系到准妈妈休产假时的待遇和休完产假后的工作安排等问题。建议选择在领导工作较不繁忙、心情较好时和他谈。首先感谢他对自己的栽培、照顾和理解，然后再谈具体安排。

2 交接工作。交接时准妈妈最好将整个工作流程展示给他，然后再分步骤、内容一项一项地传授。如果要交接的对象还有其他工作，那么准妈妈可以将自己工作中的重点内容、工作进度、需要注意的事项、遇到问题时找谁及如何解决等一一列在纸上，力求清晰简明、一目了然。一些重要文件存储位置、重要人物联系方式等都最好单列出来。

3 告知同事。3个月时间不能和同事见面，也算是小别了，所以告别工作一定要重视。如果有精力，准妈妈应提前和同事小聚一餐或分发喜糖，为以后良好关系的继续做好铺垫，不至于因为休了一次产假就变得陌生和有距离感。

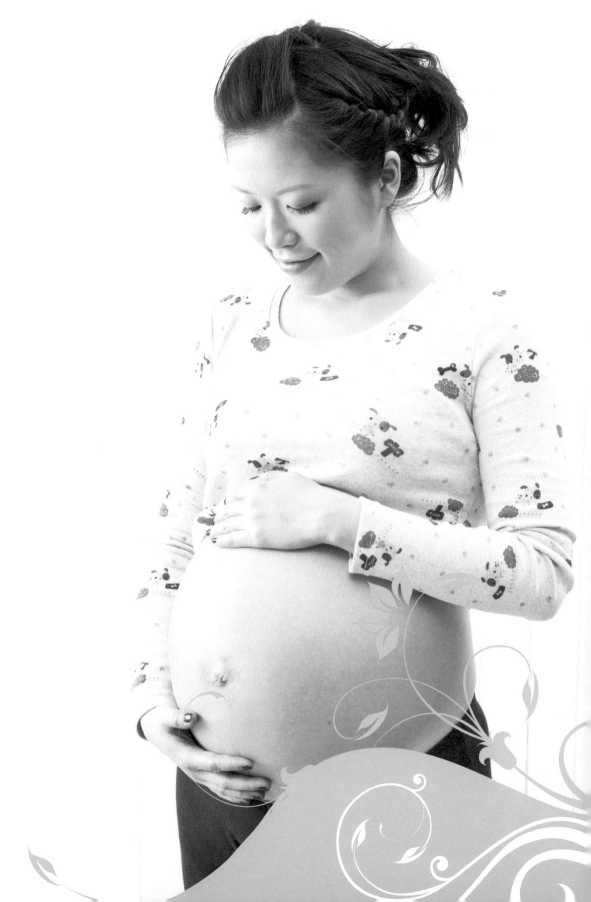

PART 9

孕9月
为出生做准备

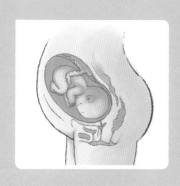

佳期如梦，距离预产期越来越近，那个美好的日子让人既紧张又期待。在这个日子到来前，一定要加倍小心地保护自己和胎宝宝。

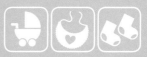

第225天

胎宝宝本周发育情况

孕33周的胎宝宝，身长长到了45厘米，体重约有2200克。

身体机能发育情况

本周，胎宝宝骨架已完全形成，不过骨头仍然柔软易折，尤其是头骨，非常软，而且每块头骨之间都有空隙。较软的骨质和头骨间的缝隙可以让胎宝宝在通过产道的时候有更大的伸缩空间，可以让生产更顺利。

胎宝宝的生殖器发育有了进步，大多数的男宝宝的睾丸降到阴囊里了，女宝宝的外阴唇明显隆起，左右

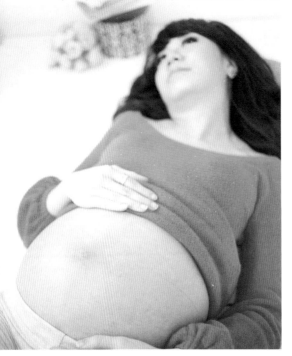

相互紧贴在一起，到这个时候，胎宝宝的生殖器发育已接近成熟。要提醒一下的是，不要为了寻找胎宝宝的睾丸而长时间照B超，探头的热度可能会损害胎宝宝的生殖健康。

到了孕33周，如果是第一胎，胎宝宝的头部就会开始向骨盆下降，到最后紧紧压在子宫颈上。如果不是第一胎，就会等到34周才开始入盆。完全入盆后，再想转变胎位就不可能了，只能接受现实，考虑与现有胎位相应的生产方法了。

外形的变化

本周起，胎宝宝的体重还会快速增加，增长总量比此前这么长的时间里的增长总量还要多，不能不承认是在冲刺。皮下脂肪增加非常迅速，身体真正变得滚圆，远离了又红又皱的状态。不过也有的胎宝宝营养吸收不良，在出生时还像一个小老头似的，需要喂养一段时间才能追上其他的宝宝。

有的胎宝宝在此时头发已经非常浓密，不过也有的胎宝宝仍然比较稀少，手指甲和脚趾甲长很长了，不过还不足以完全覆盖住手指头和脚趾头。

第226天

补锌和维生素B₁可增加宫缩力量

子宫收缩力是临产后的主要产力，贯穿于分娩全过程，对于准妈妈能否顺利生产是很重要的，如果宫缩力量强，会缩短产程时间，让生产更顺利；相反，如果子宫收缩无力，就会延长产程，时间太长会导致胎宝宝缺氧，如果情况严重，就需要放弃顺产，改为剖宫产了。引起子宫收缩力不强的原因很多，其中锌和维生素B₁的缺乏是一个重要因素。

锌可增强子宫收缩力

缺锌会降低子宫的收缩力，增大分娩痛苦和出血量，所以准妈妈在怀孕期间一定要注意补锌，因为只有这样才能在生产时更加顺利。

在孕晚期，准妈妈每天需要的锌的量约为20毫克，一般无须采用药物来补充，日常多食用些含锌食物就可以满足需要，含锌丰富的食物很多，肉蛋类及蔬菜水果类都普遍存在。

含锌丰富的肉蛋类食物有瘦肉、猪肝、鱼类、蛋黄以及牡蛎等，建议准妈妈在孕晚期适当食用。而很多蔬菜、水果中的含锌量也是不可忽视的，比如豆类、花生、萝卜、大白菜等，也都要合理食用。但需要注意的是准妈妈要避开影响锌吸收的各种因素，如日常生活中的味精，如果吃过多味精，会降低体内锌水平，从而影响体内锌的含量，所以孕晚期准妈妈不要吃太多味精。此外，补铁过度会排挤锌的吸收，如果服用铁制剂，也要注意格外补锌。

建议准妈妈在孕晚期最好做一个血锌水平的测量，如果缺乏严重，食物补给满足不了时，可根据需要遵医嘱补充锌制剂。

维生素B₁可增加肌肉力量

维生素B₁可增强肌肉力量，准妈妈在孕晚期也需要补充，一般每天补充约1.8毫克，采用食补即可满足需要。粗粮中，维生素B₁含量较高，日常食谱中搭配粗粮可提高其摄入量。另外，油条、油饼等煎炸食物，其中的维生素B₁已经被破坏殆尽，起不到补充作用，所以准妈妈要少食用该类食物。

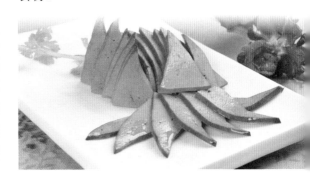

第 227 天

推荐给准妈妈的润肠通便食谱

怀孕时期，准妈妈吃过多的东西会容易引起便秘。严重便秘时，常会伴有痔疮的出现。出现便秘的现象后，准妈妈可以对饮食进行调整，尽量多吃些润肠通便的食物，这样才有助于肠蠕动、更好地消化，不可自己擅自使用泻药。事实上，孕期痔疮多是暂时性的，绝大多数准妈妈在产后都会得到缓解。

下面简单介绍两种润肠通便的食谱，以备准妈妈参考。

什锦甜粥

润肠原因：小米不含麸质，不会刺激肠壁，是属于比较温和的纤维质，容易被消化，与绿豆搭配食用，有排毒通便的功效。

材料：小米、大米、绿豆、花生米、核桃仁、红枣、葡萄干

做法：1.将小米、大米淘洗干净；

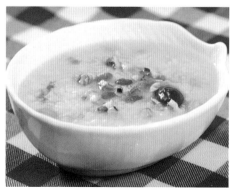

2.绿豆清洗干净，再浸泡半小时，如果赶时间，也可以用开水浸泡；

3.将花生米、核桃仁、红枣、葡萄干都清洗干净；

4.将绿豆放入锅里，加入少量的水，煮成七分熟时，再向锅内加入开水，将小米、大米、花生米、核桃仁、红枣、葡萄干放进去，搅拌均匀，开锅后改用小火煮烂便可。

蜜烧红薯

润肠原因：红薯中含有膳食纤维，有助于通便，并且它还含有胡萝卜素、钙、铁等微量元素。

材料：红薯、红枣、蜂蜜、冰糖

做法：1.先将红薯洗净，去皮后切成长条块，再削成椭圆形，放置在碗中备用；红枣洗净去核，切成碎末；

2.炒锅上火，放油烧热，下红薯炸熟，捞出沥油；

3.炒锅去油置旺火上，加入清水300克，放冰糖熬化，放入过油的红薯，再加入蜂蜜，撒入红枣末推匀，再煮5分钟即可。

此外，吃钙片也会引发便秘或使原有的便秘加重，准妈妈如果便秘严重时可尝试停服钙片两三天，看是不是因为吃了太多的钙片才引起便秘的。

第 *228~229* 天
吃粗粮也需有度

大家都知道吃粗粮有益健康，对准妈妈来说更是重要。吃粗粮已成了一种健康时尚，不过，食用粗粮并非多多益善，如果摄入纤维素过多，反而会影响人体对蛋白质、无机盐以及某些微量元素的吸收。

食用粗粮的好处

据了解，由于加工简单，粗粮中确实保存了许多细粮中没有的营养，比如膳食纤维比较多，并且富含B族维生素等，这些对准妈妈的身体都是很有利的。

两种适合准妈妈的粗粮

荞麦：荞麦所含铁、锰、锌等微量元素和膳食纤维含量比一般谷物丰富。并且富含赖氨酸，能促进胎宝宝发育，并增强准妈妈的免疫功能。

玉米：玉米富含镁、胡萝卜素、不饱和脂肪酸、多种氨基酸等，有助血管扩张、肠壁运动，能促进体内废物排泄及大脑细胞的新陈代谢。而红玉米子富含维生素B_2，常吃可预防及治疗口角炎、舌炎、口腔溃疡等核黄素缺乏症状。

准妈妈吃粗粮需有度

进食粗粮并非多多益善，如果摄入纤维素过多，反而会影响人体对蛋白质、无机盐以及某些微量元素的吸收。过多食用粗粮不仅不能够促进消化，还会影响消化和吸收。从粗粮的角度来说应该是粗粮细做，比较有利于健康。另外，长期以粗粮为主食会导致营养不良，免疫力降低。

如何科学吃粗粮

1 吃完粗粮要多喝水，这样才能保证肠道正常工作。一般多吃1倍纤维素，就要多喝1倍的水。

2 如果准妈妈平时以细粮和肉食为主，吃粗粮就要循序渐进，否则突然增加粗粮的进食量会引起肠道的不适反应。

3 每天的粗粮摄入量以30～60克为宜，粗粮和细粮的比例为6：4，还要考虑荤素搭配。

4 粗粮不能和奶制品、补充铁或钙的食物或药物一起吃，最佳间隔时间约40分钟。

第230天

异地分娩需要早做计划

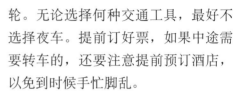

一般来说，产检医院就是分娩医院，但是很多在外地工作的准妈妈想回到老家去分娩，就需要提前做好准备，以便顺利到达分娩目的地做好分娩准备。

1 注意时间把握。准妈妈要早些休产假，最晚要在距离预产期四周前赶到准备分娩的目的地，如果距离比较远还要更早计划。这样不但避免途中可能动产的危险，还能为在异地分娩做好充分的准备。

2 选择合适的交通工具。对于异地分娩的准妈妈来说，选择交通工具的原则是：能乘坐火车最好不乘坐汽车和飞机；能乘坐飞机，最好不乘坐轮船；能乘坐江轮，最好不乘坐海轮。无论选择何种交通工具，最好不选择夜车。提前订好票，如果中途需要转车的，还要注意提前预订酒店，以免到时候手忙脚乱。

3 选择合适的医院。到了异地之后，首先要做的就是要找一家合适的医院。医院最好距离自己的住处近一些，然后将那些口碑好、技术好、可以做产检全部项目的专科医院作为首要考虑，妇幼保健医院一般是比较适合的选择。

4 提供相关资料。选择好准备分娩的医院后，把产前检查记录拿给医生看，让医生了解准妈妈的整个妊娠过程，检查准妈妈目前的情况，制订未来的分娩计划。

5 提前了解保险报销问题。异地分娩还涉及一个生育保险报销的问题，不同地方有一些特别的规定，要在入保险的地方的社保局问清楚异地生产报销费用的相关规定，避免将来补材料的麻烦。

需要提醒的是，选择异地分娩的准妈妈，即使是比较近的旅途，也要做好充分准备，带全途中所需物品。尤其不要忘记准生证、母子健康手册、产前检查记录册以及所有与妊娠有关的医疗文件和记录。

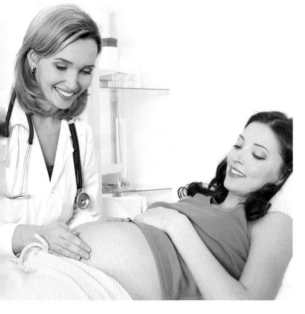

第 231 天

讲故事时细心体会胎宝宝的反应

在过去的近9个月里，相信准妈妈和准爸爸已经给胎宝宝讲过不少故事了吧，其实两个月内的故事，胎宝宝对故事中的信息是有记忆的，并且还能对所接收到的信息做出反应，细心的准妈妈体会到了吧。

用胎宝宝喜欢的方式讲故事

1 故事开始前，准妈妈先将内容在脑海中形成影像，这样胎宝宝能更生动地感受到，准妈妈也可以将故事中的主人公自己动手画一画，这样的效果也会令胎宝宝很满意。

2 讲故事时，准妈妈和准爸爸要保持平静的心态，集中注意力，这样胎宝宝能更充分地理解和感受故事的信息。

3 准妈妈还可以发挥自己的想象，将故事中出现的事物清楚地描述一番，比如出现"太阳"了，可以描述一下太阳的颜色、太阳的样子、太阳是什么感觉等，这样胎宝宝能更好地融入故事描绘的世界中。

4 每天在固定的时间讲故事是比较受胎宝宝欢迎的，比如晚饭后第一次胎动的时间，这样胎宝宝能更快地建立条件反射。另外，准妈妈和准爸爸配合一起来讲会起到意想不到的好效果。

讲胎宝宝熟悉的故事

在这段时间里，准妈妈和准爸爸不妨在预定的讲故事时间里，将以前讲过的故事再给胎宝宝讲一遍，这样可以更好地加深胎宝宝的记忆力。另外，若能定时为胎宝宝讲故事，会给胎宝宝带来一种安全与温暖的感觉，如果能坚持讲给他听，可以使得胎宝宝的神经系统变得对语言更加敏锐。

讲曾经讲过的故事

将同一个故事有规律地讲一段时间后，准妈妈不妨试着问胎宝宝："宝宝，你还记得这个故事吗？"细细体会一下胎宝宝的反应。比如：胎宝宝是否对有些特别的字或句子有特定的反应，是否故事的某一段让胎宝宝感到平静，是否胎宝宝会对不同的故事做出不同的反应等，这样的胎教方式对胎宝宝神经系统的发育是有好处的。

第232天

胎宝宝本周发育情况

进入34周，胎宝宝的皮下脂肪还在不断蓄积，胎宝宝越长越胖，本周体重会达到2300克左右，身长可达48厘米。

大部分的胎宝宝在本周都会开始入盆，一旦全部入盆，胎位就很难再改变。如果还没入盆时胎宝宝胎位不正，仍有改变的机会。不过，胎位无法纠正，也不见得就非得剖宫产，很多都能顺产，而且并没有太大的难度，一般医生会根据实际情况做出判断，所以准妈妈可以不必太在意，只要听从医生安排即可。

现在的胎宝宝感受力非常强，如果准妈妈此时总是担心胎位的问题，情绪不良，对胎宝宝影响很不好，所以准妈妈不要受胎位不正的影响，尽量坚持数胎动、做胎教等，让生活一如往常是最好的。

现在胎宝宝的身体骨骼变得结实起来，不过头骨仍然维持较柔软的状态，头骨之间的空隙也不会合上。在这段时间准妈妈要注意不能补钙过头，否则全身骨骼和头骨变得太硬，就很不利于顺产了。

中枢神经系统继续发育，消化系统和排泄系统则逐渐成熟，现在的胎宝宝每天会排出将近600毫升的尿液，肾脏制造尿液的能力相当可观。

到这个时候，胎宝宝的生命力已经非常顽强了，如果此时早产，稍加照顾，99%的胎宝宝都能够很好地存活下来，而且也很少会遗留下与早产相关的健康问题，关于早产的担心此时可以放下了。不过准妈妈还是要留心，尽量避免早产。

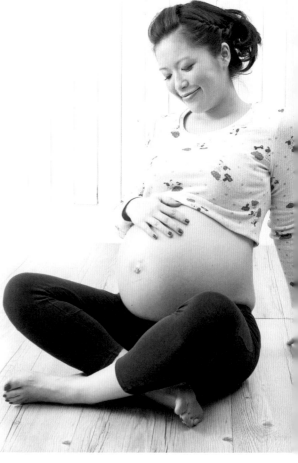

第233天

了解分娩：会阴侧切

会阴侧切是产科中经常采用的助产术之一，是为了满足顺利生产的需要，生产时在会阴部做一斜形切口，叫作会阴侧切。当然，会阴侧切不是每个顺产的准妈妈都要做，医生会根据生产的具体情况，视需要而进行。

需要做侧切的情况

医师在看到胎头快露出阴道口时，根据会阴的弹性和高度，评估在胎宝宝娩出时是否会导致会阴的严重撕裂；评估胎宝宝是否有缺氧情况，需要尽快娩出，然后再决定要不要施行会阴切开术；如果医师判断胎宝宝情况良好，会阴弹性很好，产程会很顺利，就可避免手术。但如果有下列几种情况之一，医生一般都会做侧切。

1 会阴弹性差、阴道口狭小或会阴部有炎症、水肿等情况，估计胎宝宝娩出时难免会发生会阴部严重的撕裂。

2 胎宝宝较大，胎头位置不正，再加上产力不强，胎头被阻于会阴。

3 一般35岁以上的高龄准妈妈，或者并发有心脏病、妊娠高血压综合征等高危妊娠时，为了减少准妈妈的体力消耗，缩短产程，减少分娩对母婴的威胁，当胎头下降到会阴部时，就要做侧切了。

4 子宫口已开全，胎头较低，但是胎宝宝有明显的缺氧现象，胎宝宝的心率发生异常变化，或心跳节律不匀，并且羊水混浊或混有胎便。

具体在执行的时候，医生会根据当时情况来决定，当会阴有撕裂的可能或胎宝宝有窒息的可能，就会当机立断进行侧切。如果该做侧切而没做，引起会阴撕裂，伤口较侧切难愈合，严重时甚至会导致肛瘘。

会阴侧切并不痛

对会阴侧切，准妈妈不要太介意，侧切是在阵痛当中进行的，准妈妈不会感到额外的疼痛。另外，有的准妈妈担心会阴侧切会使阴道内神经受损或把缝合线留在阴道内，阴道肌肉因此变得松弛等，其实这些担心都是没有必要的。会阴侧切后，伤口很小，只是1厘米长的切口，缝合用的是羊肠线，可以被人体吸收，5~6天后伤口就会愈合。

第234天

按摩会阴，减少分娩损伤

有的准妈妈不想进行会阴侧切手术，这也并不是很难的事，前提是需要提前做足功课。韧性良好的会阴肌肉可以使分娩更轻松，减少会阴侧切的概率，产后发生会阴疼痛及其他与会阴损伤有关联的并发症的可能性也明显降低。而采用会阴按摩的方法，可增加会阴肌肉的韧性，有利于生产，简单且实用。

按摩方法

准妈妈洗净双手，坐在床上，上半身斜靠床头，用类似生产的姿势坐好，放一面镜子在对面，自己可以通过镜子清晰地看到阴部就可以开始按摩了。

1 手指蘸按摩专用油涂抹在会阴周围，然后将拇指蘸满按摩油，插入阴道，尽量深一些，大拇指稍微向下向外用力，边用力边向外拖动，使会阴肌肉尽量伸展，伸展到有轻微的烧灼和刺痛感后，保持动作不动，当刺痛感觉平息下来后，松开拇指。如果没有按摩油，可以用干净的植物油代替。

2 拇指放入阴道，前后运动，向前时将拇指勾起，并向前拉伸肌肉组织，向后时放平拇指，按摩阴道下方，做3~4分钟。

3 拇指在内，食指在外，两只手指夹着会阴肌肉按摩大约1分钟。

按摩注意事项

1 每天做一次。不能过早按摩，一般在产前1个月即可，过早按摩可能导致早产。阴部肌肉很敏感，按摩时不能太用力，过于用力会引起阴部肌肉出现瘀伤和刺痛。

2 按摩时不要用力按压或拉扯尿道，以避免使尿道口张开，发生感染。

3 如果担心手不够干净，可以在拇指上套一个避孕套，避免细菌进入阴道，引起感染。阴道有水肿、炎症、疱疹的准妈妈不适宜做会阴按摩。

4 如果准妈妈有过一次会阴侧切的经历，做会阴按摩时，可以加强瘢痕处的按摩时间和力度。

第235天

脐带绕颈是怎么回事

脐带缠绕是脐带异常的一种，以缠绕胎宝宝颈部最为多见，是脐带异常中最重要的类型之一。

脐带绕颈原因

脐带绕颈是一种常见的脐带异常情况，发生概率为20%～25%，脐带缠绕胎宝宝颈部1周或2周的比较常见，3周及以上的少见。也有缠绕于躯干和四肢的，也统称为脐带绕颈。

脐带绕颈的原因大致有3种：羊水过多，胎宝宝在子宫内的活动空间大；脐带过长或胎宝宝的体形较小；胎宝宝运动过于频繁。

脐带绕颈危害

脐带绕颈属高危妊娠，随时可引起胎宝宝宫内窘迫。孕末期若脐带有多处缠绕，对于胎宝宝则是非常危险的，缠绕较紧者可影响脐带血流的通过，从而影响到胎宝宝氧和二氧化碳的代谢，使胎宝宝出现胎心率减慢，严重者可能出现胎宝宝缺氧，甚至胎宝宝死亡。

脐带绕颈后给准妈妈的建议

1　学会数胎动，胎动过多或过少时，应及时去医院检查。

2　羊水过多或过少、胎位不正的要做好产前检查。

3　通过胎心监测和超声检查等间接方法，判断脐带的情况。

4　不要因惧怕脐带意外而要求剖宫产。

5　特别要注意的是减少震动，保持睡眠左侧位。

6　在家中可以每天两次使用家用胎心仪，定期检查胎宝宝情况，发现问题及时就诊。

脐带绕颈分娩中的注意事项

脐带绕颈的发生占分娩总数的20%左右，对分娩的影响主要有两方面：

（1）引起胎先露部下降受阻。由于脐带缠绕使脐带相对变短，影响胎先露部入盆，并可使产程延长或停滞。

（2）引起胎宝宝宫内缺氧。当脐带缠绕周数过多、过紧时或宫缩时，脐带受到牵拉，可使胎宝宝血循环受阻，导致胎宝宝宫内缺氧。

所以，脐带绕颈分娩时应注意：绕颈3周以上最好行剖宫产。严密观察产程，如进展缓慢或停滞应果断决策。密切监测胎心率，一旦发生胎宝宝窘迫应立即终止分娩，行阴道助产或剖宫产。

第236天

准妈妈应避免被撞到肚子

随着孕期的增加，准妈妈肚子也增大了，使得动作越来越不灵活了，所以行动上要特别注意安全，尽量护着肚子，避免被磕碰。

提高警惕，避免撞到肚子

有些危险能预料到，准妈妈可以主动避开，但有些危险是突如其来的，在以下的场合，准妈妈要格外注意，避免磕碰到肚子。

1 在经过各种门的时候，不要太着急，看清门的另一边是否有人，远处有没有人急匆匆地走来，然后再决定自己何时通过。最好有人陪同，这样可以让陪同人先行，护送准妈妈通过。

2 外出散步、产检的时候，要沿着路边、楼梯、楼道边走，避免行人碰撞，如果有家人陪伴，要让陪同人走在外侧防护。

3 尽量不要到人多的地方，尤其是有小孩子打闹的场所更要尽量远离。通过人群的时候，要靠边走。

4 出门尽量不要乘坐公交车，公交车急刹车、转弯时，站立不稳的人群可能会撞到准妈妈的肚子。如果需要坐公交车，在上车、下车的时候不要着急，等车停稳之后再行动，最好事先跟司机打招呼，得到司乘人员的照顾。

撞到肚子了怎么办

准妈妈即使不小心被撞到了肚子，也不要太紧张，要尽量放松精神。肚子中的胎宝宝因为有羊水的保护、缓冲，一般不会受到直接的影响。但要减少活动，并注意休息，同时密切观察身体的反应，比如肚子有没有疼痛，阴道有无出血或分泌物增加等。另外观察胎宝宝的胎动、胎心情况，3天之内没有异常就可以放心了，如果出现异常，就需要及时到医院检查，以免自己担心。

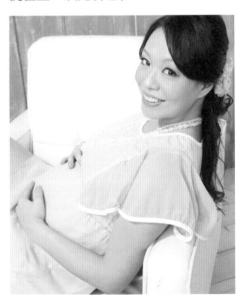

第 237 天
警惕羊水早破

临产时，如果子宫没有出现规律性收缩以及阴道见红的情况下就发生了羊水破裂，也就是说胎膜在临产前破裂了，这种情况被称为羊水早破，它是产科常见的一种并发症。

羊水早破的原因

1 胎膜发育不良，如存在羊膜—绒毛膜炎等，造成羊膜腔里压力过大，引起羊水早破。

2 孕期性生活不慎引起羊膜—绒毛膜感染，特别是精液中的前列腺素可以诱发子宫收缩，导致羊膜腔压力不均匀，引发羊水早破。

3 准妈妈的子宫颈口松弛，使胎膜受到刺激而引发羊水早破。

4 胎位不正、骨盆狭窄、头盆不相称、羊水过多、多胎妊娠等，均可以使羊膜腔里压力增大，发生羊水早破。

5 一些其他因素也可以引起羊水早破，如孕期剧烈咳嗽、猛然大笑或暴怒以及做重体力活等，都可以使腹腔压力急剧增高，致使胎膜破裂，羊水从阴道流出。

如何鉴别羊水早破

很多准妈妈不明确自己究竟是羊水早破还是尿液流出时，可以到药店或者医院买特定的试纸来鉴别，将特定的试纸放入阴道里。如果是羊水早破，流在阴道里的羊水会使橘黄色的试纸变成深绿色。如果把试纸拿到医院放在显微镜下观察，可以见到羊水中的小脂肪块和胎毛，这时即可以确定是羊水早破，反之不是。

羊水早破时的紧急处理

1 不要再来回走动，立刻平躺下来，在臀部下放置枕头，保持头低臀高的体位。

2 在外阴垫上一片干净的卫生巾，保持外阴的清洁，千万不可再入浴。

3 立即叫救护车或由家人送往医院待产。在赶往医院的途中也要采取抬高臀部的平卧姿势。

羊水早破的预防

1 坚持定期做产前检查。

2 孕中晚期避免剧烈运动和过度劳累。

3 孕晚期停止性生活，以免刺激子宫造成羊水早破。

4 多吃含铜、维生素C和胶原蛋白的食物，以增加胎膜的韧性。

5 炎症是羊水早破的主要原因之一，孕期如果发现阴道炎，应积极治疗。

第238天

孕晚期应重视语言胎教

孕晚期的胎宝宝各种能力更接近于新生儿，尤其是听力和感受能力，丝毫不亚于新生儿。因此，在此时对胎宝宝进行语言胎教，比任何胎教都更能让胎宝宝有安全感，更能促进他大脑的发育，为宝宝出生以后的语言表达能力和理解能力奠定坚实的基础。

注意语气温和

在孕晚期进行语言胎教，是要采取一定的方式的，否则还会适得其反。此时要求准爸爸和准妈妈的对话要更加温和、平静并快乐，不要粗鲁，以免胎宝宝受到不良刺激，而影响到他以后的行为和说话方式。

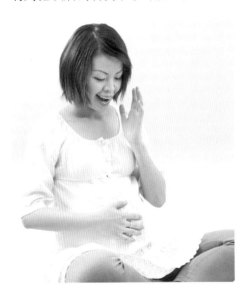

把胎宝宝当作家庭的一分子

孕晚期的语言胎教最主要的就是将胎宝宝当作家庭的一分子，让他参与到日常生活中来，什么事都跟他打个招呼，说一声。比如早上起床的时候，准妈妈可以跟胎宝宝说："7点钟了，我们起床吧。""现在我们要洗脸了，水温温的。""现在吃饭了，吃的是凉拌黄瓜、小米粥，还有肉包子，是不是很丰盛啊？""一会儿妈妈就要去上班了，要走很长一段路，宝宝要坐稳当啊。"等等。完全将胎宝宝当作一个已经出生后1~2岁的小宝宝，以这种方式跟他对话，就能起到很好的语言胎教效果了。

多重复以前的内容

除了日常对话，之前讲过的童话、故事、诗歌、散文、笑话等都要坚持反复讲给胎宝宝听，同一个内容每次换上不同的语气、音调、速度以及角色的转换或准妈妈与准爸爸轮流阅读等方式后，再观察胎宝宝是否有什么不同的反应。

有时候胎宝宝可能没有给出什么明显的反应，也不要气馁或放弃，即使胎宝宝没有从中学到什么或记住什么，这种语言的氛围都可以让他受益。

第239天

胎宝宝本周发育情况

胎宝宝的身长、体重还在不断增长，本周身长约50厘米，体重可达到2500克左右。

胎宝宝的发育进入了最后的完善阶段，两个肾脏发育完全，肝脏可自行代谢一些东西，指甲继续长长，有的可能已经超过指尖。

准妈妈的子宫壁和腹壁变得很薄，日常的明暗变化，胎宝宝都能感觉得到，如果准妈妈作息规律，宝宝就会逐渐明白当光亮照进腹壁的时候，就是活动的时间，当光亮离开腹部以后，就是休息的时间，这样慢慢也会建立起和准妈妈一致的作息规律，在光亮的时候活动，黑暗的时候休息，出生后带起来就方便很多了。也是因为腹壁和子宫壁变薄的缘故，胎宝宝的动作，即使是一些小动作也很容易发现，这些动作会把腹壁顶得明显突出。胎动动作明显了，有时候甚至能看到胎宝宝的小脚丫或小拳头，但是胎动次数相对少了。

进入35周以后，对胎宝宝的监测要密切起来，最好每周都做一次产检，或者遵医嘱。如果胎位不正，还要特别注意早期破水的情形出现，因为不是头部朝下，产道不能被牢牢卡住，所以特别容易破水。一旦发生破水，马上平卧在床，用枕头垫高臀部，打电话叫急救，不要走路或坐车到医院，以免发生脐带脱垂或宫内感染。另外，准妈妈要坚持数胎动，每12小时在30次左右为正常，如果每12小时胎动少于20次，则说明胎宝宝可能缺氧了，要尽快到医院做产前监护，少于10次，则要马上到医院就诊。

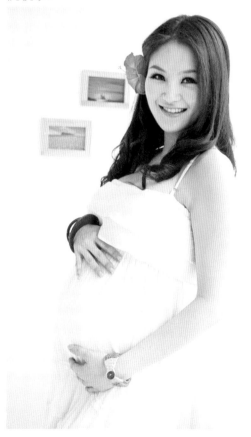

第240天
进行胎心监护

准妈妈在孕35周后，每次去医院产检时，医生都要为准妈妈进行胎心监护，这样可以更好更及时地掌握胎宝宝在宫内的状况，一旦发现异常，就能够及时采取有效的急救措施，让宝宝顺利娩出，可避免发生终身性损伤。

胎心监护的方法

胎心监护是通过绑在准妈妈身上的两个探头进行的，一个绑在子宫顶端，是压力感受器，其主要作用是了解有无宫缩及宫缩的强度；另一个放置在胎宝宝的胸部或背部，进行胎心的测量。仪器的屏幕上有胎心和宫缩的相应图形显示，准妈妈可以清楚地看到胎宝宝的心跳。另外还有一个按钮，当准妈妈感觉到胎动时可以按压此按钮，机器会自动将胎动记录下来。胎心监护仪将胎心的每个心动周期计算出来的心跳数，依次描记在图纸上以显示胎心基线变异。正常的胎心监护需要做20分钟，20分钟内胎动出现超过3次，每次胎动时胎心加速超过每分钟15次，并且没有频繁的宫缩出现，说明胎宝宝在子宫内的情况良好，报告显示NST（－）。如果报告显示NST(+)，需要继续监测40分钟或1小时进一步确定。

胎心监护的注意事项

胎心监护需要在有胎动的时候做，所以准妈妈要提前了解胎动规律，在平时胎动最频繁的时段做胎心监护效果更好，过程也更顺利。做的时候，选一个自己感觉舒适的姿势，坐、半卧、左侧卧都可以，累了还可以下地走动走动。另外，还要做好打持久战的准备，因为胎宝宝很可能不配合，即使在胎动频繁的时段开始做监护，检测时，胎宝宝可能就不动了，达不到合格标准，就需要延长监护时间，所以准妈妈要做好打持久战的准备。

如果胎动始终没有出现，也可能是胎宝宝睡着了，准妈妈可以晃动一下腹部或轻拍腹壁，唤醒胎宝宝，将监护进行下去。

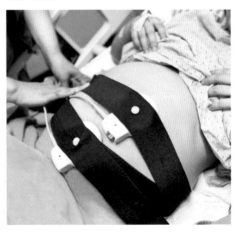

第 *241* 天
有助于睡眠的食物推荐

好的睡眠质量对于准妈妈和胎宝宝来说是非常重要的，睡眠不好的准妈妈除了调整情绪外，不妨从饮食上也下一下功夫。下面推荐几种有助于睡眠的食物，这些对于睡眠不好的准妈妈来说，是很有帮助的。

虾仁酿豆腐

材料：豆腐100克，虾仁50克，彩椒丝少许，香油少许。

做法：将豆腐洗净后，切成一寸（约3厘米）见方的方块，挖去中央部分，将虾仁洗净剁成泥，放入豆腐中央挖空的位置。将豆腐虾仁放入蒸锅中蒸10分钟；蒸熟后，淋少量香油，最后撒上彩椒丝装饰即可。

作用：准妈妈补钙要继续进行，这款虾仁酿豆腐，同时含有维生素D和钙质，是准妈妈补钙的好食品。

赤豆鲤鱼

材料：鲤鱼1条，赤小豆100克，鸡汤1碗，陈皮、花椒、草果各7克，葱、姜、盐各适量。

做法：将鲤鱼收拾干净，赤小豆、陈皮、花椒、草果分别洗净，塞入鱼腹中。将鱼放入砂锅中，加适量葱、姜、盐，倒入1碗鸡汤，加适量清水，小火慢炖1.5小时。撒上葱花即可出锅食用。

作用：鲤鱼和赤小豆搭配可以健脾醒胃、化湿利水，能够有效减轻准妈妈的水肿症状。

醋水

凉凉一杯开水，倒一汤匙醋到杯子里，搅匀，临睡前半小时喝下，可以加快入睡，并让睡眠深沉、香甜。

苹果

苹果在中医理论中有"益心气""和脾""注脾悦心"的功效，在睡前1小时吃一个苹果，可以助眠。

莲子龙眼粥

用适量粟米煮粥，将适量的莲子洗净、龙眼去壳、百合洗净，放入锅中一起熬熟烂，睡前食用可催眠。

牛奶

牛奶的助眠作用已经得到公认，其中含有色氨酸和天然吗啡类的物质，睡前1小时喝下有利安然入眠。

第 242~243 天
起床时要注意安全

到了孕晚期，准妈妈的各种行动都要特别的小心谨慎，即使是日常的一些小的生活护理方面的行动，都要万分小心，就拿起床这个每天必须经历的一个动作来说，也需注意安全。

1 起床动作要缓慢。准妈妈起床时，动作要尽量缓慢、平稳。不要直直地迅猛地坐起身来，更不要腹部用力。正确的做法是要侧着身体，先用一只手臂撑住床面，然后借助另一只手的力量将身体慢慢撑起，起来后要坐稳一段时间再下地活动。如果准妈妈自己起身有困难，可以叫上准爸爸帮忙将自己扶起，不可自己强行坐起来。

2 不要着急起床。因为人从睡眠的状态醒来时，血压有一个从低变高的过程，如果猛然起床，会使血压突然升高，很容易发生晕厥，晕厥对准妈妈来说是非常危险的。因此，准妈妈在起床时，不要一睁开眼就马上着急起来，而要先在床上躺几分钟，清醒一下，等血压慢慢升高，意识完全恢复之后再起身。

3 床边放置脚垫。因为准妈妈肚子太大，当坐在床边时脚往往不容易接触到地面，在下床时可能会由于重心不稳而摔倒。为了更好地解决这个问题，建议准妈妈在床边放置几块比较厚的硬垫子，在下床时用来搁脚。千万不要用小板凳，容易踩翻摔跤。

4 床边配置小夜灯。对于夜间起床上厕所的准妈妈来说，在床头放置一盏小夜灯是非常必要的，小夜灯柔和的灯光不会影响睡眠，同时也避免了夜间突然开大灯，强烈的灯光刺到眼睛。

需要提醒准妈妈的是：如果准妈妈在起床时经常有头晕的情况发生，就要到医院检查一下是否有贫血或低血压病症，以便及时发现及时治疗。

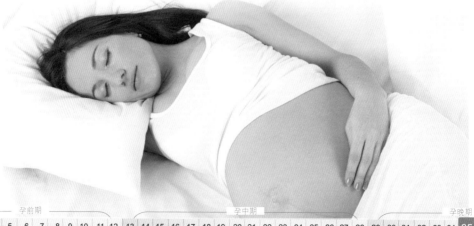

第*244*天
列一下临产前的注意事项

随着分娩的日子越来越近，这个时候准爸爸及其家人要做的事情也是越来越多，除了要照顾好准妈妈的饮食起居，还要向单位办理自己的产假陪护，并准备出充足的现金，安心陪准妈妈待产。分娩前的日常生活注意事项以及去医院前的一些准备工作是必不可少的。

分娩前的日常生活注意事项

1 个人卫生。准妈妈要勤洗澡，勤修剪指甲，要注意安全，不宜长时间热水浴。

2 性生活。临产前严禁性生活，防止胎膜早破和早产。

3 运动。坚持每天规律地运动，但禁止做大动作，如追赶、拥挤、登高、爬山等。

4 外出。外出要有人陪伴，独自外出时间不要过长，并要告知家人，并且别忘了带上电话。

5 营养。保证营养，多食牛奶、鸡蛋、鸡汤等。睡眠充足，积累体力。

6 日常训练。进一步熟练分娩的辅助动作，练习呼吸技巧。

入院前的一些准备工作及事项

以下清单所列的是入院前需要落实的事项，准妈妈可对照参考一下是否都已准备好，也可以想想还有什么需要补充的。

★ 是否将医院和医生的联系电话记录下来了。应该什么时候给医生打电话。

★ 医生和护士下班后如何能找到他们。

★ 是先给医生打电话还是直接去医院。

★ 家距离医院有多远。

★ 乘坐什么交通工具去医院，多长时间能够到达。

★ 如果遇到交通拥堵，大约需多长时间到达医院。

★ 是否预先熟悉过从家到医院的路程。

★ 当一条路堵塞时，有没有其他的路可供选择。

★ 是否已经安排好专人时刻守护在准妈妈身边。

★ 是否将家里的事情全部安排好，有没有请人帮忙看家和料理家务。

★ 工作的事情是否交接并安排好了，有没有告知上司和同事自己的预产期。

第 245 天

锻炼胎宝宝的记忆能力

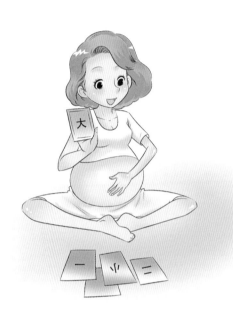

这个时期的胎宝宝的脑神经已经很发达了，也具有了初步的思维、感觉和记忆功能。准妈妈在这时候对胎宝宝进行固定、反复的胎教，能够让其产生固定的条件反射，有利于促进胎宝宝记忆力的发展。但是锻炼胎宝宝记忆能力的时候，要注意以下两点：

1 锻炼要有规律性、重复性。胎宝宝大脑的发育是有规律性的，只有多次重复对胎宝宝进行锻炼才能有效，所以锻炼记忆力一定要有规律地重复进行，一件事物或故事每天都教，用同样的词汇重复地教，尤其对那些要让胎宝宝记住的词汇要凸显出

来。比如教胎宝宝记住"花"，就每天在固定的时间说："花，这是一朵花，是我们以后经常在公园里见到的花。"以方便胎宝宝记忆。在胎教一个词语或一件事物一段时间之后，可以间歇几天，再换学其他的，几天以后再回忆学习，这样可以唤醒胎宝宝的记忆，对记忆能力锻炼是很有效的。

2 记忆内容要具有简单性。胎宝宝虽然有了记忆能力，毕竟大脑发育没有出生后的宝宝完善，所以记忆力并不高，如果是超出他能力的复杂内容，就起不到任何锻炼作用。选择那些在日后宝宝出生后还会经常性展示在他面前的内容最合适，比如彩色卡片、小球、小鸭子、玩具车，等等。另外，准妈妈和准爸爸讲故事要选简短的，胎教音乐要选旋律简单、容易接受的。这些简单的内容在宝宝出生后，可以再次展示，观察他的反应是否与说到其他事物时有所不同。

很多人做过这样的实验，宝宝出生之后，将他在胎儿时期学过的词汇和物品展示给他，他听到词汇后就会安静下来注视该物品，说明胎教在胎儿期是有一定作用的。

第 246 天

胎宝宝本周发育情况

进入孕36周之后，胎宝宝的身长基本上不会再有多少明显变化，算一算，他的身体已经是当初胎芽体积的1000倍，变化非常惊人。体重在此后仍在快速增长，甚至可以达到每天28克的增加量，在本周体重能达到2800克左右。宝宝将来出生的体重，医生现在可以通过B超检查和触摸估计出来，不过有一定的误差，还要看接下来的4周的增长情况。

身体机能发育情况

现在，胎宝宝即使在熟睡的状态下也容易被惊醒，这是因为他的中

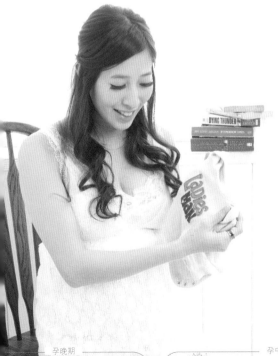

枢神经系统已经接近成熟，是听力更好、反应更灵敏的表现。胎宝宝的听力好，做语言胎教效果特别好，准妈妈要坚持跟胎宝宝说话，胎宝宝现在喜欢高而尖的声音，准妈妈可以模仿小孩子的说话方式跟胎宝宝说话。

外形的变化

胎宝宝的身体现在接近完美，手肘和膝盖处凹了进去，手腕和颈部四周形成褶皱，胎毛还在继续脱落，部分胎脂也开始脱落。胎脂也会被胎宝宝吞下去，变成胎便积聚在肠道里，等到出生后再排出。另外，胎宝宝的指甲在这个时候生长速度有点快了，很快就会长得超过指尖，将指甲完完整整都包裹住。

随时可能出生了

胎宝宝入盆后，在准妈妈腹中的位置逐渐下降，准妈妈前一段时间经常出现的呼吸困难和胃部不适等症状开始缓解，但另外一些不适感如尿频、腹坠腰酸的感觉加重，好在很快就要过去了。

到本周末，胎宝宝就可以称作是足月儿了，从这时开始，宝宝随时都可能出生，准妈妈要做好生产的准备。

第 247 天

高危准妈妈最好提早入院待产

到了怀孕的后期，意味着准妈妈马上就可以知道自己宝宝的样子了。同时准妈妈应该知道这是一个非常重要的阶段，在最后阶段准妈妈一定要再接再厉。尤其对于高危准妈妈来说，应该提前住院，以确保顺利分娩。

高危准妈妈包括哪些

1 有妊娠并发内科疾病的准妈妈。例如，心脏病、糖尿病、肝炎、肾脏病等疾病患者。

2 年龄小于18岁或大于35岁，过去有不良生育史的准妈妈。如流产3次以上、宫外孕、早产、死胎、难产、新生儿死亡、新生儿黄疸、有先天性遗传性疾病或畸形儿史等。

3 此次妊娠出现某些异常现象的准妈妈。如妊娠高血压综合征、羊水过多、羊水过少、前置胎盘、胎盘早剥、阴道出血、胎位不正等疾病。

4 怀孕以后接触大量放射线、化学毒物或服用对胎宝宝有影响的药物等的准妈妈。

5 其他特殊情况的准妈妈。如高龄初产、身材矮小、骨盆狭窄等。

高危准妈妈需提前入院

对于高危准妈妈来说，在分娩的时候，会有许多意想不到的事情发生，如果出现各种情况而得不到及时处理，很可能会使正常的生理过程转化为病理过程，特别是出现并发症，严重时危及生命。现在，大多数妇产专科医院及综合医院里的妇产科均设有高危门诊或病房，对高危妊娠进行监测，并采取各种措施使之脱离高危状态。所以，高危准妈妈应该在预产期前2周提前入院，这是一个最佳的时间。在住院期间，高危准妈妈应注重心理保健，保持心情愉快，耐心地待产，高高兴兴地迎接宝宝的出生。

高危准妈妈提前入院的好处

1 高危准妈妈住在医院，可以进行一次全面的身体检查，若发现身体有问题，医生可以根据病情制订保健方案，及时地采取保健措施。

2 高危准妈妈住在医院，方便产科医生查房，进行临床观察和精心护理，一旦出现分娩的情况，母子安全有了保障。

第248天
学会分辨真性阵痛和假性阵痛

阵痛是分娩的产兆之一，也是决定准妈妈是否需要入院待产的重要指标，但是阵痛又分为真性阵痛与假性阵痛，而假性阵痛发生时，却不需要入院待产，所以准妈妈要了解真性与假性阵痛的区别，以免弄得草木皆兵，引起不必要的紧张。

真性阵痛与假性阵痛的区别

类别	规律性	收缩频率	阵痛部位
假性阵痛	无规律	频率和维持的时间都不规律，会因为休息或改变姿势而缓解	子宫局部疼痛（胎宝宝的踢动也可能引起子宫局部疼痛）
真性阵痛	有规律	每5分钟会收缩一次，每次收缩超过50秒，愈来愈痛	整个子宫

总之，假性阵痛和真性阵痛最大的差异在于痛的频率、部位，以及持续的时间，一般而言，初产准妈妈的阵痛必须每5分钟痛一次，每次约持续50～60秒，才算是真性阵痛，若达不到这个数值，都可视为假性阵痛。而经产准妈妈若出现假性阵痛，时间一般会较晚，经产准妈妈的阵痛就通常是真性阵痛了。

假性阵痛的原因

假性阵痛是让准妈妈闻之色变的一个生理症状，既然名为假性阵痛，也就是妇产科医生开玩笑地说"就是白痛了！"引起假性阵痛的原因是多方面的，究其主要原因是准妈妈体内催产素的分泌所导致。即将分娩时，准妈妈体内会开始分泌催产素，催产素一方面会诱发乳汁分泌，另一方面也会引起子宫收缩。而子宫收缩便会引起阵痛感，许多准妈妈都想知道"当假性阵痛出现后，何时会转为真性阵痛"？一般来说，初产准妈妈可能为2～3周，经产准妈妈可能短至一两天，没有一定的确切数值，因此准妈妈只能耐心观察等待了。

第249天
发生假性阵痛时的注意事项

假性阵痛会让准妈妈坐卧不安，但是也不要太紧张，需要调整心态，保持平心静气，这样才能更加理智地感觉到假性阵痛何时转化为真性阵痛，以便能更好地把握去医院的时间。其实，假性阵痛是可以采用一定的方法缓解的。

1 采取坐姿休息。在假性阵痛出现期间，准妈妈可采取坐姿来舒缓，坐时正前方最好有东西能让手抓握，借以舒缓疼痛感，座椅应稍高，勿挤压肚子。

2 拉梅兹呼吸法。假性阵痛发生时，准妈妈不妨试着用拉梅兹呼吸法来减缓疼痛感，也可当作是产前的练习。

3 按摩法。有时假性阵痛除了痛之外，还会引起腰酸，这是因为副交感神经控制着整个骨盆和骶椎部位的神经所致，一旦骨盆肌肉呈现紧绷状况，也会连带引起腰酸。此时准爸爸帮忙按摩腰背，在特别疼痛或酸的部位进行按压式的按摩可缓解疼痛。

4 留意胎动。一般来说，当胎宝宝处于睡眠或静止状态时，会受到子宫收缩的影响而醒来或被惊吓，通常会活动身体，因此，虽然到了后期，因活动空间减少，胎宝宝会减少胎动，但受到外来影响仍会有活动的现象，为确保胎宝宝的生命迹象，准妈妈需在此时多留意胎动。

5 按时解尿。假性阵痛会让准妈妈忘了解尿，因尿意会被阵痛感分散，且骨盆周边的肌肉正承受更大的疼痛，膀胱的神经容易被忽略。但准妈妈要注意每隔一段时间就去上个厕所，以免膀胱越胀越大，麻痹了膀胱的肌肉。这种神经性的麻痹，必须在产后多天才会恢复知觉，因此，会导致准妈妈有产后解尿困难的情况发生。

不过在假性阵痛出现的时候，如果方便的话，准妈妈倒是可以到医院检查下胎头是否入骨盆了，为顺利分娩做好更充分的准备。

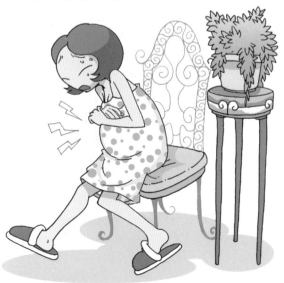

第250天
了解分娩：顺产的条件

自然分娩也就是所说的顺产，能使胎宝宝在分娩过程中通过产道的挤压作用进一步刺激他的脑和肺的发育，顺产的宝宝会比剖宫产的宝宝更健康更聪明。但是，顺产也是需要条件的，准妈妈需了解。

准妈妈的精神状态良好

焦虑、紧张的情绪会消耗准妈妈的体力，还会使自己对疼痛的敏感性增加。同时，精神状态的好坏直接影响大脑皮层神经中枢命令的传送，使产力过强或过弱，影响胎宝宝的下降及转动，使产程进展缓慢。胎宝宝在子宫内待的时间过长，容易造成缺氧、窒息，甚至死亡。同时精神因素还可以导致产后大出血的发生。

产力强

临产时只有经过充分的宫缩，才能迫使宫口扩张开全，以利于胎头的下降。这时，准妈妈会感到一阵一阵有规律的腹痛，并且不断加重。只有经过充分时间的宫缩，才能迫使宫口扩张开全，以利于胎宝宝的下降。对初产准妈妈来说，短时间的疼痛是很难完成上述过程的。

产道够宽

产道分为骨产道与软产道两部分，这两部分的状态共同作用决定着胎宝宝娩出的顺利与否。

一般我们说的产道是指骨产道，即骨盆。它是一个形状不规则的椭圆形弯曲管道。骨盆的大小和形态必须符合产科对其规定的各项测量标准，胎宝宝才有可能顺利通过。如果准妈妈的骨盆异常，管道中的某些径线较短，胎宝宝通过时就会受阻，被固定的径线拦住而造成难产。

胎宝宝的条件

胎位和胎宝宝的大小也是自然分娩中的重要因素。

正常的胎位应该是头朝下，面部紧贴于胸部，双手环抱于胸部，两腿向胸部弯曲，这种姿势有利于胎宝宝及时转动来适应产道的形态。如果胎位不正，就很可能被卡住，影响娩出。

即使准妈妈的骨盆正常，一般来说娩出4000克以下的胎宝宝是没有问题的，但是如果胎宝宝过大或头部太大、太硬，不易被挤压时，通过产道就会有难度。

第251天

准爸爸也有产前焦虑

准爸爸作为家庭的支柱，肩负着照顾家庭及奋斗事业的巨大压力，在整个产期将所有的关注重心都放在准妈妈和胎宝宝身上。即将到来的宝宝，更是加重了他对家庭的责任感，使得他的压力更大。因此说，产前焦虑不仅仅是准妈妈的专利，准爸爸也是有的，只不过人们习惯于将关注点都放在准妈妈和胎宝宝身上，而忽略了对准爸爸的关心。而有些不良的情绪一旦处理不好，就会转化为焦虑。

引起准爸爸产前焦虑的原因

1 习惯于两人生活的准爸爸过于担心宝宝的降临会打扰甜蜜安逸的两人世界，不知如何构建新的三口之家的生活。

2 准妈妈在孕期出现的各种不适症状让准爸爸感到紧张、担心及无措。

3 准妈妈孕期情绪不好时，觉得准爸爸做什么都不对，或将情绪都发泄给准爸爸时，他会觉得委屈，照顾到准妈妈的状态，自己又无法发泄。

4 过于担心宝宝的降临会增加家庭的经济负担，不知该如何面对，

或害怕不适应父亲的角色，因而对未来产生担忧。

5 过于担心准妈妈在分娩时，如何能在产房前更好地照顾准妈妈以及降生的宝宝。

预防准爸爸产前焦虑的方法

1 正视准妈妈怀孕的事实，想象一家三口其乐融融的画面，而不要只是把宝宝的到来看成一种责任和压力。

2 准爸爸要更多地参与胎教，在出现胎动时用手摸摸准妈妈的肚子，加深对胎宝宝的感情。

3 适当地享受一下生活，不时地放松一下自己，不要过分苛求自己，过分追求完美。

4 多看些孕产类的书籍，了解相关的知识，让自己在照顾准妈妈孕期生活时变得从容自若。

5 经常与已经做爸爸的同事或朋友交流，向他们学习经验，并得到支持、鼓励和安慰。

6 坚持锻炼身体，健康的身心有助于增强信心，舒缓压力，克服焦虑。

第252天

准备好待产包

待产包是准妈妈为分娩住院及坐月子而准备的各类物品的总称，包括妈妈用品、宝宝用品、入院重要物品。待产包准备得越详尽，妈妈和宝宝会更舒适方便，所以准妈妈在产期提前按照不同季节准备好待产包是非常必要的。

妈妈用品

睡衣：2~4套。哺乳内衣：3件。拖鞋：1~2双。毛巾：4~6块。内裤：4~6条。吸奶器：1个。产妇卫生巾：20~25片。成人护理垫：8~10片。餐具：饭盒、筷子、杯子、勺子，还有带弯头的吸管。妈妈食品：红糖、巧克力等食品。洗漱用品：1套。绑腹带：1条。出院衣物：1套。

婴儿用品

纸尿裤：30片左右。口水巾：5条。新生儿衣服：带肚衣2~4件。脚套：婴儿脚套3~6对，防抓手套2对。帽子：帽子2个。毛巾被：2条。奶瓶：2个。奶嘴：4个。奶瓶刷：1个。婴儿护臀膏：1瓶。婴儿专用浴盆：1个。水温计：1个。洗澡带：1个。婴儿专用润肤露：1瓶。婴儿专用洗发沐浴露：1瓶。婴儿专用洗衣

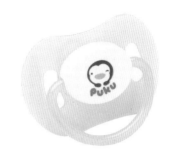

液：1瓶。空气加湿器：1个。湿纸巾：婴儿专用。指甲钳：婴儿专用。

证件及日常用品

相关证件：双方身份证、产检病历及围产卡、准生证、医保卡、生育保险凭证、银行卡或现金5000元以上。 手机充电器：1台。数码相机、摄像机：1台。笔记本：1本。笔：2支。电饭煲：1个。

注意，不同用途的用品单独放在一个小包里，方便拿取，然后集中放在一个大包里，以免遗漏。以后慢慢想起什么，方便随时增补。

待产包内相关物品准备，需根据实际情况增减，非强行配带。且里面的物品根据准妈妈分娩的季节也有所不同，可根据准妈妈的需要配备。另外，大多数妇产医院及周边商店均有相关的产妇必备品，即使待产包内物品未准备齐全，准妈妈也不必着急，让家人临时购买填补也是可以的。

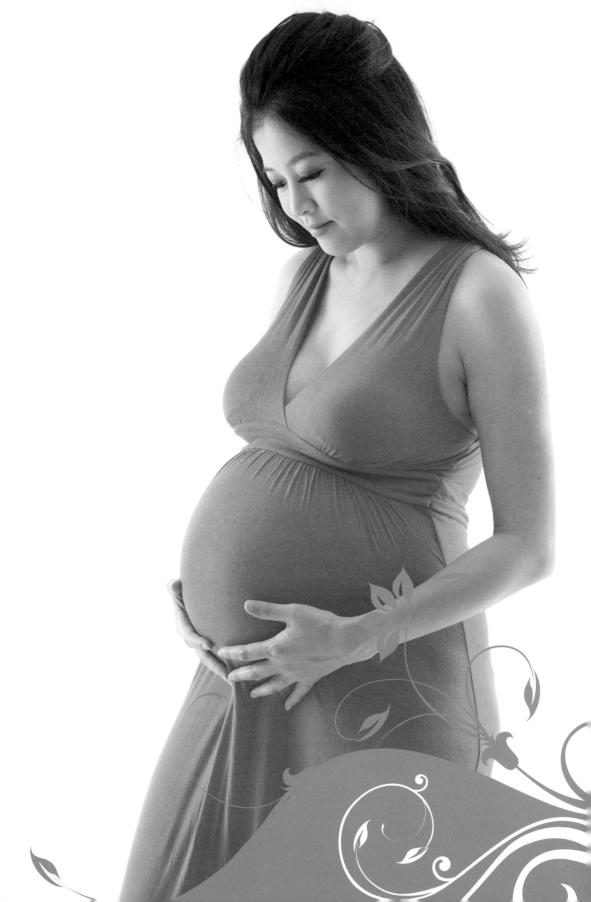

PART 10

孕10月
期待与宝宝的美妙约会

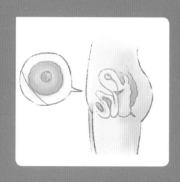

宝宝来了！十月怀胎的辛苦、生产时的剧痛，一切的忍耐和委屈，在见到这张天使般纯洁的面容时，全部化作了疼爱，一切都是值得的！

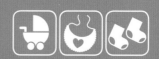

第253天

胎宝宝本周发育情况

胎宝宝已经是足月儿了，随时都可能出生，本周胎宝宝其他方面的变化较少了，只是在全力蓄积脂肪而已。现在他的身长仅比前几周长了1厘米左右，达到51厘米，体重达到约3000克。

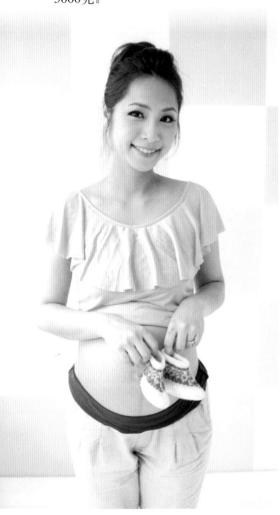

需要指出的一点是，所有的指标都是平均值，只是作为一个参考，胎宝宝之间的个体差别比较大，有的胖一些，有的瘦一些，只要出生时体重能达到2500克就算正常。

从34周开始入盆，到本周，大部分胎宝宝已经完全入盆。此时的产检医生比较关注入盆的问题，如果还没有入盆会估计入盆的时间，并且看看不正常的胎位是否还能转正，如果无法转正，并且是很难顺产下来的横位，医生可能会建议剖宫产，那么就要做好手术的准备了。有一个建议，即使是足月了，也不要选日子去剖宫产，最好等到宫颈开了，宝宝想出来的时候再做，这时候胎宝宝的身体机能、状态是最好的。

覆盖在胎宝宝身上的胎毛和胎脂仍然在脱落，很快就要脱落完了，因而身体显得光滑了很多。头发的个体差别显现了出来，有的已经很长，最长的达到3厘米，又黑又密，有的头发虽然也较长，却显得稀疏发黄，有的还是小光头，有的则形成了自来卷。不过出生后，此时的头发和出生后的头发发质没有必然关系，宝宝的头发还会发生较大的变化，一部分取决于遗传，一部分取决于营养。

第254天
了解脐带血保存

近年来保存脐带血的方式越来越受欢迎，经济条件允许的准爸妈，可以考虑为宝宝保存脐带血。不过，脐带血保存过程中的安全性还是存在一些争议的，所以到底要不要保存，妈妈要和家人商量好。

脐带血的用途

脐带血是胎宝宝娩出、脐带结扎并离断后残留在胎盘和脐带中的血液，近些年的研究发现，脐带血中含有可以重建人体造血和免疫系统的造血干细胞，可用于造血干细胞移植，治疗多种疾病，如血液系统恶性肿瘤（如白血病、多发性骨髓瘤、淋巴瘤等）、血红蛋白病（如海洋性贫血）、骨髓造血功能衰竭（如再生障碍性贫血）、先天性免疫缺陷疾患等。

脐带血存储人可享受的待遇

1 存储人在保存期间对自体保存的脐血有完全支配、处置权。

2 脐带血库负责保证脐带血自体保存期间的质量。在存储人患病需进行脐带血移植时，如因脐带血库过错造成脐带血的损坏而不能使用，脐带血库将返还储户所支付全部费用的2倍，同时负责提供一份配型基本相合的脐带血。

3 存储人在18岁前因意外伤害或疾病住院治疗的，保险公司对于在保险公司指定的医疗机构所支出的、符合当地社会医疗保险主管部门规定报销的医疗费用，超过人民币200元以上部分，按70%～90%给付住院医疗保险金，最高限额为10万元。

脐带血存储流程

1 和脐带血库签署一份保管协议，缴纳脐带血采集费、检验费、冷冻费和保管费。

2 准妈妈在住院后第一时间通知脐带血库，并告知所在医院、预产期及床位号，留下联系电话。

3 采集脐带血后36小时内，脐带血入库。脐带血在入库前会进行乙型肝炎、丙型肝炎、巨细胞病毒、梅毒螺旋体、艾滋病病毒以及细菌、霉菌的检验，如果存在以上问题，一般情况下将不予保存，并退还所有已交费用。

4 如果想给宝宝保存脐带血，最好在孕28周左右与脐带血库进行联络，并签署一份《脐带血冻存保管协议》。

第 255 天
自然分娩好处多

许多准妈妈为了尽量减轻分娩时的痛苦而选择剖宫产，轻易地放弃了自然分娩的方式。其实，自然的阴道分娩方式是人类长期自然选择和进化的结果，是最合理的分娩方式。而剖宫分娩只是自然分娩困难时不得已的人为选择，是一种医疗行为。剖宫产技术虽然已经接近完美，但是医生在多数时候都更倾向于自然分娩，也就是顺产，因为顺产相对于剖宫产来说，无论对母亲还是宝宝，都有更大的好处。

顺产对宝宝的好处

1 顺产的宝宝承受的子宫收缩力比剖宫产宝宝多，宝宝在经历过多次子宫收缩后，肺部得到锻炼，肺部成熟得到了促进，出生后自主呼吸更容易建立。顺产出生的宝宝很少发生肺透明膜病。另外，顺产的宝宝经过产道挤压，呼吸道中的羊水和黏液大多被排挤出来，很少发生湿肺和吸入性肺炎。

2 产道的挤压给了宝宝最密集的触觉刺激，这使得宝宝在出生后触觉敏锐，但不会太敏感，安全感比较充足，另外方向感、平衡感也较好。顺产的宝宝感统失调的比例较剖宫产宝宝要少得多。

3 顺产的宝宝在生产过程中，可以接收到由妈妈传过来的免疫球蛋白，抵抗力更强。

顺产对妈妈的好处

顺产对妈妈也有很大好处，顺产中子宫收缩可以使子宫下段变薄，上段变厚，宫口扩张，这种变化使得子宫在产后收缩力增强，可减少产后出血的机会，也有利于恶露排出，加快子宫复原。而且，自然分娩还能避免剖宫产手术带来的许多并发症和后遗症。

顺产更容易下奶，这是因为分娩时腹部的阵痛使准妈妈的垂体会分泌一种叫催产素的激素，这种激素不但能促进产程的进展，还能促进妈妈产后乳汁的分泌。

因此，只要条件许可，准妈妈应尽量选择顺产，除非有手术指征，医生要求剖宫产才施行剖宫产。

第256天
了解剖宫产的优缺点

在大多数情况下，医院都会建议准妈妈采用自然生产的方式，但也有一些特殊情况要采用剖宫产，准妈妈在选择生产方式时可以先做了解。

剖宫产的优点

剖宫产可以在妊娠存在异常时，及时手术，有效地解除母子危险。如对于胎位不正、胎宝宝体积太大、胎宝宝宫内缺氧、生产过程遇到困难无法继续进展、准妈妈骨盆过小或患某种疾病等容易出现危险的情况，采取剖宫产手术的安全性是自然生产无法比拟的。

此外，在手术时还可以一并处理子宫腔内相关的疾病，如子宫肌瘤。

因此，在医院安排准妈妈必须进行剖宫产时，准妈妈也不要太过固执，以免造成宝宝胎死腹中，甚至威胁到自己的生命安全。

剖宫产的缺点

剖宫产是在迫不得已时采取的医疗手段，对于有顺产条件的准妈妈来说，剖宫产的缺点也是很明显的：

1 剖宫产不是绝对无痛的，只是在生产的过程中无痛，产前要经历阵痛，正常情况下，需要宫颈开到3厘米的时候才会进产房上麻醉药，所以产前的痛是要经历的。产后麻醉药不会一直用下去，药效过去之后，准妈妈就要经历"秋后算账"式的疼痛了，即使有镇痛泵、止痛药等都不一定有用。而且生产后12小时就需要活动，活动也会牵拉伤口，引起疼痛。

2 剖宫产恢复慢，并发症比较多，而且手术的危险仍然存在，比如麻醉意外、羊水栓塞、产后出血、盆腔粘连等概率都较顺产高。

3 对宝宝也有一定的负面影响。前文提到的自然分娩对宝宝的好处，其对立面就是剖宫产对宝宝的不利之处，准妈妈可以对照看一下。

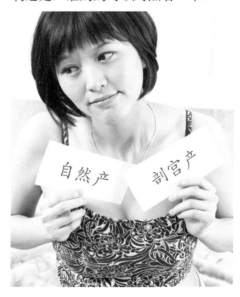

第257天

测量骨盆，了解产道条件

许多医院都会安排准妈妈在孕28~38周测量骨盆，这是因为胎宝宝从母体娩出时，必须通过骨盆。除了由子宫、子宫颈、阴道和外阴构成的软产道外，骨盆是产道的最重要的组成部分。分娩的快慢和顺利与否，都和骨盆的大小与形态是否异常有密切的关系。提前了解自己的骨盆状况，可帮助准妈妈决定生产方式。

骨盆测量的指标

骨盆的大小，是以各骨之间的距离，即骨盆径线大小来表示的。目前在骨盆测量中所采用的骨盆径线值，是许多正常骨盆的平均数值。

骨盆的大小与形态都很重要。骨盆形态正常，但各条径线均小于正常径线最低值2厘米以上时，就会发生难产。即使骨盆形态轻微异常，如果各径线均大于正常低值径线，也可能经阴道顺利分娩。

骨盆测量的方式

骨盆测量时首先进行骨盆外测，如果骨盆外测量各径线或某径线异常，在临产时应进行骨盆内测量。

1.骨盆外测量

髂棘间径：取伸腿仰卧位，测量两髂前上棘外缘间的距离，正常值为23～26厘米。

髂脊间径：取伸腿仰卧位，测量两髂脊外缘最宽的距离，正常值为25～28厘米。

骶耻外径：取左侧卧位，右腿伸直，左腿屈曲，测量第5腰椎棘突下至耻骨联合上缘中点的距离，正常值为18～20厘米。

出口横径(骨结节间径)：取仰卧位，两腿屈曲，双手抱膝，测量两坐骨结节内缘间的距离，正常值为8.5～9.5厘米。

耻骨弓角度：用两拇指尖斜着对拢，置于耻骨联合下缘，左右两拇指平放在耻骨降支上面，测量两拇指的角度，正常值为90度，小于80度为异常。

2.骨盆内测量

对角径（骶耻内径）：耻骨联合下缘至骶岬上缘中点的距离，正常值为12.5～13厘米。

骨盆入口前后径：正常值为对角径的数值减去1.5～2厘米。

坐骨棘间径：两坐骨棘间的距离，正常值约为10厘米。

第 258~259 天
了解无痛分娩

无痛分娩在医学上称为分娩镇痛，是利用药物麻醉及其他的方法来减少或解除准妈妈的痛苦，是既止痛又不影响产程进展的一种分娩方式。虽然叫无痛分娩，但实际上也不是一点疼痛都没有，只不过是把疼痛降低到能够忍受的程度。

无痛分娩的镇痛原理

我们一般所说的无痛分娩是指利用药物来达到镇痛效果，有如下两种方式：

一种是椎管内阻滞镇痛，是当宫口开到3~4厘米时，麻醉医生在准妈妈的腰部将低浓度的局部麻醉药注入蛛网膜下腔或硬膜外腔。采用间断注药的方式来镇痛，镇痛可维持到分娩结束。

另一种是笑气（氧化亚氮）镇痛。它是一种吸入性麻醉剂，在镇痛时按一定比例与氧气混合吸入，对呼吸、循环无明显抑制作用，对子宫、胎宝宝也无明显影响。吸入混合笑气后，数十秒便可产生镇痛作用，停止数分钟后作用消失。

无痛分娩的优势

1 能减少分娩时的恐惧和产后的疲倦。它让准妈妈在时间最长最耗费精力的第一产程得到休息，把足够的力量留到当宫口开全该用力时，帮助准妈妈顺利完成分娩。

2 麻药浓度小，只相当于剖宫产的1/5，相对较安全。实施无痛分娩也有可能会发生后遗症，如低血压，但是发生概率是非常低的。

3 整个无痛分娩过程在产房中即可进行，无须进手术室操作。药管固定在腰部，不影响活动，很方便。

4 因为是局部麻醉，准妈妈能够保持清醒的意识配合分娩，在没有痛苦的情况下全心感受新生命的诞生。

哪些准妈妈不适合无痛分娩

有下列情况之一的，不适合使用无痛分娩：

★ 产前出血。

★ 有心脏病或心脏功能不全。

★ 低血压或患有败血症、凝血功能障碍。

★ 背部皮肤感染、腰部感染，无法实施麻醉。

★ 腰部有外伤或患有脊柱畸形、神经系统疾病等。

★ 持续性宫缩乏力，使用催产素点滴后仍无明显变化。

★ 胎位不正、前置胎盘、胎心不好、羊水异样、产道异常、胎宝宝宫内缺氧等。

第260天
胎宝宝本周发育情况

在出生前的最后时刻，胎宝宝仍在不停歇地增长，会继续囤积脂肪，在本周体重将达到3200克，身长也长了一些，不过不多，大约1厘米，此时身长约为52厘米。

胎位正常的胎宝宝，现在头部已经完全入盆了，进入盆内之后，头还会在盆内左右摇摆，有盆骨的保护，胎宝宝的头部很安全，不过准妈妈有时候可感觉到胎宝宝的头部撞得盆骨发痛。胎宝宝的头部入盆之后，小胳膊、小腿的活动空间就多了一些，为继续的发育和增长也提供了一些条件。在子宫里待到40周再出生的宝宝，体重比早些出生的宝宝普遍都会高一些。不过要提醒准妈妈，宝宝出生体重并非越重越好，如果超过4000克，就是巨大儿了。巨大儿不但容易难产，还会给日后的健康留下隐患。所以，准妈妈在这段时间要控制饮食，不能吃得太多。

在夜里出生的宝宝比例特别高，这可能与胎宝宝平时的作息规律有关，准妈妈要做好宝宝夜里出生的准备，在这段时间里不要让准爸爸在夜里外出。

胎宝宝在子宫里的变化很少了，可以说很大程度都在静等出生，准妈妈除了日常的胎教坚持做，可以不用去特别关照胎宝宝了，更多的要保护自己的身体，小心活动，避免长期站立，洗澡的时候避免滑倒，另外密切注意身体的变化，有临产征兆，马上准备入院。

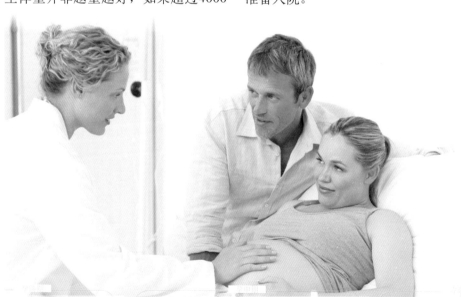

第261天
了解临产三大征兆

　　临近预产期，许多准妈妈都变得很急躁，这种心情是可以理解的，但弄得草木皆兵却完全没有必要。越是临近生产，越要求准妈妈放松心情，保持头脑冷静。如果宝宝快要出生了，会出现一些征兆，准妈妈只需要注意观察即可。

　　规律性宫缩：与假性宫缩的无规律性不同，真正的宫缩开始后，收缩很有规律，强度逐渐加深，宫缩频率加快，每隔3~5分钟就收缩一次，每次宫缩持续时间较长，可以持续50~60秒。宫缩痛一阵紧似一阵的时候，就预示着快要生产了，要马上去医院。

　　破水：包裹胎宝宝的羊膜囊破裂，羊水从阴道流出就是破水了。准妈妈此时会感觉有液体自阴道不自主地流出，不能像控制尿液一样控制住。一旦发生破水，不管在什么地方要马上平卧，防止羊水继续流出，造成脐带脱垂的严重后果，并且垫些干净护垫，预防感染，同时联系120并通知家人，尽快进医院。破水后6~12小时如果仍没有生产迹象，医生会使用催产素促使尽快生产，以免发生宫内感染。

　　见红：胎头入盆后，胎膜和子宫壁逐渐分离，摩擦会引起血管破裂而出血，胎头压迫子宫颈使得封住子宫颈的黏液栓脱落，脱落时带着血液一起流出，就是见红了。作为临产征兆的见红，颜色一般为茶褐色、粉红色或鲜红色，出血量比月经量少，混合黏液流出，质地黏稠。见红后24小时，阵痛可能就会开始。也有部分准妈妈在生产前1周或更早见红。

　　但是如果出血量超过月经量或者血液大量涌出，可能是胎盘剥离或血管破裂引起的，需要尽快去医院。

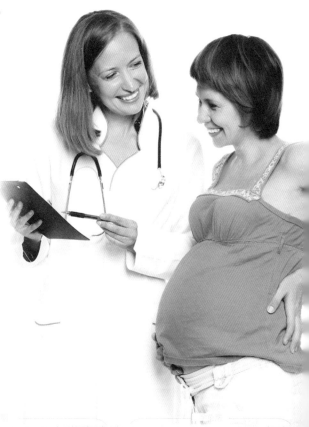

第262天
易被忽略的临产征兆

除了三大临产征兆，还有一些人们平时比较容易忽略的征兆，准妈妈早些了解，能更准确地把握入院时机。

上腹部轻松感：胎头入盆后，肚子最高点下移，子宫底对上腹部的压力减小，准妈妈会感觉上腹部轻松、舒适了不少，呼吸轻快，胃烧灼感减少，食量也增大了。在上腹部轻松后1~2周，宝宝可能就要出生了。

小腹不适：胎头入盆后，准妈妈膀胱、直肠等受到的压力增大，小腹会感觉坠胀不适。

分泌物增加：临近生产，子宫颈变薄、变软、变大，之前塞住子宫颈口的黏液不能再起到原有的作用，就会陆续流出阴道，所以阴道分泌物会大量增加。这跟破水是不同的，破水流出的分泌物是稀水样的，而正常分泌物是比较黏稠的。

感觉胎宝宝要掉出来：胎头入盆后，准妈妈有一种胎宝宝马上要掉下来的感觉，这种情况发生后，正式生产大约会在一周或数小时后开始。

便意感：胎头入盆后，子宫收缩时，直肠和膀胱受到的压力增大，准妈妈就会出现强烈的便意。在有便意感的时候要深呼吸、哈气，不要用力。

大腿根部疼痛：临产前，左右耻骨的连接部位会变得松弛，以便宝宝顺利通过产道，因此准妈妈会感觉大腿根部疼痛。

体重不再增加：当准妈妈体重不再增加的时候，说明胎宝宝已经完全成熟，很快就要出生了。

出现了这些临产征兆时，千万不要慌张，准备住院即可。如果不能确定是否该入院，可以先打电话问一下医生。

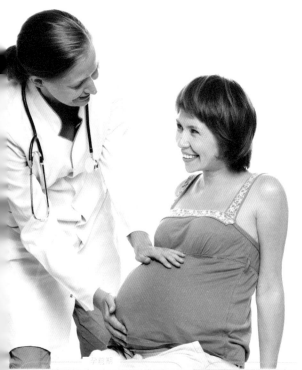

1 2 3 4 5 6 7 8 9 10 11 12 13 14 15 16 17 18 19 20 21 22 23 24 25 26 27 28 29 30 31 32 33 34 35 36 37 3

第263天
准备一些增加产力的食物

生产是非常消耗体力的事，准妈妈要科学、合理地安排饮食，多储备些体力，增加"产力"。临产时，由于宫缩阵痛，有的准妈妈不吃东西，甚至连水也不喝，这是不好的。生产相当于一次重体力劳动，准妈妈必须有足够的能量供给，才能有良好的子宫收缩力。只有宫颈口开全，准妈妈才有体力把孩子分娩出来。如果进食不佳，会对生产过程产生很大影响。

1 从产前3~4周开始，就多吃鸡鸭鱼肉，补充优质蛋白质，能增强准妈妈的肌肉力量，强壮体质，而且蛋白质在准妈妈消耗大量能量的时候，可以源源不断地转化为能量，为准妈妈补充体力。

2 在产前1~2小时，准妈妈多吃些热量较高的食物，像大米、玉米、红薯、红糖、鸡蛋等，可以迅速补充体力，为顺利生产奠定产力基础。另外，巧克力被称为"助产力士"，准妈妈可以在待产包里也放些，进产房前吃一些，对体力有很好的维持作用。不过，巧克力不能吃太多，其中脂肪含量太高，不太容易消化，吃多了不但不能助产反而会引发呕吐。在进产房前吃1~2块就可以了。

3 在待产的时间里，要不断地补充能量，即使疼痛难忍，也要在两次疼痛的间隙里吃一些。千万不要不吃、不喝，否则消耗的能量不能及时得到补充，正式进入生产后，可能就后继无力了。在这段时间里选择的食物应该尽量能快速消化、吸收，以便快速补充体力，油腻的食物就不要吃了。

另外，有一个食疗方能帮助增加产力，在产前几天，用优质羊肉、红枣、红糖、黄芪、当归加1000毫升的水一起煮，煮到500毫升后，早晚服用，在生产时可发挥效力，让准妈妈保持体力，并快速从疲劳中恢复过来。

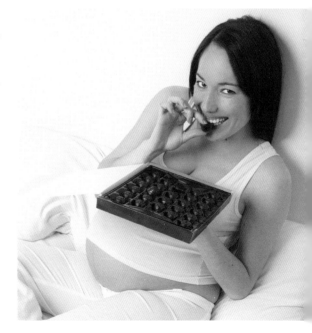

第264天
导乐可以减少分娩的恐惧

分娩之所以痛苦，除了因为宫缩引起的阵痛外，还有一部分原因是来自于准妈妈内心的恐惧，以及缺少经验而导致的不必要的忙乱。这个时候，如果有一个镇定、富有经验和爱心的人在旁指导准妈妈，鼓励她、给予她信心，这对于缓解准妈妈的痛苦也有非常大的作用，这样的人一般有个专用名称——导乐。

导乐因方便、有效、安全，现在逐渐流行开来，准妈妈如果不想用无痛分娩法，也可以考虑请一个导乐来帮助自己减轻分娩痛苦。

导乐能提供什么服务

导乐在我国还处于起步阶段，目前只在产程开始和产后两个小时的时间段内提供服务。在准妈妈生产的过程中，导乐会全程陪伴，提供一对一的服务，指导准妈妈生产，帮助准妈妈放松情绪，并告知生产的进程等，让准妈妈在整个产程中都能无焦虑、无恐惧，能在充满热情、关怀和鼓励的氛围中完成生产，这样准妈妈感受到的痛苦就会少很多。

好的导乐，一般都是从有生育经历或接生经验的优秀助产士中选拔出来的，经过了特殊的课程训练，她们富有同情心、责任心和爱心，心理素质、与人交流技巧都非常好，能够轻声细语、动作轻柔、态度温和地给准妈妈切实、有效的帮助，减轻痛苦、加快产程的效果非常出色。

准爸爸可尝试导乐角色

如果准爸爸足够镇静、冷静，也可以让准爸爸学习一下导乐，准爸爸进到产房里，担当起导乐的责任，比任何人都更能减轻准妈妈痛苦的感觉。但有的准爸爸似乎比准妈妈本身更加焦虑，很难担负起导乐的任务，准妈妈就要请一个导乐了。

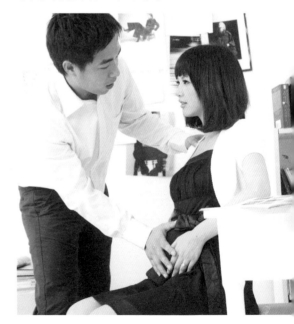

第265天
发生急产时怎么处理

急产指的是从宫缩开始到胎宝宝出生所需时间非常短，不超过3小时，发生急产时，可能都来不及去医院。在来不及去医院的时候，准妈妈和准爸爸一定要镇静，正确处理就能让母子平安。

急产的危害

对准妈妈：急产时子宫急而快的收缩容易引起产道撕裂、产后出血和产后感染等，如果破裂的程度严重，对准妈妈会有很大影响。

对胎宝宝：由于急产时宫缩过强、过快，准妈妈没有间隔的子宫收缩，会使血液循环受阻，胎宝宝在子宫内缺氧，很容易造成窘迫，甚至窒息死亡。胎宝宝过快出生，还可导致其不能及时适应外界的突然变化，造成颅内血管破裂出血，影响宝宝日后的智力发育。

急产的原因

1 临产了还乘坐车船或大量运动，导致过度劳累的准妈妈容易发生急产。

2 本身胎宝宝过小、胎位不正、双胎、胎盘异常等发生急产的概率也较高。

3 年轻的准妈妈容易发生急产，因为她们的宫缩力较强。

急产急救措施

第一步，拨打急救电话。准爸爸如果在家，要马上打120，然后叮嘱准妈妈张口呼吸不要用力屏气。

第二步，应因地制宜准备接生用具，比如干净的布、用打火机消过毒的剪刀、酒精等，并立即洗净双手。

第三步，如果宝宝的头部已经露出，要用双手托住头部，千万不能硬拉或扭动，如果是宝宝的肩部先露出，可以用两手托着宝宝的头和身体，慢慢地向外提出。待宝宝全部出产道后，不要急着剪断脐带，先用干净、柔软的布擦净宝宝口鼻内的羊水，同时等待胎盘自然娩出。胎盘娩出后，将胎盘放在高于宝宝或与宝宝高度相同的地方，等待救护人员到来。

在这个过程中，需要注意的是不要自行剪脐带，以免消毒不干净，造成细菌感染，另外即使宝宝顺利生出来了，也还是要到医院做检查，以免发生并发症。

如果只有准妈妈一个人在家里，发生宫缩后首要事情就是拨打120，此外最主要的一点就是将房间门锁打开，以防救护人员到了，自己却因为疼痛不能开门导致耽误。

第266天
胎膜早破怎么办

胎膜早破多发生在临产前，对胎宝宝及准妈妈有极其严重的影响。据统计其发病率占分娩总数的10%左右。准妈妈应该高度警惕，发生胎膜早破时，正确的处理方法就是去医院尽快处理。

胎膜早破的原因

研究表明，早期未发育完全的胎膜破裂有时是由营养缺乏所导致，因此营养膳食能帮助避免该状况的发生。阴道感染，特别是细菌性阴道炎，也能导致未足月胎膜早破的发生。因此，注意提防并治疗此类感染能有效地预防胎膜早破。

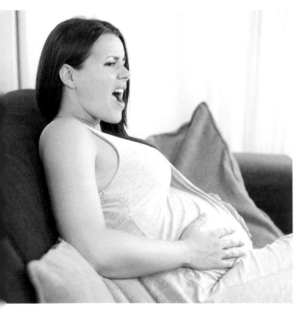

胎膜早破的处理

未足月的胎膜早破征兆及症状是阴道中分泌液体的涌漏，当准妈妈躺下时这种状况相对明显。对阴道分泌液进行检测发现呈碱性，而不是酸性，这可能是阴道分泌物或尿道中尿液病情的体现。

胎膜早破必须住院，卧床休息，抬高床尾，以防脐带脱垂；严密观察羊水性状及胎心情况，防止胎儿窘迫的发生；破膜超过12小时的，医生会酌情给予抗生素预防感染，还应根据具体情况，进行相应处理。

1 胎膜早破接近预产期，胎宝宝已成熟，如果无胎位异常、骨盆狭窄、脐带脱垂，胎宝宝先露部较低者，多不影响产程进展，可自然经阴道分娩。

2 破膜24小时尚未临产者，如果无胎位不正及头盆不称，可行引产；如果感染情况不能完全排除，胎位不正，有胎儿窘迫等情况存在，应立即剖宫产，手术后使用抗生素预防感染。

3 胎膜破裂距预产期尚远，胎宝宝不成熟，准妈妈迫切要求保胎者，医生可在排除感染的情况下进行保胎治疗。一旦发现胎心不规律，或有感染可能，应听从医生的建议终止妊娠。

第267天
胎宝宝本周发育情况

性急的宝宝等不到孕39周就已经出生了，那些还没有出生的宝宝在子宫里体重还在增加，大约在3200~3400克，一般情况下，男宝宝比女宝宝略重一些，身长将达到53厘米，与新生儿没有多大差别了。有的宝宝在最后这段时间体重增加过快，出生时会达到4000克，就达到了巨大儿的水平了，医生判断估计过后，可能要考虑剖宫产，如果顺产，可能需要产钳的帮助和牵引。

在体重增长明显的同时，身体组织也在悄悄地继续发育，身体各部分器官已经发育完成，肺是最后一个发育完成的，一定要等到宝宝出生几个小时后，正常的呼吸方式才能正式建立起来，真正地发生作用。

此段时间，胎宝宝的头部已经完全入盆，胎宝宝运动受到了较大的约束，胎动比较少了，显得安静了很多，准妈妈不要因为胎动减少而担心，这是正常现象，说明宝宝马上就要出生了。当然，如果胎动太少了，在12小时内少于10次就一定要去医院了。

准妈妈的身体会越来越沉重，要小心活动，避免长时间站立，避免提取重物，也注意不要碰撞肚子。有很多现象是这个时候准妈妈必须注意的，比如见红、破水、宫缩等，当发现出血量较大，羊水流出或肚子规律收缩，一阵一阵发硬，并感到疼痛或腰酸，就意味着马上要生产了，尽快到医院待产是很必要的。

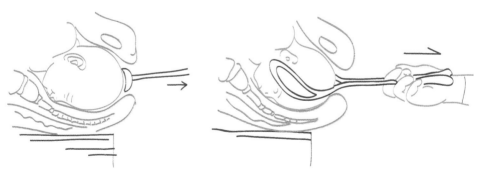

真空吸引器助产　　　　　　　产钳助产

第 268 天
了解分娩的三大产程

对于分娩，准妈妈是既期待又害怕，都希望分娩顺利，母婴平安。其实，胎宝宝离开母体要经过三个阶段，医学上称为三个产程。这三个产程就是从子宫有节奏的收缩到胎宝宝胎盘娩出的全部过程，完成这个过程，才算分娩结束。

痛苦的第一产程

第一产程是指从子宫口开始扩张，直到宫口开全的过程。这是整个产程中经历时间最长的一个产程，初产准妈妈大约需要8～14小时，经产准妈妈大约需要6～8小时。

第一产程开始后，子宫颈会变软，子宫口缓缓张开，羊水和黏液也随之出现，其主要起到润滑作用，帮助胎宝宝通过产道。然后子宫自动开始收缩，加大子宫内的压力，挤压子宫口，使子宫颈扩大，帮助胎宝宝往下滑。阵痛出现，子宫口开始张开，开到大约1厘米后会停止一段时间，然后以每次2～3厘米的速度缓缓张开，直到开到10厘米时，就准备进入第二产程了。

关键的第二产程

第二产程在整个产程中是比较关键的，指的是从子宫口开全到宝宝娩出的一段时间。初产准妈妈大约需1～2个小时，经产准妈妈大约在1个小时以内，有的更短，甚至仅数分钟。

子宫口开始张开时，羊水破裂，此时准妈妈会感觉有股温暖的液体从阴道流出。此时宫缩时间会越来越长、频率越来越大。阵痛时会有排便的感觉，这时准妈妈要密切配合医生的口令，进行呼吸和用力，直到宝宝娩出。

轻松的第三产程

第三产程指的是从宝宝娩出到胎盘娩出，大约需要5～15分钟，一般不超过30分钟。

宝宝娩出后，宫缩会有短暂停歇，准妈妈会一下子感到轻松许多。大约相隔10分钟左右，又会出现宫缩，将胎盘及羊膜排出。这时，整个分娩过程才宣告结束了。

通常情况下，分娩后，新妈妈和宝宝都要留在产房观察两个小时左右，如果没有异常，就可以回病房休息了。

第 269 天
临产时准妈妈如何放松

当宫缩强烈出现临产征兆时，准妈妈不但要经历阵痛的痛楚，情绪也非常紧张，但紧张除了耗费体力外，对生产并无促进作用，所以准爸爸需要帮助准妈妈放松下来。下面介绍几种方法供准爸爸参考：

脖子放松法

准妈妈仰卧在床上，准爸爸在准妈妈的头顶处用双手轻轻托起准妈妈的脖子，然后再慢慢放下，反复进行数次。

手腕放松法

准妈妈采取舒服的坐位，准爸爸在一旁用左手轻轻握住准妈妈一只手的手腕，右手捏住准妈妈的手关节上下反复活动。几分钟后用同样的方法活动另一只手。

大腿放松法

准妈妈仰卧在床上，准爸爸用一只手握住准妈妈一条腿的膝盖，另一只手握住脚踝处，然后按照膝盖关节运动的方向将准妈妈的腿反复屈曲、伸直。几分钟后用同样的方法活动准妈妈的另一条腿。

脚踝放松法

准妈妈采取舒服的坐位，右腿向前伸直，准爸爸在一旁用右手轻轻握住准妈妈的脚踝，用左手轻轻地握住脚趾并前后运动。几分钟后用同样的方法活动准妈妈的另一只脚，注意要保持准妈妈的肌肉放松。

要注意的是，以上放松活动要选择在准妈妈宫缩间隙时进行，以便用较好的状态迎接下次宫缩的来临。

另外，心情放松才能缩短产程。准妈妈首先应该掌握呼吸的技巧，即用鼻子慢慢地、深深地吸气，再用嘴慢慢地、深深地吐出来；在阵痛间隙，可以在产床周围走一走，这样有助于胎宝宝头部下降；在阵痛间隙，扶着产床左右轻扭胯部，同样有助于胎宝宝头部下降；坐到健康球上晃一晃，也可以减轻酸痛感。

第270天
待产期间准妈妈怎样安排饮食

准妈妈在分娩时会消耗大量的体力，如果饮食少，身体乏力，有可能造成身体虚脱。而饮食不规律，会影响自身正常的身体代谢和调节，对分娩也是不利的。所以，科学饮食对准妈妈和胎宝宝双方的健康及顺利分娩，都具有非常特殊的意义。那么，待产期间，怎样合理安排饮食呢？

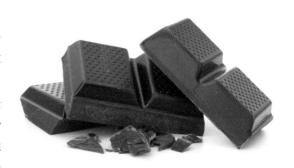

产前补充高能量食物

为保证分娩过程中保持较充足的体力，准妈妈在产前需补充高能量的食物，以助于身体能量的维持。一般来说，巧克力是比较好的选择，巧克力被称为"助产力士"，每100克巧克力中含有碳水化合物50多克，蛋白质15克，而且碳水化合物的吸收利用速度特别快，在吃完之后能够快速地释放出大量的能量。

除巧克力之外，准妈妈还可以根据自己的胃口选择类似能量高的食物，比如蛋糕、甜味孕妇奶粉等，这些食物含糖量高，进食后也能快速释放出较高能量来补充体力。另外，容易消化的食物也是不错的选择，比如粥、米汤、小馒头、面包片、煮鸡蛋等。除此之外，一些功能性食品如红

牛等提神助力作用很明显，饮用后半小时左右效果就可以显现出来，也可适当饮用。

产程中灵活进食

第一产程的潜伏期，宫缩间隙比较长，阵痛也比较轻，可以正常进食，即使没有食欲，也要尽量克服一下，坚持进食。到了活动期，宫缩时间间隔变短，宫缩程度难以忍受，就只能在两次宫缩之间进食了，进食以易消化食物为主。快进入第二产程时，可以喝些口感好的酸奶来补充水分和能量，进入第二产程后就不要再进食了，以免引起呕吐现象而使身体不适。进入第三产程就不需要再吃什么了，因为第三产程时间短，能量消耗小。在生产完成之后，准妈妈一般都有很强烈的饥饿之感，可以吃面条、鸡蛋等补充一下之后再休息。

第271天
缓解阵痛的方法

与一般的疼痛不同，阵痛越严重说明离胜利的终点越近。在整个生产过程中，阵痛最严重出现在第一产程的活动期，主要原因是子宫收缩、肌肉紧张和心理恐惧三个因素共同作用所导致，现在有较为成熟的方法可以缓解准妈妈的阵痛。

1 转移注意力法。精神越紧张，疼痛感就越强，所以当阵痛袭来的时候，不要紧闭眼睛，静静感受疼痛，那样疼痛感会更鲜明，可以采取将注意力集中在某个地方，比如注视其他人的表情、动作或谈话等。再者就是尝试按摩、淋浴等转移注意力。在疼痛的时候，可以请准爸爸帮忙按摩、触摸大腿和腰骶部、腹部等酸痛的部位，按摩时，准爸爸抚摸到哪一区域，就把注意力集中到哪里，哪里就自然会放松，这种方式缓解疼痛的效果较好。另外热敷、冷敷疼痛部位的方法用来缓解疼痛也是可取的。

2 适当运动。准妈妈做身体摇晃、点头、肢体摇摆等有节律性动作对缓解阵痛有较好的作用，还可以抱着准爸爸在站姿下慢舞摇摆、坐摇椅、坐生产球摇摆等方法缓解阵痛，也可以在准爸爸的帮助下变换待产姿势，比如半躺、蹲姿、侧卧等姿势来增进骨盆血液循环，缓解不适感。另外还可以趴在床边或椅背上，当宫缩开始时，摇摆臀部，能有效缓解疼痛。其中生产球是一个很好的工具，其承受力、与准妈妈的身体贴合度都较好，准妈妈坐在上面，身体不适感可以大大减轻。

3 积极想象。进行积极的想象，比如在呼气时想象疼痛通过嘴离开了身体，在疼痛的时候想象随着疼痛加重，子宫颈已经变得柔软而有弹性，胎宝宝正在努力向子宫外挤，很快就要和准妈妈见面了等方式，都可以起到很好的缓解阵痛的效果。

4 积极的心理暗示。准妈妈要不断地告诉自己，阵痛越强烈，说明宫缩越强，距离宝宝出生也就越近。在这样的暗示下，准妈妈甚至会期待阵痛更强烈些。

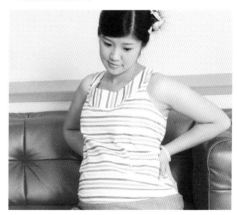

第 *272* 天
剖宫产前的注意事项

如果准妈妈确定了要做剖宫产手术，在手术之前应了解许多注意事项。

首先，要遵照医生的嘱咐，及时去做一些必要的检查，B超、胎心监护等，及时了解胎宝宝在宫内的情况。在待产的时间内，不要随便离开病房，护士随时都可能来做抽血、备皮、配血等工作。

其次，要充分了解剖宫产的风险，之后就要签手术和麻醉同意单。剖宫产的风险主要有麻醉意外、出血过多、损伤子宫周围组织脏器、术后脏器粘连、新生儿窒息、羊水栓塞、新生儿软组织急性、肺炎、湿肺等以及其他无法预料的情况。这些风险的发生概率都很低，小于1%，但发生在自己身上的时候就是100%，所以对于这些风险还是要有充分的认识。

再次，术前8小时禁食，不能吃任何食物，也不能喝水，尽量在手术开始前将胃排空，避免在手术中发生呕吐，否则呕吐物容易进入气管引起窒息。如果没有做这个准备，就要在手术前用其他手段先排空胃内容物。还要注意不能滥用高级滋补品，人参类食品不利产后休息，鱿鱼中的EPA不利于术后止血和创口愈合，都不能吃。

还有，手术前不要戴饰物、涂指甲油及化妆。如果手术中发生大出血休克，医生需要通过脸色和指甲的颜色观察和判断休克的程度，化妆和涂指甲油会阻碍医生的判断。而饰物容易丢失，也最好不戴。

剖宫产中，准妈妈的心态也很重要，一定要放下所有顾虑，不要太担心。要知道，在医院里，准妈妈和胎宝宝都是相对安全的，医护人员会尽力保证母子的生命安全。

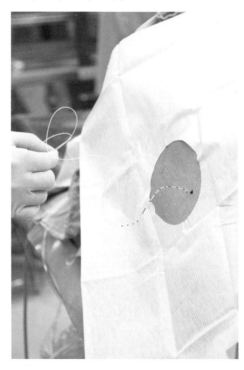

第273天
跟胎宝宝介绍即将到来的这个世界

胎宝宝马上就要离开温暖的子宫，来到这个对于他来说尚属陌生的世界，准妈妈可以多跟他介绍一下这个世界，告诉他等待他的是一个很美好的世界，他出生后会过得幸福无比，通过这样的方式让胎宝宝信任并喜欢上他将要到来的地方。这样不光能缓解胎宝宝的紧张，也让准妈妈能以更美丽的心情来迎接宝宝。

看看美丽的晨景

太阳每天东升西落，人们生活在一个昼夜规律的世界中，晚上睡觉白天醒来，经过一夜的休养生息，整个世界都充满了朝气，所以，在早晨起来后，准妈妈不妨先对胎宝宝说一声"早上好"，告诉他早晨已经到来了，然后跟胎宝宝描述一下早上的美丽景色，比如：太阳公公是什么样子的，花儿草儿现在看起来怎样，天空是什么感觉，有没有漂亮的云朵做伴，天气好不好……

说说每天的日常生活内容

人们每天都要做一些事情，好让自己意气风发地过完一整天，就比如每天习以为常的一些行为如洗脸、刷牙、洗手、梳头、穿衣等，当准妈妈做这些事的时候，不妨跟胎宝宝也说一说，解释一下这样做的原因，让胎宝宝有养成良好生活习惯的观念，其实，准妈妈现在生活中的一切都是宝宝以后即将要面对的世界。

描述一下所见所闻

可以跟胎宝宝描述一下路上的行人，公园里飞过的小鸟，街角的花店等，这些都是胎宝宝即将生活的世界的一部分，告诉胎宝宝它们是什么、在做什么等，不管是生机勃勃的大自然，还是人们快乐的话语，这些多姿多彩的片段都会在胎宝宝小小的大脑里留下些印痕，让他感受到世界的丰富和美丽，并充满期待。

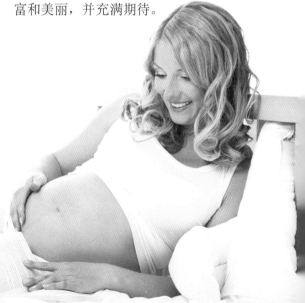

第274天

胎宝宝本周发育情况

胎宝宝所有的身体机能均达到了出生的标准，大部分的宝宝都会在本周出生，不过也有的宝宝不那么着急，到了预产期还不出生。在这种情况下，准妈妈也不要太着急，早于预产期或晚于预产期2周出生都是正常的，因为预产期的估计和实际情况是有所差距的。

但如果超出预产期2周以后，仍没有临产的迹象，就要马上采取措施了。超过实际怀孕40周时，原来清澈透明的羊水会变得浑浊，同时胎盘功能也开始老化，胎宝宝会因此而缺氧，这时去医院，医生会采取适当措施尽快让宝宝娩出。

这段时间胎动虽然少了，但是仍然会规律出现，准妈妈要密切注意，如果胎动减少，可以适当给予一些刺激，那些能引起胎宝宝反应的故事、音乐、游戏等都可以用，看看胎宝宝现在的反应如何，如果没有该有的反应，也要尽快到医院。

现在的胎宝宝只差呼吸新鲜空气了，在出生后呼吸到第一口空气的时候，心脏和动脉的结构会被激发，瞬间发生变化，从而使血液能够输送到肺部，宝宝就是一个拥有完整身体机能的小生命了。

现在准妈妈和准爸爸都处于备战的状态，家庭气氛比较紧张，要注意缓解，太过紧张对生产是没有好处的。此时，可以一起听听音乐，想象一下跟宝宝初次见面的情形，并且积极练习拉梅兹呼吸法，想象在产程中如何用力等这些对生产有实际作用的事。

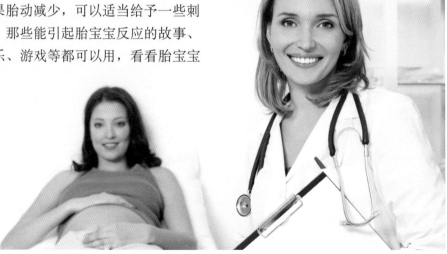

第 *275~276* 天
进入产房，分娩倒计时开始

经历了漫长的等待和煎熬，终于要进入产房了，虽然已经很疲惫，准妈妈还是要注意做好准备工作，了解进产房后的注意事项，以助于更顺利地生产。

进产房前的准备工作

进产房前要备好以下基本物品：

1 食物。最好是巧克力，巧克力营养丰富、热量大，容易吸收并迅速转化成热能，分娩过程如果时间较长，可以吃一点补充能量、增加力气。

2 水。生产是个体力活，使准妈妈汗液极多，带点热水，随时补充水分。

3 毛巾、纸巾。带毛巾不但能拿来擦汗，阵痛时准妈妈也可以握在手中或咬在嘴里。生产时会流出大量的血液，加上羊水，会让身上比较脏，这时候就需要用卫生纸来擦拭。

4 包被。用来包裹新生宝宝。

进产房的注意事项

1 在生产过程中，注意与医生沟通、配合。医生或助产士准备好之后，分娩就会正式开始。这时候准妈妈要将注意力集中于产道，收紧下腭，看着自己的肚脐，尽量分开双膝，身体不要向后仰。脚掌稳稳地踩在脚踏板上，脚后跟用力。紧紧抓住产床的把手，像摇船桨一样，朝自己这边提。背部不要离开产床，只有紧紧地贴住，才能使得上劲。在宫缩的间隙立刻用哈气法换气，然后深呼吸，等宫缩来临时向下用力，并配合医生的指示，直到将宝宝娩出。

2 分娩预兆开始前期会感到疼痛与宫缩，要尽量休息，因为阵痛会持续很长时间，到后来会越来越频繁。即使很痛也不要大声地吵闹和喊叫，不要过分用力，注意保持好体力。

3 不要咬自己的嘴唇，手要抓牢手柄，脚要蹬紧，腿完全打开，学会用鼻子吸气，嘴巴呼气，吸长气，屏长气，背贴紧床面，头抬起。宫缩间隙，不能回气太快，很可能会把正在下降的胎头又缩回去。

4 如果生产不顺利，医生可能将会阴切开等，要提醒医生用不要拆线的内缝线，免得以后再去拆。

第 277 天
过了预产期胎宝宝迟迟不发动怎么办

十月怀胎，一朝分娩。可预产期到了，胎宝宝还没有要出生的迹象，准妈妈会着急，一会儿担心羊水少，一会儿担心宝宝缺氧……其实预产期只是一个大概的日子，不是所有的胎宝宝都按照预产期出生。只要胎宝宝在宫内情况正常，一般超过预产期半个月生产是正常的，不要担心，如果超过半个月则需要配合医生采取措施。

预产期超过两周内

如果胎心监护正常，胎盘功能尚佳，羊水也清澈，就不必担心了，也不必住院，可以耐心等待产兆出现。超过预产期后每三天去医院进行一次检查，了解胎宝宝与准妈妈的健康状况。要经常注意胎宝宝是否活动，活动是否与往常一样。如果胎宝宝的胎动减少或明显不动，就要立即去医院检查。

平常可以增加运动量，多活动，延长散步时间等来促进宫缩。另外每天可以多做几次上下楼梯的动作，对刺激子宫和骨盆较有效，准妈妈还可自行按摩乳房、乳头，一般每天15分钟，刺激乳头会促使子宫收缩，能起到较好的效果。

预产期超过两周

如果确诊为过期妊娠或者超过预产期2周了，还没有临产征兆，但是宫颈条件已经成熟，12小时内胎动累计数小于10次或胎心监护不良，羊水过少，并发中度或重度妊娠高血压疾病，胎宝宝体重大约4000克，这时医院会采取催产手段结束孕育。一般是在阴道给药或者静脉注射催产素。一般情况下给药几小时后，就会发生宫缩反应。当宫颈口开到2厘米时，就进入正常的待产程序了。如果胎宝宝有宫内窘迫的现象，就需要直接进行剖宫产；如果胎宝宝正常，宫颈条件已经成熟，医生会根据宫颈情况进行催产。

为避免过期妊娠的发生，准妈妈应合理安排休息时间，适量运动。怀孕是一个正常的生理过程，态度要积极，心态要平和，定期做产前保健检查，听取医生的建议。

第278天
了解真实的产痛

胎宝宝的小脑袋越向下坠，给子宫口的压力越大，分娩的疼痛就越剧烈。不过，当疼痛达到一定程度时，身体会分泌出一种能减少痛感的激素，所以，不少产妇在后来会觉得疼的不那么难以忍受了。

产痛的感觉

痛：宫缩的时候会扯动韧带、肌肉，这会让你感觉到一种拉扯的痛感，主要集中在腹部，从上腹部逐渐向下腹部转移，有的会延伸到背部、腰部。如果你有痛经的经历，那么这种痛跟痛经很像。

憋胀：有很多的女性体会过月经来前腹部、腰部憋胀的感觉，有很多准妈妈在分娩时感觉到的阵痛不是痛，而更多的是这种憋胀。

酸：还有一些准妈妈在分娩的时候会感觉全身发酸，酸得怎么样都不舒服。

以上三种感觉都让你不那么舒适，但也不是难受到无法忍受。

各人对产痛的感受并不一样

每个准妈妈对产痛的感受都是不一样的。这种个体差异跟准妈妈的心理素质、对疼痛的耐受能力、当时的心理状态等都有关系。坚强、耐力好、理智的妈妈感觉就不会那么痛；而心里越紧张、恐惧，对疼痛的感觉也会越强烈。

产痛也有规律

产痛并不是持续的，而且有规律可循。一般是痛一下，最多不超过1分半钟，然后突然消失得无影无踪，就像从不曾痛过一样，中间你就可以休息一下。隔一段时间痛1分半钟，并不是很严重。

产痛是逐渐加剧的，下次可能比这次更痛一些，但是没有很大的差别，这样你就有了适应、习惯这种疼痛的过程。

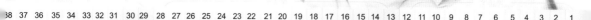

第279天
了解新生儿护理知识（一）

生完宝宝后，许多妈妈都松了一口气，须知生产只是代表孕期的结束，随之而来的是更为细致和复杂的育儿生活。准妈妈先掌握一点新生儿护理常识，可以避免产后手忙脚乱。

哺乳

1 尽早开奶。宝宝出生后，最重要的一件事情莫过于吃了。母乳喂养越早越好，一般为出生后半小时左右。如果妈妈暂时没有分泌乳汁，也要尽量让新生儿吮吸乳头，以促进乳汁分泌。喂奶前应先洗手并将乳头清洗干净，一边乳房吸空喂饱后下一次再换另一边乳房，以防残奶淤积在乳房内。

2 喂奶的正确姿势。喂奶可以躺着喂、坐着喂。躺着喂时，身体侧卧，把宝宝放在身体一侧，膝盖弯曲，放几个枕头或靠垫在头部及背部，用下方的手放在宝宝头下，用前臂支撑他的背部，适合于体力尚未恢复的妈妈和剖宫产的妈妈。坐着喂时，选一把合适高度的椅子，把宝宝放在腿上，让宝宝头枕着妈妈的胳膊，用手腕托着后背，托起乳房，等宝宝张开嘴时，把乳头送入宝宝口中。一般喂奶以吃饱吃好为原则，即宝宝吃完后不哭不吵。

3 宝宝吐奶的处理法。宝宝一旦出现吐奶，可以把他的上半身抬高，或者将他的脸偏向一侧，防止呕吐物进入气管导致窒息。如果在喂奶时吐奶，那么这时应停止继续喂奶，最好30分钟后用勺子试喂一些白开水。

换尿布

1 让宝宝仰卧，解开他的衣服，并拉起来，以免弄脏衣服。

2 一只手稳稳地抓住宝宝的脚踝（最好用不常用的那只手），使他的屁股提高，然后另一只手用尿布比较干净的部位将宝宝的小屁股擦干净，顺势取出脏尿布。

3 清洁宝宝的小屁股，以消毒棉球或蘸了温水的湿布擦拭他的生殖器部位，女宝宝要从前往后擦，避免感染。

4 拿一块折叠好且预热的尿布，一端放到宝宝屁股后，另一端放到宝宝下腹部，固定好后给宝宝穿好衣服。

第 *280* 天
了解新生儿护理知识（二）

照顾新生宝宝的内容很多，除了喂奶和换尿布，读懂宝宝的语言、及时了解宝宝的需要也非常重要，此外，给新生宝宝穿衣服也是新父母要掌握的技巧。

读懂宝宝的语言

新生宝宝表达需求的唯一语言就是哭，对于新父母来说，听到宝宝的哭既慌乱又不知所措，实际上，宝宝的语言其实是很容易破译的。

宝宝哭闹最平常的原因概括起来无外乎肚子饿、吃太撑肚子胀、尿布湿了、拉大便了、困了、受惊吓了、病了、感觉热、感觉冷、做运动几种。新父母只要仔细观察，摸索规律，及时满足宝宝的需求，就能让宝宝感觉很满意从而停止哭闹。在最初的磨合阶段，新父母摸不清状况，最好逐个排除。

学会给新生宝宝穿衣服

新生宝宝全身软软的，他还不会配合穿衣的动作，所以给新生宝宝穿衣服是新父母最头痛的事，但给宝宝穿衣服并不是那么难，其中的诀窍概括起来就是：掌握方法、熟能生巧。

上衣的穿法

1 先将衣服平放在床上，再让宝宝平躺在衣服上。

2 将宝宝的一只胳膊轻轻地抬起来，伸入袖子中，再将宝宝身下的衣服向对侧稍稍拉平。

3 轻轻抬起另一只胳膊，使肘关节稍稍弯曲，将小手伸向袖子中，然后从袖口中将小手慢慢拉出来。

4 系好衣服的带子就穿好上衣了。

裤子的穿法

1 将手从裤脚管中伸入，拉住宝宝的小脚，将裤子向上提就可以穿上了。

2 如果是连衣裤，先将连衣裤解开扣子，平放在床上，让宝宝躺在上面，先穿裤腿，再用穿上衣的方法将手穿入袖子中，然后扣上所有的扣子即可。

新生宝宝新陈代谢活跃，经常出汗，所以一定要经常更换内衣和贴身的衣服。

图书在版编目（CIP）数据

完美怀孕每日一页 / 付娟娟编著. —北京：中国人口出版社，2015.1

ISBN 978-7-5101-3070-0

Ⅰ. ①完…　Ⅱ. ①付…　Ⅲ. ①妊娠期—妇幼保健—基本知识　Ⅳ. ①R715.3

中国版本图书馆CIP数据核字（2014）第281936号

完美怀孕每日一页

付娟娟　编著

出版发行	中国人口出版社
印　刷	河北美程印刷有限公司
开　本	720毫米×1000毫米　1/16
印　张	18
字　数	200千
版　次	2015年1月第1版
印　次	2015年1月第1次印刷
书　号	ISBN 978-7-5101-3070-0
定　价	32.80元

社　长	张晓林
网　址	www.rkcbs.net
电子信箱	rkcbs@126.com
总编室电话	(010) 83519392
发行部电话	(010) 83534662
传　真	(010) 83515922
地　址	北京市西城区广安门南街80号中加大厦
邮政编码	100054